I0702237

Ejercicios y estiramientos para personas mayores

Cómo recuperar la fuerza y mejorar la movilidad con sencillos ejercicios y estiramientos caseros

Tabla de contenidos

Primera Parte: Entrenamientos para personas mayores

Ejercicios caseros sencillos para mejorar la fuerza, el equilibrio y la energía

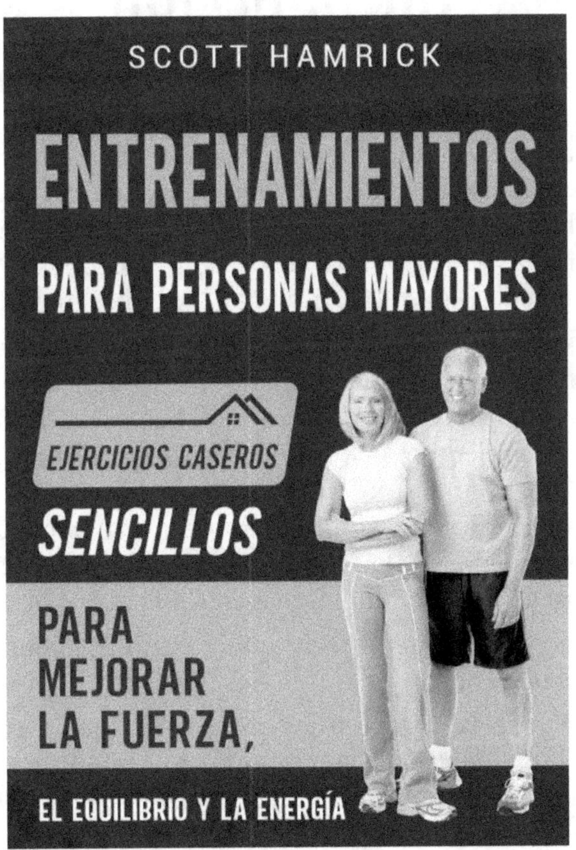

Introducción

Peter sonrió en su vaso mientras su mente regresaba a unos años atrás. Acababa de jubilarse de su trabajo como contable en el Ministerio de Agricultura. En aquel momento, se sentía inseguro, infeliz y ansioso por su futuro. Además, sabía que no estaba en forma, ya que no se sentía bien. Tenía dolores en el cuerpo y en las articulaciones, problemas digestivos crónicos y le costaba recordar las pequeñas cosas. Estaba seguro de que su cuerpo podría fallarle en cualquier momento.

Ahora, tan solo unos años después, a los 69, Peter se sentía más sano y seguro de sí mismo que en mucho tiempo. Un día, su mujer le dijo: "He visto a tu hermana, Sharon, y dice que debes contarle tu secreto para revertir el envejecimiento". Peter se sobresaltó un poco al oír aquello. Pero luego, se rio y contestó: "No cuento esa historia por gusto. Si está preparada para hacer lo que yo hice, que venga y se lo contaré. Si no..." se encogió de hombros; descartando el tema y volviendo toda su atención a lo que estaba haciendo.

Peter era uno de los que instruía sobre cómo mantenerse en forma y sano, incluso siendo mayor.

Me interesé por la forma física de las personas mayores cuando observé que los que vivían más tiempo no eran necesariamente los que tenían una buena posición económica. Todas las personas mayores que encontraban una forma de mantenerse físicamente activas parecían más felices y sanas a pesar de su situación. Muchos de ellos incluso vivían en pueblos y seguían trabajando en sus granjas. Me di cuenta de que el factor común entre estos ancianos de éxito era que se mantenían activos incluso a medida que envejecían.

Puede que se esté haciendo mayor y se sienta ansioso por su salud. Es natural que le preocupe no seguir siendo independiente y mentalmente sano a medida que envejece.

Las investigaciones han demostrado que el ejercicio regular puede beneficiar a las personas mayores sanas y a los adultos mayores con problemas de salud como la artritis, la hipertensión y la obesidad. Si desea envejecer con gracia y está interesado en tomar medidas en cuanto a la forma *física independientemente de su edad,* ¡este es un libro al que debe prestar atención!

Se incluyen pautas, consejos de ejercicios y cambios en el estilo de vida para equipar y fortalecer su cuerpo para los años venideros. Hemos intentado que sea lo más sencillo posible de entender y practicar. Por supuesto, debe consultar a su médico antes de empezar cualquier régimen de ejercicios; su orientación le ayudará a determinar el nivel de intensidad con el que debe empezar. Aunque algunos ejercicios no son adecuados para las personas con restricciones, siempre hay una modificación que se puede sustituir.

Esperamos que no solo lea para informarse, sino que también se ayude poniendo en práctica lo que lea. Tenga la seguridad de que su cuerpo le recompensará por actuar.

Capítulo 1: Los beneficios de hacer ejercicio siendo mayor

Se recomienda a las personas mayores que realicen al menos 2,5 horas de ejercicio moderado a la semana. Sin embargo, esto puede no ser fácil, ya que uno tiende a volverse menos enérgico y, por lo tanto, menos activo a medida que envejece. Estas ralentizaciones son naturales y esperables, ya que el cuerpo experimenta muchos cambios a medida que envejece.

Estos cambios incluyen la ralentización del metabolismo, el endurecimiento de los vasos sanguíneos, el encogimiento, la reducción de la densidad ósea, etc. Todos estos cambios contribuyen a que sea más difícil mantenerse activo a medida que se avanza en edad.

El ejercicio es importante para las personas de todas las edades. Es necesario realizar actividades físicas independientemente de la edad para mantener el cuerpo y la mente activos. Sin embargo, a medida que se acerca a sus años dorados, nunca se insistirá lo suficiente en la importancia del ejercicio. La mayoría de la gente cree que hay que bajar el ritmo a medida que se envejece, pero eso no es del todo cierto.

Si bien es cierto que hay actividades en las que no es recomendable que participe (sus rutinas de ejercicio serán diferentes a las de una persona más joven), sigue siendo muy importante que continúe manteniéndose activo.

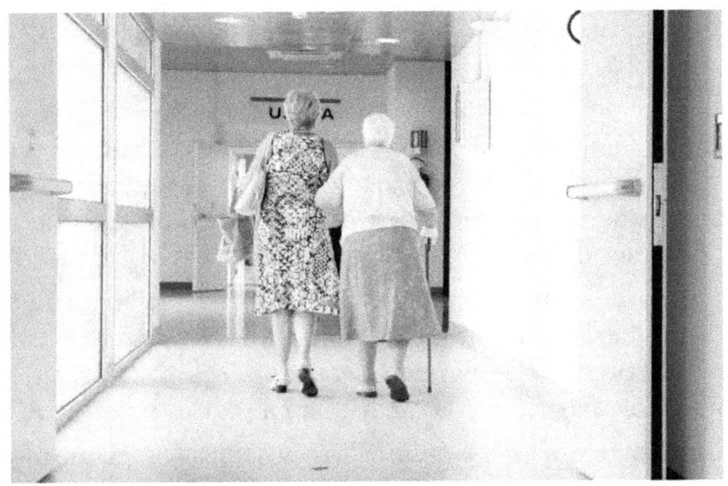

Una anciana apoyada por una mujer más joven y un bastón
https://pixabay.com/photos/senior-citizens-aisle-doctor-1461424

Podría incluso afirmarse que una persona mayor necesita hacer ejercicio más que una persona más joven para mantener su calidad de vida. También necesita hacer ejercicio para poder disfrutar realmente de sus últimos años. No importa si ha sido un atleta o culturista desde que era más joven. Tampoco importa si siempre ha llevado un estilo de vida sedentario, ya que el ejercicio es crucial a medida que avanza en años. Hacer ejercicio ahora y seguir manteniéndose activo mantendrá su mente y su cuerpo felices y sanos para el mañana.

Puede (y debe) empezar a hacer ejercicio, aunque nunca lo haya hecho antes. Dependiendo de su condicionamiento actual, tendrá que ajustar su rutina de ejercicios al estado actual de su cuerpo. La teoría de que no debe hacer ejercicio o dejar de hacerlo a medida que envejece es un mito y podría resultarle muy perjudicial.

Para vivir mucho tiempo y disfrutar de su vida, debe incorporar la actividad funcional a su estilo de vida. Si está indeciso sobre si empezar o seguir haciendo ejercicio en su vejez o no, aquí tiene algunos beneficios concretos que le ayudarán a decidirse.

Beneficios del ejercicio para un adulto mayor

1. Puede ayudarle a perder peso, a mantener un peso saludable o a desarrollar músculo

Muchas personas se preguntan si perder peso cuando se tienen más de sesenta años es factible. No solo es factible, sino que también puede *ganar músculo.* Desde luego, no será tan fácil como lo hubiera sido a los 20 o 30 años, pero tampoco es imposible.

La ralentización del metabolismo y de las respuestas a los impulsos hormonales y neurológicos son cambios que el cuerpo empieza a experimentar a medida que envejece. Estos cambios hacen que perder peso y ganar músculo sea un poco más difícil, pero no imposible. Sin embargo, debe ser deliberado en cuanto a su objetivo.

Perder peso es el mismo proceso para usted que para una persona más joven. Requerirá quemar más calorías a través de la actividad de las que ha consumido. Comer alimentos sanos sin calorías vacías o en exceso y hacer ejercicio con regularidad le ayudará a perder peso.

Lo mismo ocurre con el desarrollo muscular: es el mismo proceso para una persona más joven. Cuando se dedica al entrenamiento de fuerza y al levantamiento de pesas, puede provocar pequeños desgarros en los músculos. Su cuerpo repara esos músculos con proteínas de su dieta, y los músculos se hacen más grandes y fuertes.

La única diferencia es que mientras un cuerpo más joven puede producir nuevos músculos, su cuerpo solo repara los músculos estropeados. El resultado no es diferente; sin embargo, seguiría teniendo músculos más grandes y fuertes para mostrar su trabajo. Pensar en músculos grandes puede no ser lo ideal para los mayores de cierta edad, pero es más probable que la fuerza y la estabilidad tan necesarias provengan del entrenamiento con pesas mucho antes de que aumente de forma evidente el tamaño de los músculos.

Aunque ganar músculo o perder peso como adulto mayor no va a ser fácil (es un reto para todos), los resultados sin duda merecerán la pena con un poco de trabajo y dedicación.

2. Puede ayudarle a sentirse más joven y a mejorar sus niveles de energía

Muchos creen que hay que ralentizar las actividades físicas a medida que se envejece para conservar la energía o ir a lo seguro. Las investigaciones demuestran que debería ser al revés. Disminuir el ritmo puede ser perjudicial a largo plazo. Puede hacerle sentir perezoso y con menos energía. Incluso puede empezar a sentirse malhumorado y deprimido todo el tiempo.

Muchas personas mayores experimentan un bajón en sus niveles de energía y tienen días en los que simplemente se sienten somnolientos, cansados y sin motivación para nada. Cuando se sienta así, una muy buena forma de sacudirse esos sentimientos es levantarse y ponerse en movimiento. Haga algo de ejercicio dando un paseo por su vecindario, haciendo algo de yoga o estiramientos, o incluso bailando.

Estas actividades ayudan a mejorar la circulación sanguínea en el cuerpo, haciendo que el oxígeno y los nutrientes fluyan mejor. También provocan la liberación de neurotransmisores como las endorfinas. El resultado de todo ello es una mejora del estado de ánimo y la recuperación de la energía.

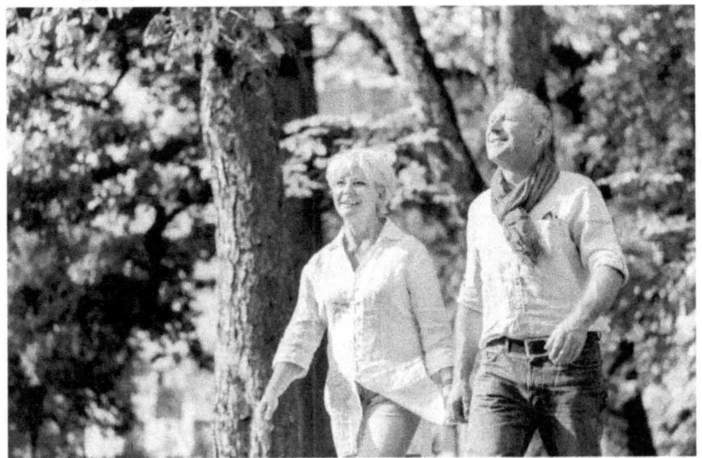

Pareja de mayores caminando

3. Puede reducir el riesgo y los síntomas de enfermedades crónicas

Enfermedades crónicas como la diabetes, la hipertensión, la artritis e incluso algunos tipos de cáncer pueden prevenirse mediante el ejercicio. Por lo tanto, nunca se puede pasar por alto la importancia del ejercicio para su salud en general. El ejercicio regular ayuda a mejorar la eficacia de las actividades cardiovasculares, digestivas y respiratorias y el ejercicio sirve como combustible para ayudar a mantener el cuerpo funcionando correctamente.

Incluso cuando las enfermedades crónicas ya están presentes, los síntomas pueden aliviarse y evitar que empeoren mediante el ejercicio regular.

En el caso de la hipertensión, por ejemplo, practicar aeróbic moderado a diario puede ayudar a prevenir los síntomas e incluso a reducir el riesgo de morir por insuficiencia cardiaca. El cardio ayuda a mejorar la función cardiaca, lo que puede reducir esa presión arterial al tiempo que fortalece los músculos del corazón.

En la diabetes de tipo 2, el ejercicio regular puede hacer más eficaz la acción de la insulina, reduciendo los efectos de los síntomas negativos, y también puede evitar que empeoren las complicaciones relacionadas con la diabetes.

El ejercicio es beneficioso para los enfermos de asma porque puede contribuir en gran medida a prevenir la aparición de crisis y a reducir su gravedad al aumentar la resistencia de los pulmones.

En caso de artritis, dolor de espalda y otras afecciones que afectan al movimiento, la flexibilidad y el equilibrio del cuerpo, el ejercicio puede ayudarle a mantener la movilidad, mejorar la estabilidad e incluso reducir la aparición de dolor.

Siempre es necesario consultar con su médico antes de empezar cualquier rutina de ejercicios; probablemente él tendrá recomendaciones y precauciones que debe seguir. Él podrá aconsejarle sobre la intensidad de ejercicio que su cuerpo puede soportar y qué rutinas debe evitar.

4. Puede ayudarle a mantener su independencia

Uno de los temores que muchas personas tienen con respecto al envejecimiento es la posibilidad de perder su independencia y tener que depender de otros para actividades tan sencillas como ir al baño, ponerse la ropa, alimentarse o incluso ponerse los zapatos.

A nadie le gusta pensar que, algún día, tendrá que cargar constantemente con la responsabilidad de que otros hagan cosas sencillas es su lugar. De hecho, muchas personas dicen que preferirían no vivir para ver el día en que ya no puedan cuidar de sí mismas.

Aunque suene desalentador, la buena noticia es que se ha demostrado que el ejercicio ayuda a los mayores a mantener su independencia durante más tiempo. Las investigaciones han demostrado que quienes no hacen ejercicio en su vejez pierden un gran porcentaje de masa muscular, y perder masa muscular es sinónimo de perder independencia.

Cuando hace ejercicio con regularidad, hace uso de sus músculos repetidamente. Esto le da a su cuerpo la señal de que aún los necesita; de ahí que su organismo siga enviando nutrientes a sus distintos músculos. Los músculos le permiten hacer cosas como levantarse de una silla, coger algo del suelo y estirarse por encima de la cabeza para colocar algo en un armario de la cocina.

Los ejercicios de equilibrio pueden prevenir las caídas, que son más frecuentes a medida que se envejece. El problema es que cuando una persona mayor se cae, las posibilidades de recuperación son menores que las de las personas diez o quince años más jóvenes. Si no hay recuperación, una persona mayor víctima de una caída puede convertirse automáticamente en dependiente de los demás.

Cualquier tipo de actividad física puede ayudar a fomentar la independencia de los mayores. Sin embargo, es mejor incorporar diferentes tipos de ejercicios. Los ejercicios aeróbicos son estupendos para ayudarle a mantener la movilidad. Los ejercicios de fuerza le permiten levantar cosas (incluso a los nietos); los ejercicios de equilibrio ayudan a evitar caídas, mientras que los ejercicios de estiramiento ayudan a mantener la flexibilidad para agacharse y girar.

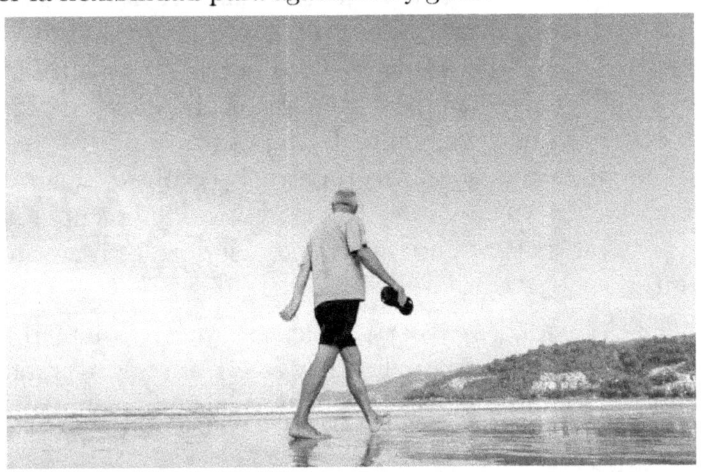

Una persona mayor caminando de forma independiente por la playa
https://pixabay.com/photos/beach-senior-man-male-walking-2090091/

5. Ayuda a mejorar la función cerebral y a prevenir la demencia

Además de los efectos sobre las funciones físicas, el envejecimiento también afecta a la función mental. A medida que se envejece, puede producirse un encogimiento del lóbulo frontal y del hipocampo (las partes del cerebro responsables de la multitarea, el recuerdo y la atención). También se reduce la producción de sustancias químicas que protegen el cerebro, favorecen la memoria y ayudan a pensar con eficacia.

El resultado de esta reducción por envejecimiento puede dar lugar a luchas cognitivas y, en el peor de los casos, a afecciones como la demencia o el Alzheimer. La prevalencia de estas afecciones, sin embargo, también depende de otros factores como la genética, el sexo y el estilo de vida.

De estos factores, el único que puede controlarse eficazmente es el *estilo de vida*. Mantener un estilo de vida saludable (llevando una dieta nutritiva, haciendo ejercicio con regularidad, no fumando y consumiendo bebidas alcohólicas con moderación o no consumiéndolas en absoluto) puede reducir el riesgo de un individuo de desarrollar afecciones como la demencia.

Sin embargo, varios estudios han demostrado que el ejercicio físico tiene un efecto más significativo sobre la capacidad mental de un adulto mayor que cualquier otro factor.

Aún es necesario llevar a cabo investigaciones más exhaustivas para identificar los ejercicios específicos que puedan demostrar que previenen directamente la demencia. Sin embargo, los estudios realizados demuestran que una combinación de ejercicios aeróbicos y de entrenamiento de fuerza ayuda a mejorar la función cerebral. En un estudio, se observó que el tamaño del hipocampo de los sujetos había aumentado tras un año de ejercicio regular. Eso supuso una inversión de unos dos años de envejecimiento. ¡Imagínese poder recuperar dos años de claridad y memoria simplemente manteniéndose activo y aumentando la actividad física!

Incluso las actividades físicas sencillas que aumentan su ritmo cardíaco, como caminar a paso ligero y hacer footing durante 30 a 60 minutos diarios, pueden mejorar la actividad cognitiva, el razonamiento y la memoria.

6. Puede mejorar la calidad de su sueño

Se ha dicho que los adultos mayores necesitan dormir menos que cuando eran más jóvenes, y esto no es del todo cierto, ya que las necesidades de sueño de los adultos permanecen constantes. Sin embargo, es posible que experimente un cambio en sus hábitos de sueño, como sentirse somnoliento antes por las noches, despertarse antes por las mañanas y dormir poco o despertarse varias veces por la noche.

Se trata de cambios normales que se producen con la edad. Pueden atribuirse a varios cambios hormonales, ya que el cuerpo produce menores cantidades de ciertas hormonas como la melatonina, la testosterona y el estrógeno a medida que envejece. Las hormonas que el cuerpo produce de forma natural son la razón por la que usted se siente somnoliento a la hora de acostarse y descansado por la mañana. A medida que el cuerpo envejece, estas sensaciones pueden cambiar o disminuir porque las hormonas ya no se producen al mismo ritmo.

Aunque todos estos cambios pueden considerarse normales, no es normal despertarse cansado todo el tiempo. Tampoco es normal que sea incapaz de dormirse y permanecer dormida. Estos son signos de que algo necesita ser abordado para mantener la calidad de vida. Si experimenta problemas como estos, es necesario que hable con un médico. Ellos pueden, a su vez, recetarle algo para ayudar a equilibrar estas hormonas o incluso sugerirle que aumente el ejercicio.

Hacer ejercicio durante el día puede hacer que se sienta más cansado hacia el final de la jornada, lo que favorece el sueño. El aumento de la circulación sanguínea y de oxígeno, así como la liberación de endorfinas que provoca el ejercicio, ayudan a aumentar la sensación de bienestar y a reducir el estrés. Menos estrés puede ayudar a aumentar la relajación por la noche y favorecer una mente tranquila para dormir. Todos estos factores pueden utilizarse como parte de una rutina para contribuir a un sueño más profundo y mejor.

7. Puede ayudarle a conocer gente nueva y a ampliar su círculo social

Envejecer puede hacer que muchas personas mayores se queden en casa todo el día, todos los días. No siempre hay una razón apremiante para levantarse y salir; a veces, simplemente se siente como una molestia. Ya sabemos que esto no ayuda a su bienestar físico porque la actividad es igual a salud. Sin embargo, tampoco ayuda a su bienestar social o emocional. Caer en una rutina emocional puede tener consecuencias devastadoras si suele estar solo o si ya se enfrenta a otros retos del envejecimiento.

No reunirse e interactuar con la gente podría hacerle sentir desmotivado, débil, cansado o incluso deprimido. Aunque esté jubilado y ya no tenga un trabajo que le lleve fuera a diario, no tiene por qué quedarse solo en casa todo el día.

Si empieza a sentirse aburrido, solo o incluso cansado durante el día, un paseo por el barrio puede ser justo lo que necesita para levantar el ánimo. Alternativamente, acercarse a hablar con un vecino o quedar con un amigo puede ser actividad suficiente, dependiendo de las restricciones. El mero hecho de ver una cara amiga puede hacer maravillas para subirle el ánimo y proporcionarle una fuente de motivación. Incluso podría llevar las cosas un paso más allá uniéndose a un gimnasio o a un grupo de adultos mayores que quieran mantenerse físicamente activos. Los grupos de caminata o los compañeros de gimnasio pueden añadir un nivel adicional de alegría y responsabilidad al hecho de mantenerse activo.

No solo estaría haciendo un bien a su cuerpo y a su mente, sino que además tiene la ventaja adicional de conocer y hacer amistad con otros mayores que tienen intereses similares a los suyos.

Nunca se sabe hasta dónde pueden llegar estas relaciones. Encontrar un compañero de paseo o de gimnasio podría mejorar drásticamente su vida como persona mayor. Puede que disfrute tanto de sus nuevos conocidos y de la socialización que encuentre otras actividades divertidas e interesantes que hacer juntos, ¡además de hacer ejercicio!

¿Quién dice que no deba llevar una vida social porque se está haciendo mayor? Tener un nuevo círculo social podría hacer maravillas en todos los aspectos de su vida y hacerle sentirse joven de nuevo.

¿Le entusiasma ya la perspectiva de empezar una rutina de ejercicios? Espero que a estas alturas ya esté convencido de que no solo puede empezar a hacer ejercicio en la tercera edad, sino que debería hacerlo inmediatamente. Los beneficios son infinitos y están respaldados por años de ciencia y un sinfín de testimonios de personas mayores que han añadido el ejercicio físico a sus vidas.

Mantenerse activo no solo le ayudará a vivir más tiempo, sino que hará que los años de la tercera edad sean más vibrantes y significativos. Si está listo para comenzar su viaje de envejecimiento activo, saludable y con gracia, deje que este libro le sirva de guía.

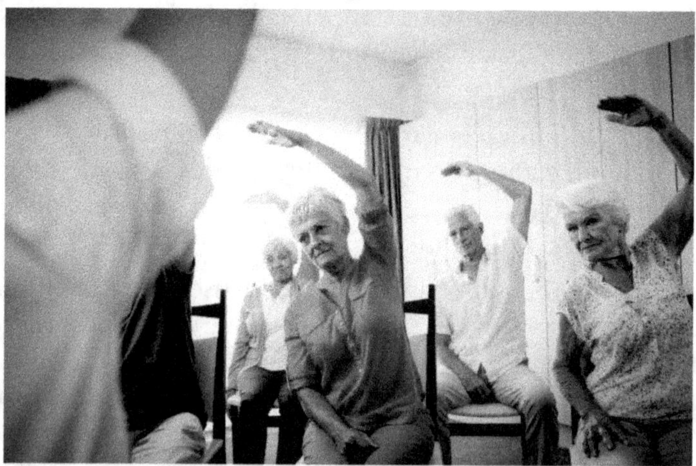

Personas mayores haciendo ejercicio en grupo

Capítulo 2: ¿Cuándo debo hacer ejercicio?

Ahora que hemos establecido los beneficios de hacer ejercicio como adulto mayor, es hora de entrar en detalles y responder a todas sus preguntas acuciantes. Probablemente se esté preguntando cuánto tiempo debe hacer ejercicio, a qué hora debe hacerlo y con qué frecuencia, además de otras muchas cuestiones.

Este capítulo empezará a abordar estas cuestiones, empezando por cuándo hacer ejercicio.

Dependiendo de su estilo de vida, puede o no tener mucho tiempo libre o mantener un horario estricto. El momento de hacer ejercicio también puede verse afectado por el lugar que elija para hacerlo, es decir, si lo hace en casa, en el gimnasio o en grupo.

Para los adultos más jóvenes, el ejercicio es beneficioso a cualquier hora del día. Para las personas mayores, sin embargo, hay que pensar un poco más en el momento de realizar la actividad. Mientras que algunas personas mayores hacen ejercicio a primera hora de la mañana después de una taza de café, otras esperan hasta la tarde o a primera hora de la noche para ejercitarse. Es probable que estas elecciones no se basen en cuál es el mejor momento para hacer ejercicio, sino en las preferencias.

En otras palabras, los que hacen ejercicio por las mañanas probablemente lo hacen porque son personas matutinas y ese momento les resulta natural. Otros tienen más tiempo por la tarde o se sienten con más energía a última hora del día, de ahí su elección de hacer ejercicio por las noches.

Es estupendo elegir una hora de ejercicio con la que se sienta feliz y cómodo, pero puede haber momentos óptimos para hacerlo dependiendo de lo que espere obtener de su entrenamiento.

Antes de entrar en detalle en los pros y los contras de hacer ejercicio a una hora concreta, hay que decir que la mayoría de las personas mayores no deberían hacer ejercicio cerca de la hora de acostarse (3 horas o menos). Uno de los efectos de hacer ejercicio es la estimulación, y esto no es algo que quiera que ocurra en su cuerpo cerca de la hora de acostarse.

Sentirse estimulado y con energía a la hora de acostarse puede afectar significativamente a la calidad de su sueño, impidiéndole obtener los beneficios que deseaba cuando empezó a hacer ejercicio en primer lugar. Es conveniente que se canse haciendo ejercicio a primera hora del día y que se relaje antes de acostarse para asegurarse de que duerme bien y así contribuir a su recuperación.

Las siguientes secciones compararán los beneficios específicos de hacer ejercicio por la mañana, por la tarde o por la noche.

Beneficios de ejercitarse por la mañana

1. Puede ser más productivo

Ir al gimnasio o salir a correr por la mañana temprano, nada más despertarse, puede ser una gran práctica que le proporcione una sensación de logro y orgullo de sí mismo. Saber que ha empezado el día eligiendo el camino de la resistencia y la disciplina puede darle una sensación de logro.

Haber logrado algo tan temprano le facilita seguir adelante durante el día y le da el impulso para ser más productivo y mantenerse en el buen camino en otras áreas importantes de su vida. También ayuda tachar el ejercicio de su lista del día, así el resto del mismo queda libre para llenarlo con otras actividades.

El ejercicio también es estupendo para el estado de ánimo, la energía y la claridad mental. El aumento de la circulación y la liberación de hormonas positivas puede ser justo lo que necesita para impulsarse durante el resto del día, como una taza de café extra a primera hora.

2. Hay más posibilidades de ser constante

Un porcentaje más significativo de los que hacen ejercicio lo hacen por las mañanas, que parece el momento más favorable para ejercitarse. Una de las razones es que la motivación o fuerza de voluntad es mayor por las mañanas. Muchos ejercicios habituales hacen su entrenamiento diario a primera hora de la mañana. Esto se debe a que es fácil que se convierta en un hábito si siempre se hace primero y a la misma hora. Nada puede interponerse en una sesión de ejercicio si siempre es lo primero que se empieza y se termina en el día.

Más tarde en el día, puede sentirse demasiado cansado, comer demasiado o puede surgir algo que requiera su atención en otro lugar. Entonces se pierde el entrenamiento o se empuja a que posiblemente afecte al sueño si se hace antes de acostarse.

El cuerpo también puede acostumbrarse al impulso matutino diario y habituarse a la práctica de estar físicamente activo a primera hora. El ejercicio puede acabar convirtiéndose en algo que usted y su cuerpo esperan con impaciencia al despertarse.

3. Puede hacerle más feliz o mejorar su estado de ánimo para el resto del día

Hemos mencionado que hacer ejercicio provoca la liberación de endorfinas, *o sustancias químicas de la felicidad*. Estas hormonas le ponen de buen humor y pueden durar el resto del día. Además, cuando asocia los buenos sentimientos con hacer ejercicio, es más probable que mantenga el hábito, convirtiéndolo en una parte constante de su vida.

Empezar la mañana con ejercicio puede ayudarle a tener un día mejor. El ejercicio puede potenciar la creatividad, ayudar a combatir la depresión y mejorar la capacidad para resolver problemas.

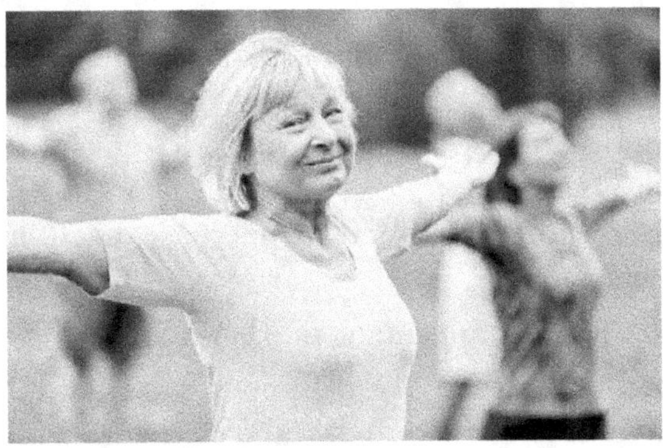

Una mujer mayor haciendo estiramientos por la mañana

4. Aumenta su tasa de metabolismo

Ejercitarse a primera hora de la mañana suele significar que no ha tenido oportunidad de comer nada. En ese caso, apenas hay azúcar en su torrente sanguíneo para que sus células la utilicen como energía. Ejercitarse requiere energía, por eso sentimos hambre después de la actividad. Ejercitarse sin comer significa que la energía necesaria para realizar los ejercicios tendrá que venir de *alguna parte*. La respuesta de sus células musculares a esto sería descomponer y hacer uso de la *grasa reservada* que está almacenada en el cuerpo. Esta es una gran forma de ayudar a la pérdida de grasa y puede ayudar a centrarse en las zonas problemáticas donde se almacenan grandes acumulaciones de grasa.

Las investigaciones también han demostrado que la tasa de metabolismo en reposo es mayor cuando se entrena temprano por la mañana que cuando se entrena más tarde. Este impulso equivale a que su cuerpo quema más calorías para obtener energía durante el día, y habrá menos disponibles para que su cuerpo las almacene en forma de grasa. Ejercitarse por las mañanas manteniendo un déficit calórico sería un buen punto de partida si está intentando perder peso.

5. Tomará decisiones más saludables

Ejercitarse por la mañana le da la sensación de haber empezado el día por el buen camino. Eso puede hacer que le resulte más fácil negarse a hacer cualquier cosa que estropee su progreso. Ya que ha empezado por estar sano, ¿por qué no seguir con ello y hacer que todo el día sea un éxito positivo? La energía que obtiene al hacer ejercicio le pone de un humor que le hace querer lograr cosas y mantener el impulso positivo. Podría ser más fácil para usted pasar de los donuts o las patatas fritas en favor de las frutas o una ensalada para intentar sacar el máximo partido a su entrenamiento.

Ejercitarse por la mañana es como tachar la primera cosa de su lista de tareas diarias relacionadas con la salud. Puede que sea un efecto subconsciente, pero saber que ya ha iniciado el camino diario puede ayudarle a asegurarse de que todos los demás aspectos de su vida apoyan sus hábitos de ejercicio. ¡Bingo! El primer paso hacia una persona más feliz y saludable.

6. Puede ayudarle a dormir mejor por la noche

Aumentar su ritmo cardíaco y respiratorio haciendo ejercicio por la mañana puede ayudarle a mejorar la calidad de su sueño por la noche. Puede facilitarle el descanso nocturno, ya que puede estar más cansado después de un día enérgico y productivo. Puede que se acueste antes y experimente un sueño más profundo y reparador.

Estos beneficios pueden ayudarle a decidir que es mejor hacer ejercicio por las mañanas. Sin embargo, hay algunos obstáculos que pueden desempeñar un papel más importante en función de su estilo de vida.

Ejercitarse por las mañanas suele implicar despertarse razonablemente temprano, lo que no es propicio para los patrones de sueño o la rutina diaria de todo el mundo, ya que puede que usted tenga un sueño más tardío. Si se despierta en medio de su sueño profundo habitual, es posible que sea reacio a levantarse e incluso que se sienta aturdido durante gran parte de la mañana.

Otro factor crítico en el ejercicio matutino es el calentamiento. El calentamiento es esencial en cualquier ejercicio, pero puede ser el más importante por la mañana. Después de dormir toda la noche con poco movimiento, el cuerpo suele estar un poco rígido a primera hora de la mañana. Así que, para evitar lesiones, en este caso, tendría que tomarse más tiempo para calentar lo suficiente antes de ponerse a entrenar. Lanzarse a un entrenamiento primario sin un calentamiento adecuado puede forzar sus músculos antes de que estén listos, provocando lesiones y obstaculizando todos los beneficios de un estilo de vida activo.

Por lo tanto, aunque ejercitarse por la mañana es una opción excelente con muchas ventajas, es importante reconocer si es factible para usted levantarse y estar activo temprano. No olvide tener en cuenta el tiempo extra asignado para realizar un calentamiento matutino exhaustivo.

Beneficios de ejercitarse por las tardes o noches

Dados los beneficios de ejercitarse por las mañanas de los que hemos hablado, puede que esté dispuesto a poner el despertador más temprano para mañana o a seguir con su rutina matutina actual. Sin embargo, ejercitarse más tarde en el día puede prepararlo para un mañana increíble. He aquí algunas razones por las que podría querer programar una caminata enérgica o visitar el gimnasio por la tarde o a primera hora de la noche.

1. Puede ayudarle a aumentar la fuerza de sus músculos

Dependiendo del tipo de entrenamiento que realice y de sus objetivos de ejercicio, las tardes y las noches pueden ser mejores momentos para usted. Según los estudios, el rendimiento muscular máximo se produce por la tarde y a primera hora de la noche debido a la fluctuación de los niveles hormonales y de la temperatura corporal central. Las mismas hormonas que controlan la sensación de cansancio por la noche y la energía por la mañana desempeñan un papel en la fuerza muscular. Basándonos en cuándo duerme la mayoría de la gente, el cuerpo libera niveles máximos de testosterona a última hora de la tarde y a primera hora de la noche.

La testosterona es la hormona responsable de la fuerza tanto en hombres como en mujeres. Este impulso a última hora de la tarde conduciría a una mayor fuerza y a una mejor capacidad para levantar más peso con menos esfuerzo percibido durante este tiempo, por ejemplo. Esta sensación o periodo de mayor capacidad también puede facilitar a algunos la realización de ejercicios, especialmente si suele estar aturdido por las mañanas.

Por lo tanto, si su objetivo es fortalecerse y aprovechar al máximo su fuerza muscular, quizá le convenga planificar los ejercicios para la última parte del día.

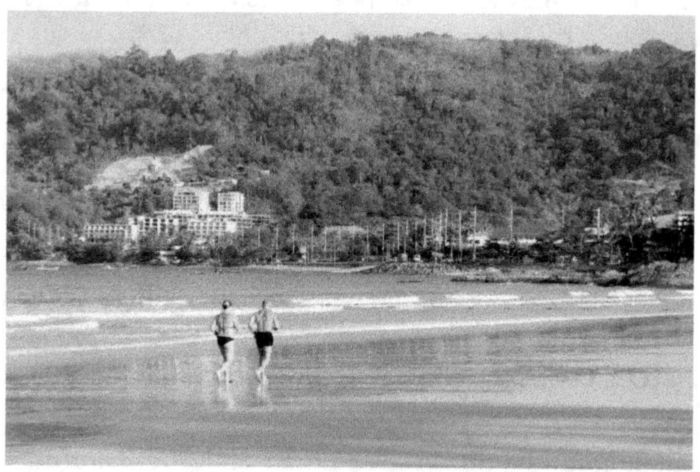

Pareja mayor corriendo en la playa
https://pixabay.com/photos/beach-running-old-couple-people-2090181/

2. Hay menos posibilidades de lesionarse

Este punto refuerza aún más uno de los contras de ejercitarse por las mañanas.

La temperatura de su cuerpo aumenta a medida que avanza el día y alcanza su punto máximo por las tardes. Una temperatura más alta significa una mejor circulación de la sangre, lo que le facilita realizar correctamente los movimientos de sus rutinas.

El hecho de que haya estado moviéndose todo el día se traduce en unas articulaciones y músculos más flexibles, de modo que puede entrar más rápidamente en su entrenamiento principal. Los movimientos y tareas del día sirven como un calentamiento natural que puede ayudar al cuerpo a estar más predispuesto a realizar los ejercicios. Esto no elimina la necesidad de un calentamiento, pero podría significar que no tendría que pasar mucho tiempo preparando el cuerpo antes de centrarse en lo principal.

Los entrenamientos vespertinos también reciben el beneficio de un tiempo de reacción más rápido. A última hora de la tarde, la circulación sanguínea es mejor y es probable que esté lejos de la niebla y el aturdimiento de la mañana. Este aumento puede ser útil en cualquier ejercicio, especialmente cuando se realizan entrenamientos de mayor intensidad o rutinas que requieren cambiar rápidamente entre diferentes movimientos. Disfrutará de movimientos más fluidos y estará en mejor forma, lo que le ayudará a cosechar más recompensas de sus esfuerzos.

Estos factores reducen significativamente las posibilidades de lesionarse por estirar demasiado los músculos o cometer un error mental al reaccionar durante el entrenamiento.

3. Tendrá más energía

Las investigaciones han demostrado que podemos aguantar un poco más cuando hacemos ejercicio a última hora del día, incluso cuando lo hacemos a mayor intensidad. Es posible que tenga más energía para hacer ejercicios cardiovasculares y de fuerza por la tarde o por la noche que a primera hora de la mañana. Tiene sentido porque muchas personas se sienten rígidas e incluso perezosas durante la mañana.

Muchas personas también pueden sentirse así porque se sienten con más energía a última hora del día después de haber comido y tomado café o té. Conseguir este impulso añadido de las calorías o la cafeína puede ser lo que lo consiga para los devotos del entrenamiento vespertino.

El cuerpo necesita tiempo para despertarse del todo, y podría pasar hasta una hora antes de que se sienta preparado para hacer ejercicio por la mañana. Ejercitarse en ese estado puede hacer que se canse más rápido porque puede estar obligándose a hacer los movimientos con un cuerpo que aún no se siente con fuerzas para ello. Es lógico que se canse más rápido que si se ejercitara una vez que su cuerpo ya ha sido "aperturado" por otras actividades que haya realizado durante el día.

4. Podrá concentrarse mejor

La mayoría de la gente entrena por las mañanas, de ahí que el gimnasio suela estar más poblado entonces. Un gimnasio lleno de gente puede ser energizante o motivador, pero también significa tener que esperar para utilizar los aparatos y, de vez en cuando, charlar con los compañeros. Para los caminantes, puede haber más tráfico en las aceras y carreteras por la mañana de quienes se dirigen al trabajo y a la escuela. Dado que la mayoría de la gente ya estará en el trabajo o la escuela para entonces, ir al gimnasio más tarde en el día le permite evitar las multitudes y centrarse precisamente en lo que está haciendo (con menos distracciones y retrasos).

Es importante, sobre todo cuando se empieza o se intenta crear una rutina, asegurarse de que estas distracciones son limitadas. Incluso una pequeña racha de una o dos semanas de ejercicio concentrado puede ser una poderosa ayuda para crear un hábito.

Hoy en día, muchos gimnasios están abiertos las 24 horas del día, lo que le permite entrenar a la hora que más le convenga. El objetivo es asegurarse de que hace esos entrenamientos y empieza a sentirse mejor.

5. Realmente puede ayudarle a dormir mejor

Su sueño no debería verse afectado si programa sus entrenamientos entre 3 y 4 horas antes de acostarse. Es cierto que realizar ejercicio demasiado cerca de la hora de acostarse es probable que le llene de energía y puede dificultar que se relaje y duerma bien. Sin embargo, si hace ejercicio un poco antes, para cuando las endorfinas y el aumento del flujo sanguíneo del ejercicio vuelvan a la normalidad, podría sorprenderse al descubrir que le ayuda a dormir más profundamente y durante más tiempo.

Si tiene algún trabajo mental que hacer por las tardes, las horas posteriores a un entrenamiento podrían ser un buen momento para realizarlo, y se sorprenderá de lo aguda que estará su mente. Sin embargo, cuando esté listo para irse a la cama, se dormirá más rápido.

6. Menos estresado

La presión de un largo día puede hacer que quiera ponerse ropa cómoda y tumbarse en el sofá, lo cual es comprensible, pero el ejercicio nocturno es una forma perfecta de desestresarse. Como ya se ha mencionado, ejercitarse libera una gran cantidad de sustancias químicas cerebrales que le hacen sentirse bien, conocidas como endorfinas, que reducen sus niveles de estrés y mejoran su estado de ánimo.

El estrés puede filtrarse a primera hora de la tarde, ya sea por el trabajo o porque la casa está más llena y ajetreada a última hora del día. Hacer algo de ejercicio justo en ese momento puede liberar esa tensión o proporcionarle un descanso saludable y productivo de la causa del estrés.

Otra ventaja de ejercitarse más tarde es la posibilidad de utilizar el ejercicio para sustituir otros hábitos poco saludables. Picar algo antes de cenar, ver demasiada televisión o tomar un cóctel por la noche son hábitos sustituibles que podrían estar perjudicando sus objetivos de salud. Pruebe a sustituirlos por una sesión de ejercicio que estimule la felicidad y disfrute de los beneficios duplicados.

Como hemos mencionado en el punto anterior, podría aprovechar el estado de alerta de su cerebro después del ejercicio para hacer algún trabajo o incluso jugar a juegos que potencien aún más sus capacidades cognitivas, como el ajedrez. Este periodo de sentirse mejor después del ejercicio podría convertirse en la mejor parte del día. Puede que descubra que no necesita algunos de esos malos hábitos que estaban saboteando su salud.

7. El día siguiente será increíble

Uno de los principales beneficios de un entrenamiento nocturno es que le prepara para un mañana increíble. Al deshacerse del estrés diario y lograr un mejor sueño nocturno, se despertará sintiéndose renovado y listo para empezar un nuevo día.

Aunque ejercitarse por las tardes o noches tiene muchos beneficios, puede que no esté listo para abandonar su rutina matutina. No se preocupe. Tenga en cuenta esta opción de entrenamiento más tarde para esos días en los que se queda dormida o tiene un compromiso por la mañana temprano y no puede llegar al gimnasio. Para aquellos curiosos o dispuestos a probar algo diferente, pruebe a hacer ejercicio por la tarde para ver cómo le funciona.

Ahora que ya conoce la diferencia entre ejercitarse por la mañana, por la tarde y por la noche, es hora de pasar a otros detalles como la nutrición. A continuación, repasaremos cómo preparar y alimentar su cuerpo y cuándo comer para los entrenamientos.

En conclusión, una vez considerados los pros y los contras de ejercitarse a distintas horas, lo importante es *que se ejercite*. Si siempre está libre a una hora concreta del día, elija esa hora para sus ejercicios; en la medida de lo posible, sea constante. Además, recuerde que ejercitarse demasiado cerca de la hora de acostarse podría afectar negativamente a su sueño.

Ejercitarse en ayunas versus alimentado

Definiciones: Como su nombre indica, *ejercitarse en ayunas* es hacerlo cuando no ha comido nada en más de cuatro horas. *Ejercitarse alimentado* es cuando se ejercita menos de cuatro horas después de comer.

Existen debates sobre si es seguro ejercitarse en ayunas, o sobre si ejercitarse en ayunas aporta algún beneficio adicional. Ejercitarse en ayunas puede ser un reto para algunos, ya que exigirá que el cuerpo trabaje más duro al no haber energía fácilmente accesible procedente de la comida. La falta de alimentos puede hacer que algunos se sientan mareados o simplemente agotados al intentar un entrenamiento en ayunas.

Descargo de responsabilidad: Ejercitarse más de seis horas después de la última comida no es para todo el mundo. Su nivel de azúcar en sangre no solo es bajo en ese momento, sino que su cuerpo también puede estar en estado de cetosis. Las condiciones de salud preexistentes pueden requerir que algunas personas mayores coman con frecuencia y se aseguren de que su nivel de azúcar en sangre no baja demasiado, como en el caso del ayuno.

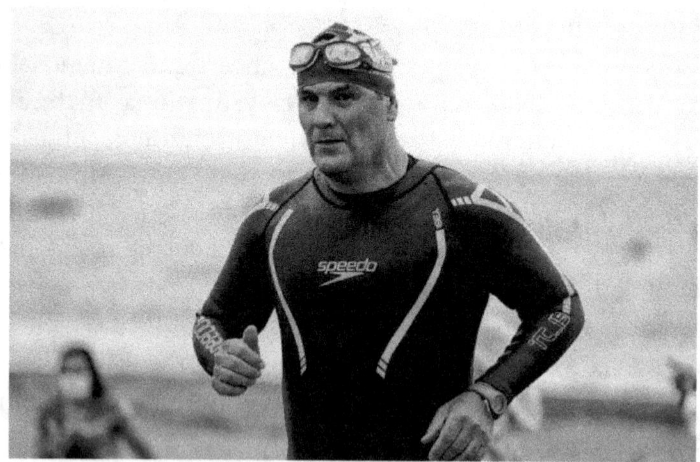

Un hombre mayor corriendo por la playa
https://pixabay.com/photos/man-run-swim-older-athletes-7011342/

La cetosis es el estado en el que su cuerpo utiliza las reservas de glucógeno para obtener energía; esto podría ser perjudicial para las personas mayores, ya que supondría una carencia importante de hidratos de carbono. Esta carencia sería una posible causa de baja energía, especialmente para los que hacen ejercicio o acaban de empezar una nueva rutina.

El principal beneficio de ejercitarse en ayunas es que su cuerpo *quema grasa más rápido*. Como no hay azúcar en el torrente sanguíneo, su cuerpo recurre a las reservas de grasa para utilizarlas como fuente de energía. Incluso esta focalización en la grasa puede no traducirse necesariamente en una pérdida de peso a menos que mantenga un déficit calórico. Para perder peso y quemar grasa, tendría que consumir menos calorías de las que quema para cosechar los beneficios de ejercitarse en ayunas. Esto sería así si su objetivo es perder peso y reducir la grasa corporal y si está participando en un ayuno o en una dieta keto.

Ejercitarse en ayunas es una decisión suya, pero lo más importante es que escuche a su cuerpo. Si se siente mareado o con algún malestar, tómese un descanso, puede que se haya excedido. Las dietas keto y el ayuno son grandes herramientas para que muchos ajusten su salud, pero pueden ser demasiado avanzadas para empezarlas al mismo tiempo que una nueva rutina de ejercicios. El objetivo principal debe ser hacer ejercicio, sobre todo al empezar.

Qué comer o beber durante y después de un entrenamiento

Para algunas personas más jóvenes, hacer ejercicio y mantenerse activas no siempre es fácil. Lo mismo ocurre con los que están en sus años dorados, pero el ejercicio puede tener un impacto más positivo en el disfrute de la vida diaria de los mayores. Los adultos mayores que no hacen ejercicio podrían correr el riesgo de perder ¡hasta el 80% de su masa muscular! Esa pérdida no es algo que deseemos, ya que perder masa muscular también significa perder su independencia.

Sin embargo, algo que puede hacer que reconsidere la posibilidad de ejercitarse pueden ser sus niveles de energía. Los niveles de energía pueden no ser siempre los deseados como adulto mayor, y hacer ejercicio sin reponer esa energía hace más mal que bien. Una nutrición inadecuada antes, durante y después de los entrenamientos puede provocar fatiga, músculos doloridos y lesiones. Así que la gran pregunta es: "¿qué comer y beber para mantener la energía y reparar el tejido muscular?".

Bebidas para antes del entrenamiento

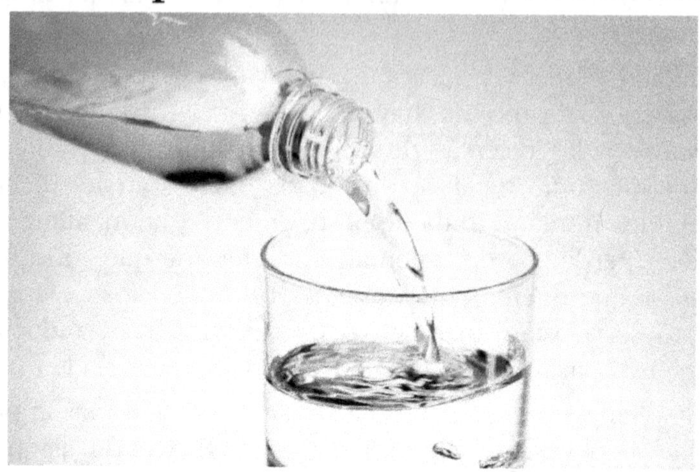

Un vaso de agua siendo vertido

1. **Agua:** El agua es la respuesta a la mayoría de las preguntas, y es una gran idea acudir a un entrenamiento bien hidratado. Beba un poco de agua antes y justo antes de un entrenamiento para ayudar a mejorar la hidratación, refrescarse e incluso mejorar la resistencia. El agua no cuesta calorías, y realmente solo puede ayudar al cuerpo. El único inconveniente sería beber demasiado y sentirse lleno mientras intenta completar los movimientos del ejercicio.

2. **Electrolitos:** Los electrolitos son el poderoso ingrediente que hay detrás de Gatorade y de muchos complementos para bebidas en polvo o tipo squirt. Los electrolitos son los nutrientes que perdemos durante el ejercicio a través del sudor. Los electrolitos pueden ayudar a garantizar que los impulsos nerviosos viajen correctamente por todo el cuerpo, como cuando se utiliza un músculo para mover un peso. Ha habido muchos avances en las opciones de electrolitos, así que tenga cuidado de elegir el más adecuado para usted. Algunos tienen un alto contenido en carbohidratos, que pueden proporcionar energía, pero romper el ayuno, mientras que otros no tienen ninguno.

3. **Café o té:** El café y el té contienen cafeína que puede ayudar a darle energía durante un entrenamiento. La cafeína puede mejorar la capacidad de ejercicio, hacer que el ejercicio sea más llevadero y mejorar la recuperación después del ejercicio. Cuando

elija un café o un té, recuerde que añadir azúcar o nata añade calorías que pueden ser beneficiosas para la energía, pero que pueden no ayudar en los esfuerzos de pérdida de peso.

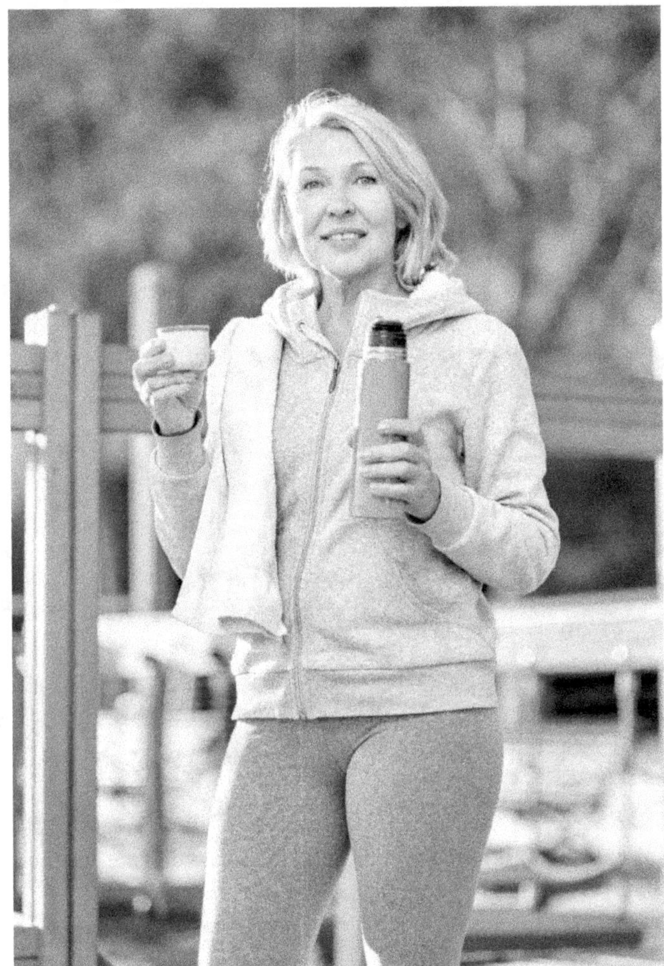
Una mujer mayor tomando café antes de su entrenamiento

4. Suplementos energéticos: El propósito de una bebida energética, un preentrenamiento o incluso un café expreso antes de un entrenamiento sería aumentar la capacidad de ejercicio. La cafeína y otros estimulantes que contienen las bebidas energéticas y los preentrenamientos le empujan a realizar el ejercicio. Aunque estas opciones pueden tener un impacto positivo en los entrenamientos, es mejor consultar a un médico antes de intentar utilizarlas.

Bebidas durante los entrenamientos

1. Agua: Una vez más, el agua es el héroe del entrenamiento. Sorber agua durante un entrenamiento puede ayudarle a mantenerse fresco y darle un momento de descanso para concentrarse y recuperar el aliento. Es importante mantenerse hidratado, y un buen trago de agua fresca puede ayudarle a refrescarse mientras hace ejercicio.

2. Electrolitos: Sí, los electrolitos también funcionan en este caso. Esencialmente, beber una bebida con electrolitos como Gatorade durante el entrenamiento ayuda a reemplazar los nutrientes que su cuerpo está sudando por el ejercicio. El líquido le ayudará a mantenerse hidratado y fresco mientras realiza sus movimientos.

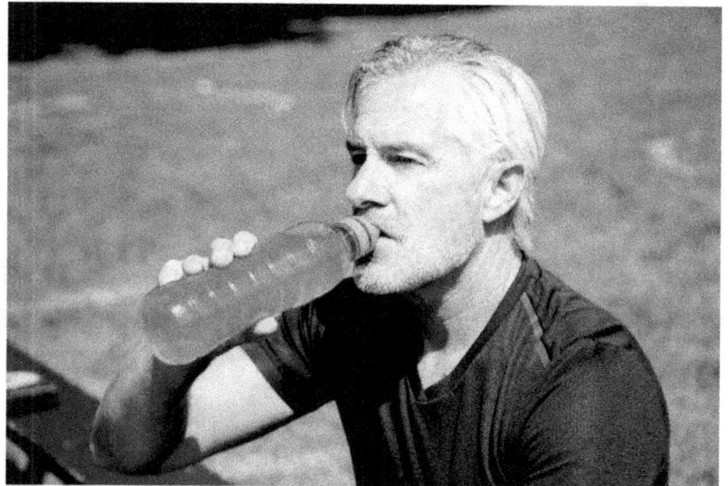

Un adulto mayor tomando una bebida electrolítica durante el ejercicio

Bebidas para después de ejercitarse

1. **Agua:** Por supuesto, ¡la buena y tradicional agua encabeza la lista! Es esencial mantenerse hidratado mientras se ejercita; beber agua es la forma más fácil y barata de hidratar su cuerpo. Mantenerse hidratado puede ayudar también a mantener las articulaciones sueltas y sin dolor, lo que aumenta las probabilidades de seguir haciendo ejercicio. El agua también tiene otros beneficios, como suprimir el apetito, acelerar el metabolismo y refrescarle durante el entrenamiento.

2. **Tés negros y verdes:** Tanto el té negro como el verde contienen antioxidantes, y pueden ayudar a aumentar el ritmo de

recuperación muscular y aliviar las dolencias después del ejercicio. El té verde también ayuda a aumentar el metabolismo y puede ser eficaz para perder peso. El té es una opción de bebida hidratante y baja en calorías con los beneficios añadidos de los antioxidantes y la cafeína.

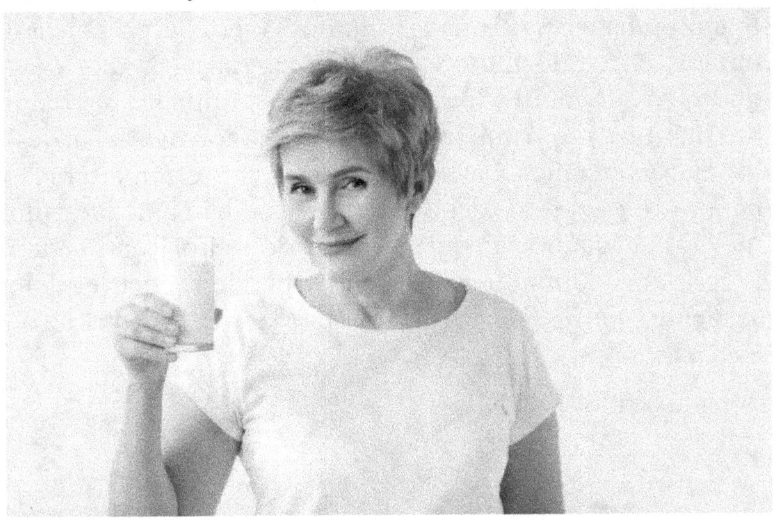

Una persona mayor bebiendo un vaso de leche después de hacer ejercicio

3. **Leche baja en grasa:** La leche es una gran fuente de proteínas y calcio. Si no es intolerante a la lactosa, puede beber un poco de leche después de entrenar para ayudar a reparar los tejidos musculares, aumentar la energía y contribuir a la pérdida de peso. La leche contiene los componentes básicos que el cuerpo necesita para reconstruir los músculos y mantener sanas las articulaciones. La leche también ayuda a reponer los nutrientes perdidos durante un entrenamiento, como el sodio y el potasio. **SUGERENCIA:** La leche con chocolate baja en grasa también es una opción tremendamente equilibrada para después del entrenamiento, ¡y además está deliciosa!

4. **La leche sin lactosa:** Como la de almendras, cáñamo y avena, también puede contener algunas proteínas, fibras digeribles y vitaminas. Busque opciones que las incluyan antes de elegir una en la tienda. Estas pueden servir para hidratar reponiendo líquidos, reponiendo nutrientes y fortificando las articulaciones.

5. **Batido de proteínas:** Es necesario obtener proteínas después de un entrenamiento. A veces la forma más rápida y fácil es bebiendo un batido de proteínas. Estos pueden hacerse en casa

utilizando un polvo mezclado con agua o leche o comprarse ya hechos. Ensure es un ejemplo de batido de proteínas prefabricado que puede servir como un perfecto tentempié rico en nutrientes después de ejercitarse.

6. **Zumo de remolacha:** Las remolachas contienen unas sustancias químicas naturales llamadas nitratos, y el cuerpo convierte estos nitratos en óxido nítrico. Hay algunas pruebas que demuestran que el óxido nítrico puede ayudar a aumentar su rendimiento durante un entrenamiento, reducir el dolor muscular después de los entrenamientos y ayudar a reducir la presión arterial. Muchas tiendas venden remolacha a la que ya se han añadido zumos para mejorar su sabor. Aunque el zumo de remolacha puede mejorar la resistencia durante un ejercicio y puede reducir el dolor al día siguiente, no es una parte necesaria de la nutrición para el ejercicio.

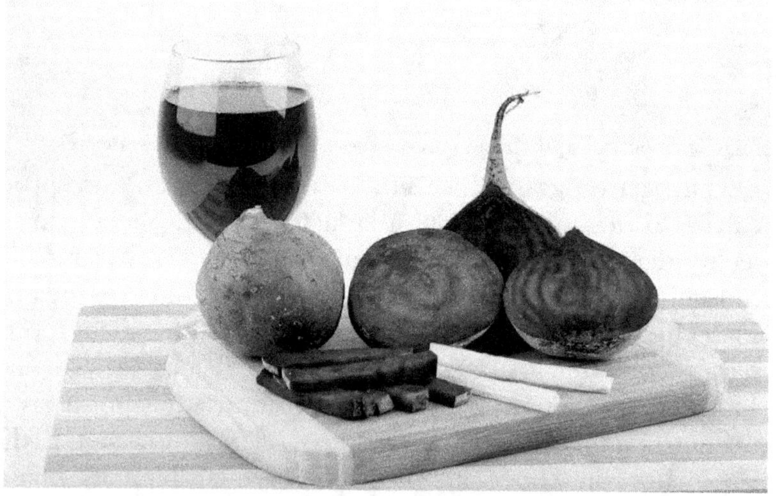

Remolachas y un vaso de zumo de remolacha
https://pixabay.com/photos/beetroot-vegetables-3434195/

No hay ninguna regla específica sobre lo que debe beber antes, durante o después del entrenamiento. Estas opciones pueden ayudar a mejorar los resultados, pero no es necesario utilizarlas todas ni son adecuadas para todo el mundo. Lo más importante es mantenerse hidratado independientemente de si se está ejercitando o no.

Alimentación antes de los entrenamientos

Las comidas: Comer antes de un entrenamiento debe ser probado por cada persona. Comer y esperar treinta minutos puede proporcionarle una buena cantidad de energía sostenida, pero hacerle sentir demasiado perezoso para ejercitarse. Desayunar o almorzar demasiado cerca de un entrenamiento también puede hacerle sentir lleno e incómodo mientras intenta realizar muchos movimientos.

Hidratos de carbono: Tomar un pequeño tentempié de carbohidratos de digestión rápida, como un trozo de pan blanco, un plátano o unos crujientes cereales de arroz, puede proporcionarle una poderosa fuente de energía saludable. Esta energía proporcionará combustible a sus músculos para rendir y también les ayudará a crecer. Se recomienda utilizar el método de ensayo y error para asegurarse de que le satisface comer un tentempié antes de ejercitarse.

Alimentos durante un entrenamiento

Carbohidratos: Tomar un tentempié con carbohidratos, como un cuadradito de arroz crujiente, durante el ejercicio puede aumentar la energía a mitad del mismo. Un tentempié durante el entrenamiento puede ser una fuerte motivación para llegar a la mitad del entrenamiento y, después, puede facilitar la segunda mitad del entrenamiento. Las mejores opciones serían un carbohidrato de digestión rápida como una barrita de cereales o una banana.

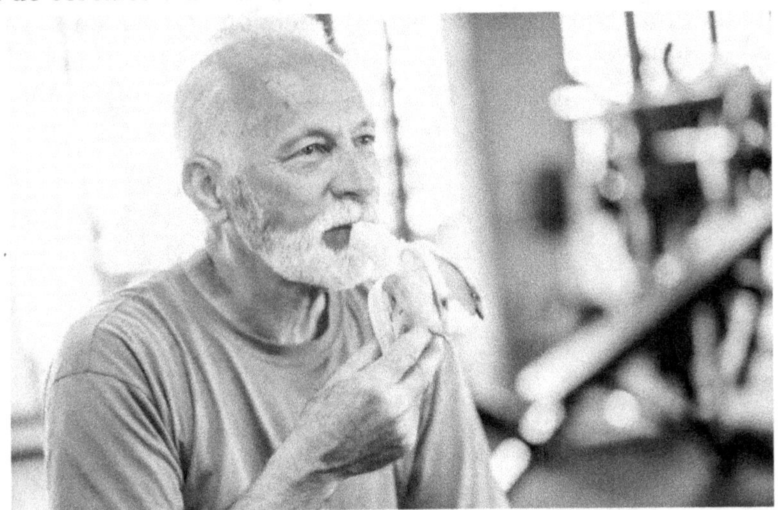

Un hombre mayor comiendo una banana durante su entrenamiento

Comida después del entrenamiento

Es aconsejable comer poco después del entrenamiento, en el plazo de una hora, lo que le ayudará a empezar a recuperar la energía inmediatamente. También es el mejor momento para que sus tejidos musculares empiecen a absorber proteínas y carbohidratos para repararse.

Las comidas: Lo que coma después de un entrenamiento debe contener idealmente carbohidratos, proteínas y un poco de grasa porque todos estos macronutrientes son esenciales para el proceso de recuperación de su cuerpo. Hay algunos alimentos que son especialmente buenos para tomar como parte de una comida después de hacer ejercicio, como los camotes, los cereales, las frutas, la ternera, la pasta, el pollo, los huevos, los frutos secos o el yogur griego.

Tanto si se ejercita antes del desayuno, el almuerzo o la cena, la comida siempre va a aparecer en ocasiones después de ejercitarse, ya que el cuerpo necesitará calorías. Probablemente sea prudente intentar planificar una comida poco después de ejercitarse para evitar comer en exceso. Una vez que su cuerpo haya tenido tiempo de enfriarse, disfrute de una buena comida rica en proteínas.

Proteínas: Independientemente del momento de su entrenamiento, es esencial tomar proteínas. Las proteínas después del entrenamiento ayudan a reconstruir los músculos y favorecen la salud de las articulaciones. Los batidos de proteínas, las barritas de proteínas o simplemente unas rebanadas de fiambre pueden servir como tentempié proteico saciante y funcional después del entrenamiento. Elija la opción que mejor se adapte a usted y que no suponga un obstáculo para su horario de comidas.

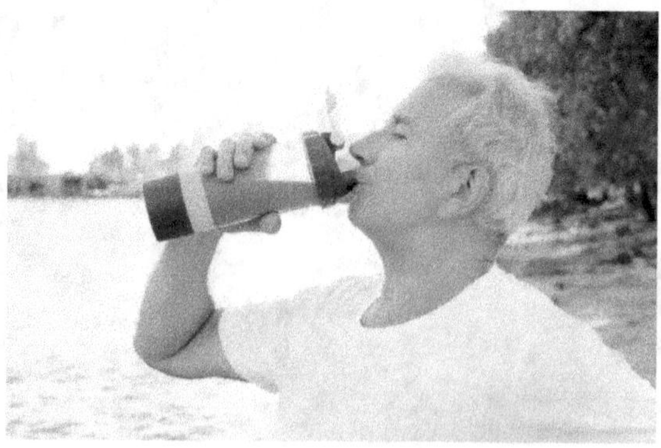

Una persona mayor tomando un batido de proteínas

Necesita reponer energía y proteínas en su cuerpo después de un entrenamiento para poder disfrutar de los beneficios de esa actividad. Los carbohidratos, las proteínas y las grasas son esenciales, aunque las cantidades específicas que necesita pueden variar según el tipo de ejercicios que realice. Escuche a su cuerpo y si siente hambre antes o después de un entrenamiento, coma algo. Y... ¡no olvide mantenerse hidratado!

Capítulo 3: Cómo calentar

Es bueno que por fin haya decidido tomarse su salud y su forma física un poco más en serio; ¡enhorabuena por un futuro saludable! Sin embargo, es imprescindible tener en cuenta que estas rutinas no deben tomarse a la ligera. Por supuesto, hay ejercicios fáciles entre ellos, pero el hecho es que todos acabarán por resultarle agotadores, tanto física como mentalmente. Le hará la vida mucho más fácil si comienza cada rutina, cada día, haciendo primero un calentamiento.

Los niños parecen indemnes a los cambios bruscos de estar sentados inmóviles a correr a toda velocidad. Evidentemente, esa capacidad se deteriora a medida que envejecemos, por lo que los adultos jóvenes y de mediana edad (especialmente los mayores) deben calentar antes de emprender una actividad rigurosa o participar en un deporte. Los adultos parecen ser más rígidos, y las articulaciones ciertamente no son tan indulgentes cuando somos mayores.

El calentamiento es una parte esencial de cualquier compromiso de ejercicio. Es vital en varios sentidos, incluso más a medida que avanza en edad. Le prepara física y mentalmente para comenzar cualquier rutina y le ayuda a rendir al máximo y a terminar una sesión con fuerza. Toda una sesión de entrenamiento podría desperdiciarse sin un calentamiento previo, ya que su cuerpo podría no retener ninguna ganancia. Una sesión también podría terminar rápidamente por un esguince o una torcedura si el cuerpo no calienta adecuadamente antes de emprender el ejercicio.

Estirarse para conseguir flexibilidad en todas las partes de su cuerpo forma parte de un calentamiento ideal, pero hace falta algo más que estirarse para calentar eficazmente; también debe involucrar a su corazón y pulmones para ayudar a preparar sus músculos y su cuerpo. Dos de los mejores calentamientos que puede realizar son dar un **paseo corto y caminar en línea** con balanceos exagerados de los brazos. Si no puede estar de pie, una modificación sería sentarse lo más recto posible en una silla y realizar la caminata con los brazos y las piernas. El movimiento seguirá despertando el cuerpo y fomentará una circulación positiva mientras esté sentado.

Para entrar en el estado de ánimo del entrenamiento, siga haciendo esto durante al menos entre 10 y 15 minutos.

Veamos algunos de los ejercicios de calentamiento más eficaces que puede hacer una persona mayor. Existen varios tipos de ejercicios de calentamiento, como los ejercicios en posición sentada y las rutinas específicas para cada deporte. Hay al menos una rutina de cada sección, así que experimente y encuentre qué tipo funciona mejor para usted.

Giros de hombros

(Útiles antes de entrenar: Espalda, pecho, hombros, núcleo, empuje, tracción)

Beneficios:

¿Con qué frecuencia se acaricia el cuello con la esperanza de recibir un masaje? Varias veces al día, si es como la mayoría de la gente. Los rollos de hombro pueden aliviar las molestias y el estrés en su cuello al permitir que la sangre rica en nutrientes y oxígeno fluya hacia esos músculos tensos del cuello.

Los giros de hombros deberían incluirse en cualquier práctica de estiramientos para quienes luchan con frecuencia contra la rigidez de los hombros y los músculos de la espalda. Los giros de hombros le obligan a colocar el cuerpo en posturas correctas, lo que puede ayudarle a mejorar su postura.

Dado que el trabajo sedentario contribuye a las malas posturas y a los dolores y molestias asociados, los giros de hombros son un excelente ejercicio de estiramiento para las personas que tienen trabajos de oficina.

Pasos:

1. Póngase de pie o siéntese erguido con el pecho abierto, la columna vertebral neutra y el núcleo comprometido. Sus hombros deben mantenerse hacia atrás y hacia abajo. Mantenga una posición orientada hacia delante.

2. Para empezar, encoja los hombros lo más alto que pueda hacia las orejas. No encorve la espalda, no sobresalga el cuello ni permita que los hombros se desplomen hacia delante.

3. Apriete los omóplatos entre sí y lleve los hombros hacia atrás una vez que haya encogido los hombros lo más alto que pueda.

4. Tire de los hombros hacia abajo activando la parte media de la espalda.

5. Una vez que haya alcanzado la postura inicial neutra, redondee ligeramente la parte superior de la espalda para presionar los hombros hacia delante manteniendo un núcleo fuerte.

6. Comience un nuevo giro de hombros encogiéndose de nuevo hacia arriba.

7. Realice de 10 a 15 giros de hombros, descansando 30 segundos entre series. De tres a cinco series son un buen objetivo.

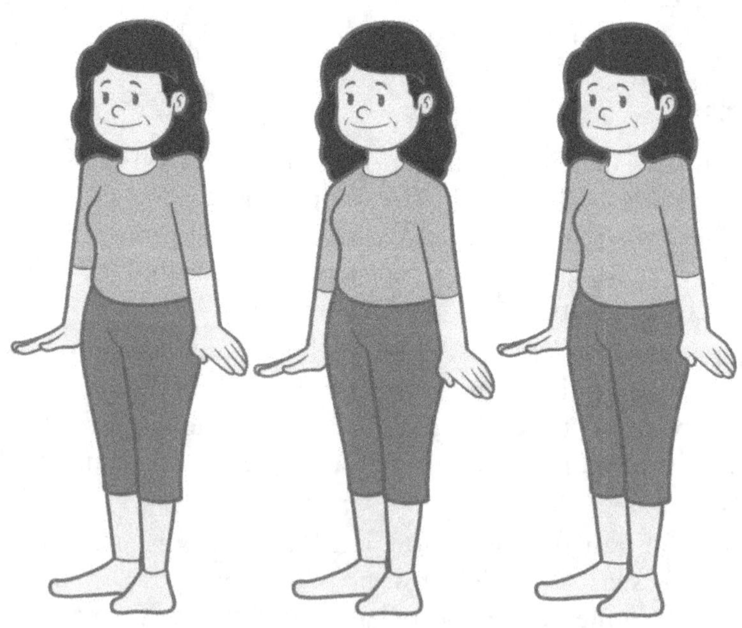

Un adulto mayor realizando el ejercicio de giros de hombros

Retracción escapular

(Útil antes del entrenamiento: Espalda, pecho, bíceps, tríceps, hombros, núcleo, peso muerto)

Beneficios:

¿Alguna vez ha levantado una caja de la mesa y ha sentido un tirón en la parte media o central de la espalda? Este calentamiento es bueno para activar los músculos de la parte media de la espalda y mejorar la movilidad de los movimientos de la parte superior del cuerpo.

Utilícelo antes de cualquier movimiento de la parte superior del cuerpo o antes de una tarea que implique estirarse hacia arriba o tirar. La retracción escapular le ayudará a abrir el pecho mientras calienta la espalda. Esto podría ayudar a mejorar la estabilidad al llevar algo como una caja a través de una habitación.

Pasos:

1. Mantenga los brazos a los lados y manténgase erguido.
2. Alternativamente, doble los codos 90 grados y estire los antebrazos delante de usted.
3. Apriete los omóplatos a la vez que tira de los codos y los brazos hacia atrás.
4. Apriete simétricamente, asegurándose de que un omóplato no entra más rápido o más lejos que el otro.
5. Realice dos series de 10 a 20 repeticiones.
6. Se pueden hacer sentados, igual que los giros de hombros.

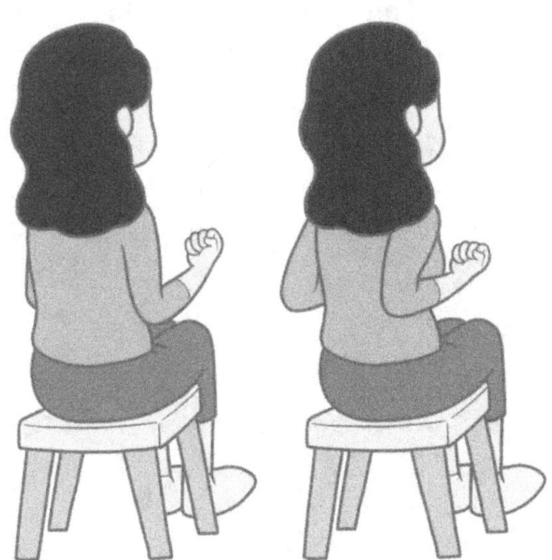

Una mujer mayor realizando la retracción escapular

Estiramientos de cuello

(Útil antes del entrenamiento: Espalda, hombros, empuje, tracción)

Beneficios:

Los estiramientos de cuello son como los de hombros en el sentido de que son muy terapéuticos. Los estiramientos de cuello ayudan a aliviar la tensión del cuello y de los músculos que lo sostienen.

Al someter a su cuello a toda su amplitud de movimiento, lo está preparando para volver a realizar esos movimientos sin problemas más adelante.

Estos estiramientos deben realizarse antes de cualquier movimiento de la parte superior del cuerpo. Sorprendentemente, este es un buen estiramiento para utilizar antes de conducir un auto, ya que ayuda a calentar el cuello en el caso de que necesite girar la cabeza.

Pasos

1. Mantenga los brazos a los lados mientras se mantiene erguido.
2. Doble el cuello hacia atrás tanto como se sienta cómodo. Lo ideal es mirar al techo.
3. Inclínese hacia delante hasta que sus ojos estén sobre sus pies. Meta la barbilla en el pecho todo lo que pueda.
4. Haga esto un total de 10 a 15 veces.
5. Doble el cuello y mire a la izquierda, luego a la derecha, con el torso recto hacia delante.
6. Haga esto unas cuantas veces más.
7. Haga unos diez círculos en cada dirección con la cabeza.
8. Con el torso inmóvil, todos sus movimientos deben ser lentos y controlados. También puede realizarlos en una silla.

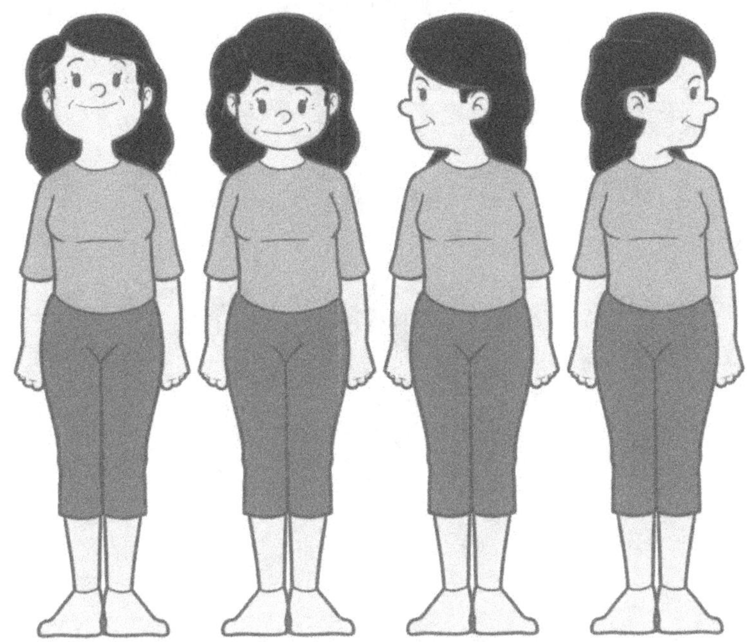

Una persona mayor realizando estiramientos de cuello

Balanceo de brazos

(Útil antes del entrenamiento: Espalda, hombros, bíceps, tríceps, núcleo, pecho, empuje, tracción)

Beneficios:

El ejercicio de balanceo de brazos le ayudará a abrir el pecho, los hombros y la espalda. Este movimiento también ayudará a que la sangre fluya por sus brazos y probablemente aumentará su ritmo cardíaco. Este movimiento debe utilizarse como calentamiento para cualquier ejercicio de tracción, empuje o centrado en la parte superior del cuerpo.

Pasos:

1. Póngase de pie con los pies plantados y los brazos estirados a los lados.
2. Estire ambos brazos hacia atrás hasta que sienta un ligero estiramiento.
3. Lleve los brazos estirados hacia delante, delante de usted, al menos a la altura del pecho, si es posible.
4. Repita 15 veces.

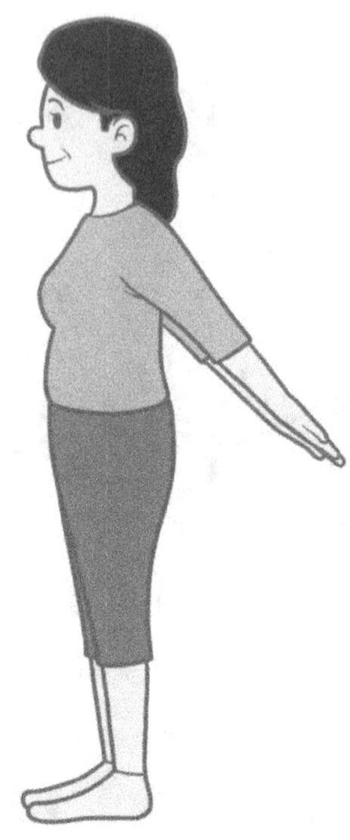

Una mujer mayor realizando balanceo de brazos de atrás hacia delante

Balanceo lateral de brazos o de brazos cruzados

(Útil antes del entrenamiento: Espalda, hombros, bíceps, tríceps, pecho, tronco)

Beneficios:

Deben utilizarse junto con los balanceos regulares de brazos para aumentar la circulación y calentar la parte superior del cuerpo. Esto le ayudará con los movimientos que requieran levantar los brazos, estirar el cuerpo o utilizar los músculos de los hombros.

Pasos:

1. Póngase de pie y estire los brazos a los lados con las palmas hacia atrás.

2. Balancee los brazos estirados hacia arriba y cruzándolos, creando una forma de "X" a la altura del pecho.

3. Vuelva los brazos a la posición original balanceándolos de nuevo hacia abajo y detrás de los costados con las palmas mirando hacia atrás.

4. Repita 15 veces.

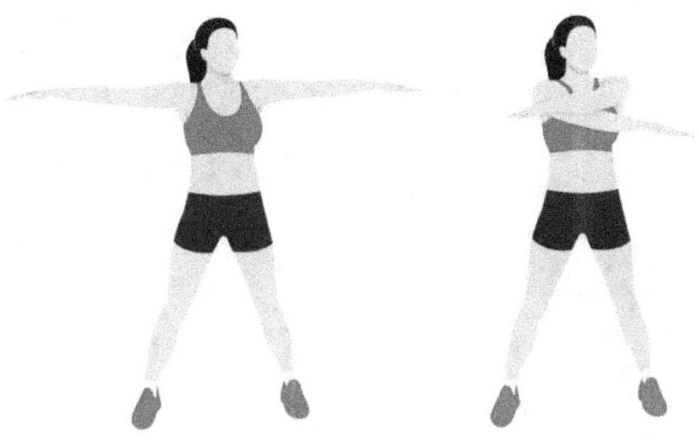

Una mujer realiza balanceo lateral de brazos

Círculos de muñeca

(Útil antes del entrenamiento: Bíceps, tríceps, pecho, hombros, espalda, empuje, tracción)

Beneficios:

Usted pasa mucho tiempo tecleando en el ordenador, enviando mensajes de texto por el teléfono o simplemente escribiendo con un bolígrafo. Este movimiento repetitivo puede llevar a menudo a una colocación incómoda de la muñeca que puede causar molestias o tensión en las muñecas. Incluso es posible que duerma de forma que la muñeca no se mueva mucho o que la mantenga en una posición incómoda durante la noche.

Serán útiles para cualquier persona que realice ejercicios con los brazos o intente agarrar algo. También pueden ayudar a prevenir lesiones de muñeca al realizar tareas cotidianas.

Pasos:

1. Póngase de pie y mantenga los brazos extendidos delante de usted. Mantenga el equilibrio. Modificación: Si no puede mantener los brazos extendidos, puede mantener los codos a los

lados y doblarlos noventa grados para que las manos queden rectas delante de usted. Realice los siguientes pasos desde esta posición.

2. Sin mover los brazos, haga círculos hacia fuera con las muñecas como si estuviera desenrollando una bobina de hilo. A continuación, repita el movimiento haciendo círculos hacia dentro con la muñeca como si estuviera enrollando un hilo alrededor de un carrete.

3. Realice ocho círculos hacia fuera y ocho círculos hacia dentro.

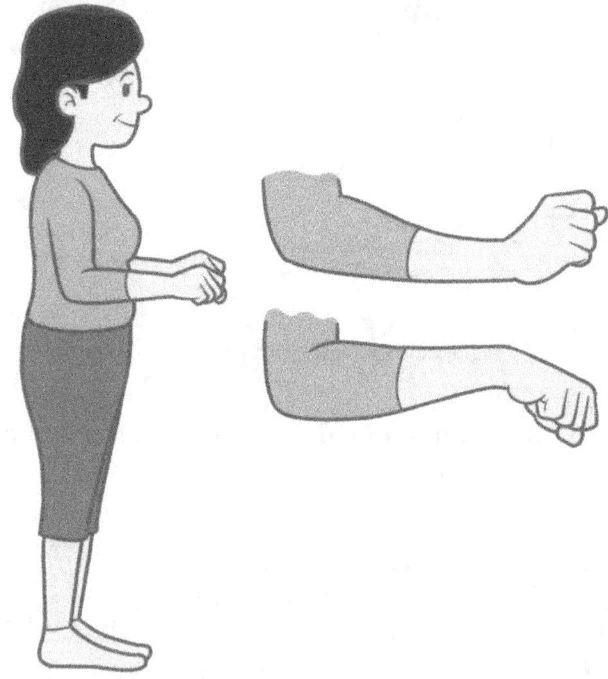

Personas mayores realizando círculos con las muñecas con los brazos completamente extendidos

Balanceo de piernas

(Útil antes del entrenamiento: Sentadillas, extensión de piernas, flexiones de piernas, elevaciones de pantorrillas, peso muerto, cardio)

Los balanceos de piernas son un ejercicio de calentamiento para centrarse en las caderas. Utilizando una silla o una pared como apoyo, aflojará las caderas, activará los glúteos y estirará los músculos de la parte anterior y posterior del muslo. Deben utilizarse antes de caminar, correr o realizar movimientos de la parte inferior del cuerpo. También pueden utilizarse para aflojar las caderas y ayudar a agacharse con menos tirantez.

Pasos:

1. Utilice la mano izquierda para mantener el equilibrio. Ponga la palma de la mano contra una pared o agárrese al respaldo de una mesa o una silla.

2. Manténgase en equilibrio sobre la pierna izquierda y deje colgar la pierna derecha.

3. Balancee la pierna derecha hacia delante y dé una patada lo más alta posible sin perder el equilibrio ni mover el lado izquierdo.

4. Después, balancee la pierna hacia atrás. No podrá retroceder tanto como le gustaría. Deje que la pierna oscile hacia delante y hacia atrás cómodamente sin esforzarse ni forzar el movimiento.

5. Repita esto con la pierna izquierda.

6. Balancéese hacia delante y hacia atrás 10 veces con cada pierna.

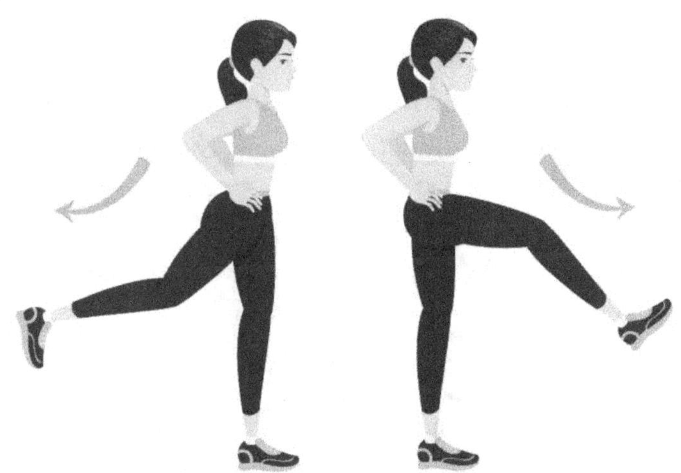

Una mujer realiza balanceos de piernas de atrás hacia delante

Balanceos laterales de piernas

(Útil antes del entrenamiento: Sentadillas, extensión de piernas, curl de piernas, elevación de pantorrillas, peso muerto, cardio)

Beneficios:

Los balanceos laterales de piernas consisten en activar la parte inferior del cuerpo. Ponen a las caderas en un rango completo de movimiento de lado a lado, lo que puede ayudar a mejorar el equilibrio y aliviar la tirantez de la cadera.

Utilice los balanceos laterales de piernas para calentar las caderas, los glúteos y las piernas antes de una caminata o de realizar ejercicios para la parte inferior del cuerpo. Este calentamiento también puede ayudar a mejorar la estabilidad y mantener la movilidad al moverse o desplazarse de un lado a otro.

Pasos:

Son como los balanceos de piernas en el sentido de que siguen activando y aflojando las caderas y las piernas.

1. Apóyese con un brazo extendido contra una pared o de pie sosteniendo una silla frente a usted para apoyarse.

2. Manténgase erguido con la pierna izquierda y deje que la derecha cuelgue libre.

3. Manteniendo la pierna estirada, balancee la pierna derecha a lo largo del cuerpo hasta que cruce por encima del pie izquierdo.

4. Balancee la pierna derecha estirada desde la posición cruzada hacia la derecha tanto como pueda cómodamente.

5. Repita este movimiento yendo de izquierda a derecha.

6. Complete este movimiento 10 veces antes de cambiar a la otra pierna.

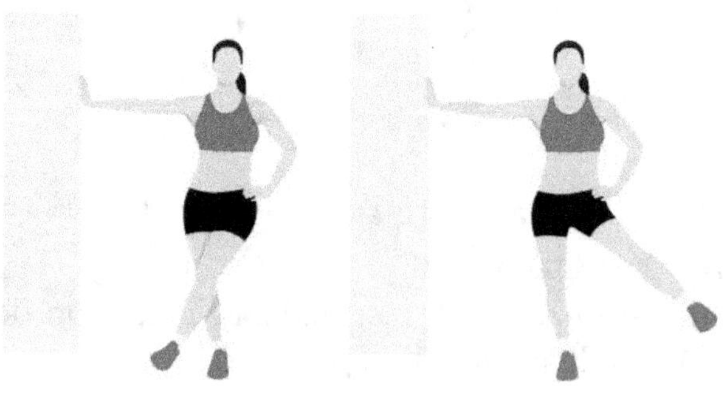

Una mujer realizando un balanceo lateral de piernas

<u>**Círculos con los tobillos desde una posición sentada**</u>

(Útil antes del entrenamiento: Sentadillas, prensa de piernas, elevaciones de pantorrillas, peso muerto, cardio)

Beneficios:

Los círculos con los tobillos le ayudarán a calentar las piernas y los pies. Este calentamiento puede ayudar a prevenir lesiones por rodar el tobillo o tropezar debido a que los pies y los tobillos no están completamente activados.

Es un buen movimiento para utilizar antes de un paseo, ejercicios de la parte inferior del cuerpo o incluso antes de levantarse de la cama a primera hora de la mañana. Los círculos con los tobillos también pueden ayudar a aliviar la tensión en la espinilla. Los dolores de espinilla (que causan dolor en la espinilla) pueden producirse por estar mucho tiempo de pie o por movimientos repetitivos que acaban agravando los tendones y los músculos.

Pasos:

1. Respire hondo y siéntese con la espalda recta.

2. Cruce la pierna derecha sobre la izquierda o extienda la pierna derecha. Está bien extender la pierna estirada o doblar la rodilla de modo que el pie se despegue del suelo al extenderla. Estas dos posiciones tendrán sensaciones diferentes.

3. Gire los tobillos en un movimiento circular en sentido contrario a las agujas del reloj, manteniendo la mayor estabilidad posible en el resto de la pierna. Es posible que sienta sacudidas; suavícelas lo mejor que pueda. A continuación, repita de nuevo los círculos en la otra dirección.

4. Repita el proceso diez veces más en la dirección opuesta.

5. Para un reto añadido, eleve y rote ambos tobillos simultáneamente.

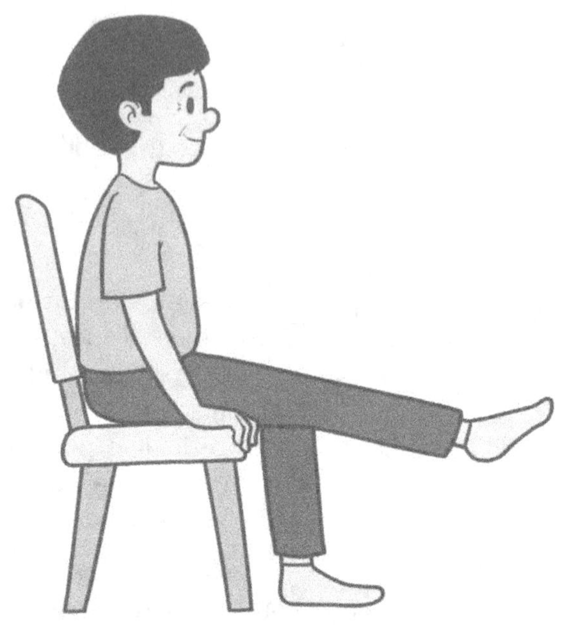

Un hombre realizando círculos con los tobillos en posición sentada

Estiramiento de isquiotibiales sentado

(Útil antes del entrenamiento: Sentadillas, extensión de piernas, curl de piernas, elevación de pantorrillas, peso muerto, cardio)

Beneficios:

Sus caderas y rodillas se apoyan en unos isquiotibiales fuertes y flexibles (en la parte posterior del muslo), que ayudan a prevenir las caídas. Son una fuente importante de fuerza y son necesarios para movimientos como caminar. Los isquiotibiales pueden tensarse a menudo por falta de uso, como estar sentado o tumbado en la misma posición durante largos periodos.

Este ejercicio aflojará los isquiotibiales tensos para que camine con más comodidad y fluidez. Realice este calentamiento antes de los entrenamientos de la parte inferior del cuerpo o a primera hora de la mañana al sentarse en la cama.

Pasos:

1. Siéntese derecho en su silla o en el borde de la cama, con los pies apoyados en el suelo y separados a la anchura de los hombros.

2. Extienda la pierna derecha, apoye el talón en el suelo y estire la rodilla (las manos deben descansar sobre los muslos).

3. Deslice las manos por la pierna hasta sentir un estiramiento.

4. Desde las caderas hacia arriba, mantenga la espalda recta.

5. Permita que su rodilla se doble ligeramente si está en tensión.

6. Mantenga la posición durante 20 segundos. Profundizar el estiramiento durante el recuento de los 20 segundos está permitido, pero no es obligatorio.

7. Cambie de lado y repita.

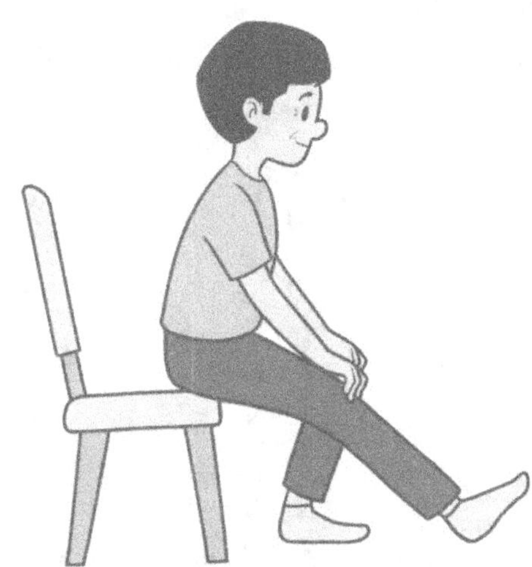

Un hombre realizando un ejercicio de estiramiento de isquiotibiales sentado

Flexión de rodilla

(Útil antes del entrenamiento: Sentadillas, extensión de piernas, curl de piernas, elevación de pantorrillas, peso muerto, cardio, prensa de piernas)

Beneficios:

Las rodillas suelen ser una fuente de molestias para muchos, ya que las utilizamos con mucha frecuencia. Son articulaciones sensibles, y la amortiguación dentro de la articulación se degrada con el tiempo.

Los músculos de las piernas suelen estar tensos por estar sentados o tumbados en una misma posición durante la noche o el día. La flexión de rodilla ayuda a calentar los músculos con un ligero estiramiento mientras se mueve la rodilla en su dirección natural cuando está flexionada.

La flexión de rodilla puede ayudar a preparar la articulación de la rodilla a la vez que calienta los músculos de la pierna. Esto puede ayudar a prevenir la tirantez o la tensión al realizar ejercicios para la parte inferior del cuerpo, salir a caminar o simplemente levantarse y levantarse de una silla.

Pasos:

1. Póngase de pie y flexione una rodilla manteniendo la otra recta. Esto levantará el pie del suelo y lo colocará ligeramente detrás de usted.

2. Una vez que sienta un estiramiento en el muslo, devuelva el pie a la posición natural de pie.

3. Repita el movimiento diez veces con cada pierna.

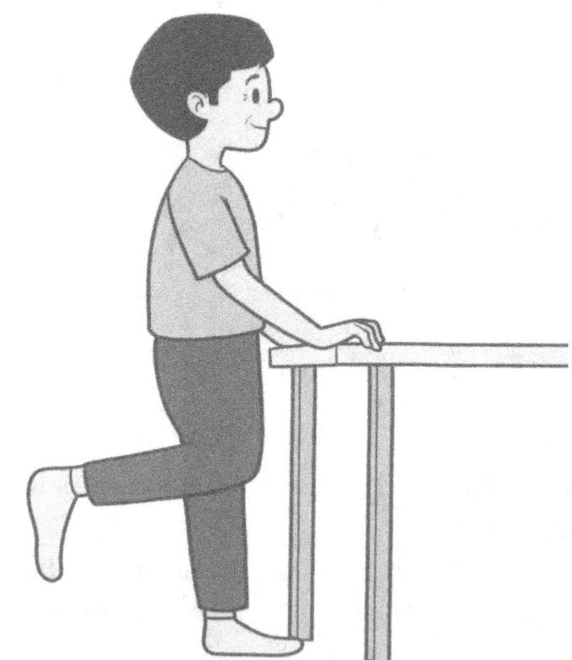

Un adulto mayor realizando una flexión de rodilla

Elevaciones de cadera desde una posición sentada

(Útil antes del entrenamiento: Sentadillas, extensión de piernas, curl de piernas, elevación de pantorrillas, peso muerto, cardio)

Pasos:

1. Siéntese en su silla con la espalda apoyada firmemente contra el respaldo de la silla.

2. Agarre los laterales de la silla con las manos.

3. Levante la cadera y la rodilla derecha, manteniéndolas en su sitio durante 10 a 20 segundos.

4. Repita tres veces en cada lado.

5. Deslícese hacia delante en la silla para conseguir una sensación ligeramente diferente. Alternativamente, cruce las piernas y eleve la cadera y la parte superior de la pierna.

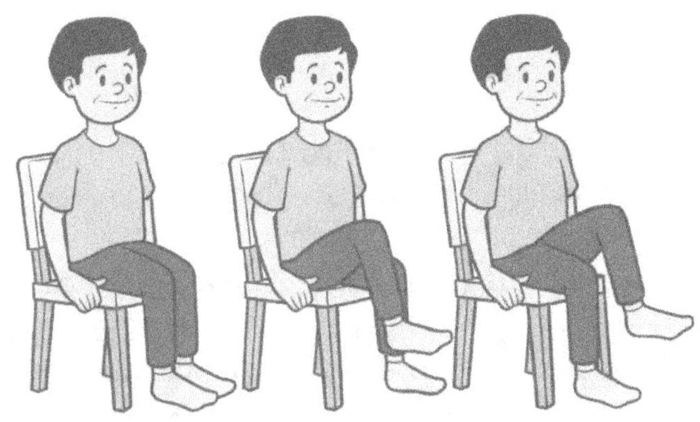

Un hombre mayor realizando elevaciones de cadera sentado

Los beneficios del calentamiento

1. Beneficios para el corazón

El objetivo de un calentamiento es preparar su sistema cardiovascular para un entrenamiento; sus músculos se contraerán con más fuerza y se relajarán más rápidamente. Este aumento de la frecuencia cardiaca mejora la capacidad de fuerza y rapidez del organismo. El corazón también responde a los movimientos de calentamiento bombeando más sangre con mayor rapidez. El calentamiento del sistema cardiovascular facilita la respuesta a las mayores exigencias de un entrenamiento y evita que la tensión arterial se dispare o que la sensación de inestabilidad comience demasiado bruscamente.

2. Aumenta la seguridad del entrenamiento

Su cerebro y su cuerpo deben funcionar al unísono para que un entrenamiento tenga éxito y sea seguro. Su sistema nervioso necesita ajustarse al cambio de actividad y a la tensión a la que someterá al cuerpo durante el ejercicio. El calentamiento informa a su cuerpo de que debe prepararse para una actividad más extenuante que la que estaba realizando previamente, haciendo que sus entrenamientos sean más seguros y eficaces.

3. Ayuda a elevar la temperatura corporal

Cuando la temperatura de su cuerpo está ligeramente elevada, este rinde mejor. Por la mañana, el calentamiento ayuda a aumentar su temperatura corporal, lo que le permite notar un pequeño aumento de su rendimiento. Conseguir que el cuerpo esté "caliente" significa aumentar la circulación y la activación de los músculos. El calentamiento antes del ejercicio también ayuda a quemar calorías. Entrar en la "zona" con un aumento de la frecuencia cardiaca, el flujo sanguíneo y quizá incluso sudar un poco calienta y prepara el cuerpo.

4. Aumenta la flexibilidad muscular y el aporte de oxígeno

El calentamiento aumenta el flujo sanguíneo y la flexibilidad muscular. Cuando sus músculos han recorrido su amplitud de movimiento o se han activado con un calentamiento, es menos probable que se vean sorprendidos. Cuando un músculo se ve sorprendido por un movimiento en un entrenamiento, puede provocar una lesión como un tirón muscular. El calentamiento mejora la capacidad de su cuerpo para proporcionar oxígeno y nutrientes a los músculos en funcionamiento, lo que les permite rendir mejor.

5. Mejora la cohesión

Su sistema nervioso se comunica con los músculos de forma más eficaz cuando está adecuadamente preparado. Su cuerpo responde con tiempos de reacción más rápidos y movimientos más ágiles cuando las vías entre los nervios y los músculos se comunican con claridad. El calentamiento antes del ejercicio puede mejorar el rendimiento y permitir sesiones más difíciles con menos riesgo de lesiones.

6. Aumenta la agudeza mental

Las personas mayores estresadas tienen menos probabilidades de rendir bien durante sus entrenamientos. El estrés les hace distraerse e incluso volverse más lentos. También pierden la concentración en la tarea que tienen entre manos, se vuelven descuidados y, en ocasiones, pueden lesionarse. También es una buena idea prepararse psicológicamente para un ejercicio aclarando sus pensamientos, mejorando su atención y evaluando sus habilidades y enfoque; el calentamiento antes del ejercicio proporciona una preparación mental además de beneficios físicos.

7. Le ayuda a hacer ejercicio durante más tiempo al aumentar su resistencia.

La capacidad de su cuerpo para hacer ejercicio se ve perjudicada cuando se acumula ácido láctico en la sangre. El ácido láctico puede acumularse más rápidamente en el torrente sanguíneo sin un calentamiento, haciendo que ejercitarse sea casi imposible en los primeros minutos. Por otro lado, el calentamiento puede ayudar a los sistemas energéticos de su cuerpo a adaptarse a las crecientes exigencias y reducir la acumulación de ácido láctico, permitiéndole ejercitarse durante más tiempo y con más intensidad.

8. Activa el metabolismo y la producción de energía.

Durante el calentamiento, su cuerpo produce más hormonas que regulan los niveles de energía. Debido a este equilibrio hormonal, hay más carbohidratos y ácidos grasos accesibles para el uso energético. Así, el calentamiento antes del ejercicio ayuda a aumentar el metabolismo y mejora la energía.

9. El calentamiento aumenta la activación del núcleo y la estabilidad de las articulaciones.

Calentar las articulaciones, en particular las caderas, las rodillas, los tobillos y los hombros, ayuda a mejorar la amplitud de movimiento. La capacidad de una persona mayor para moverse con eficacia se ve limitada por el envejecimiento o la menor movilidad de las articulaciones, lo que reduce la potencia y hace que uno se ralentice. También son frecuentes las lesiones por rigidez de las articulaciones. Calentar los glúteos, la columna vertebral, los abdominales, los flexores de la cadera y los músculos de la espalda ayuda a su cuerpo a mantenerse sólido y equilibrado durante el entrenamiento.

10. Ayuda con las objeciones

Los días en los que no le apetezca hacer ejercicio, un calentamiento puede ayudarle a empezar. ¡El calentamiento puede ser un motivador fantástico! Una persona mayor debería realizar un calentamiento de al menos 10 minutos.

Nota: un calentamiento también puede servir para poner a prueba su cuerpo lesionado o enfermo. El calentamiento puede preparar el cuerpo para el día y ayudar a prevenir las posibilidades de lesión de las personas mayores.

Intente realizar estos estiramientos incluso en los días en los que no parece probable que vaya a entrenar.

Peligros de saltarse el calentamiento

1. Puede lesionarse.

Puede que hoy se haya librado de la lesión, pero omitir un calentamiento regular aumenta la posibilidad de sufrir una distensión muscular u otra lesión. Tómese 10 minutos para calentar antes de ejercitarse; de lo contrario, se arriesga a sufrir una lesión que podría retrasarle durante semanas. La finalidad del calentamiento es preparar el cuerpo para el movimiento y la actividad, que es el objetivo de seguir haciendo ejercicio en la tercera edad.

Según la Clínica Mayo, la carga incorrecta de las articulaciones y los músculos durante un gran levantamiento es una de las causas más comunes de las distensiones musculares agudas. Por otro lado, el calentamiento antes del ejercicio prepara al cuerpo para cargar los músculos adecuados y seguir patrones de movimiento que le ayuden a evitar lesiones.

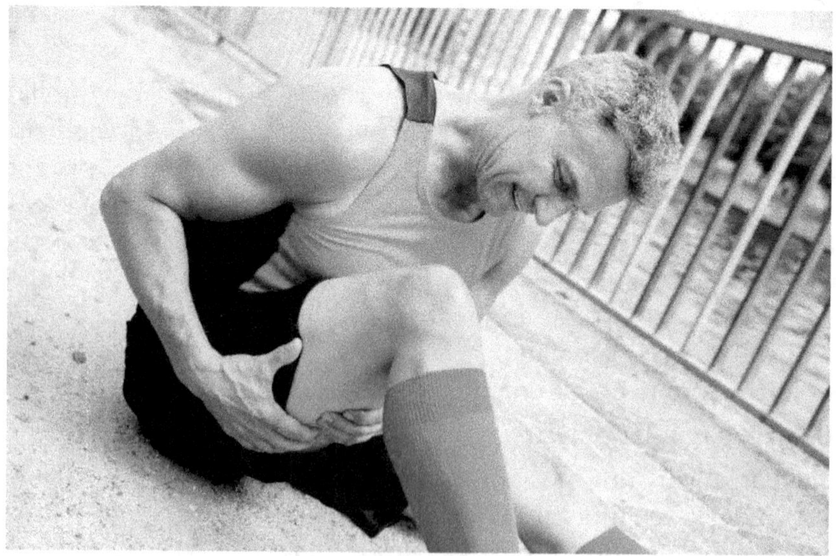

Una persona mayor lesionada durante un entrenamiento

Por ejemplo, al calentar para las elevaciones de peso muerto (que requieren flexionar las caderas y las rodillas para llegar abajo antes de levantar el peso hacia arriba), primero debe practicar la acción de la bisagra de la cadera con un movimiento como el *ejercicio de los buenos días* (ponerse de pie con las piernas juntas y flexionar solo las caderas hasta que el cuerpo forme un ángulo cercano a los 90 grados), que le enseña a cargar las caderas, los glúteos, el tronco y la espalda con eficacia.

2. Sus resultados pueden verse afectados

Según la quiropráctica R. Alexandra Duma (quiropráctica deportiva del equipo de EE. UU. del estudio de recuperación y bienestar de Nueva York, FICS), calentar los músculos antes de un entrenamiento ayuda a mejorar la temperatura central y muscular del cuerpo. "Piense en ello como en el calentamiento de su coche en un frío día de invierno: funciona mejor", explica Duma. Sus articulaciones se vuelven más flexibles a medida que aumenta la temperatura de sus músculos, lo que incrementa su amplitud de movimiento.

Pero no lo haga porque sí; trabajar duro durante el calentamiento puede ayudarle a rendir mejor durante el gran evento, según las investigaciones. (En otras palabras, se agachará más y cargará más peso).

Tipos

Calentamiento activo

Los calentamientos activos son los más populares y, si no son demasiado extenuantes, se ha comprobado que aumentan el rendimiento. Implican mover el cuerpo mediante movimientos. Los estiramientos activos consisten en contraer un músculo para estirar otro. Realizados correctamente, ayudan al cuerpo a utilizar el oxígeno de forma más eficaz sin agotar sus reservas de energía y aumentando la flexibilidad. Los expertos recomiendan con frecuencia que un calentamiento específico del deporte siga a un calentamiento aeróbico básico.

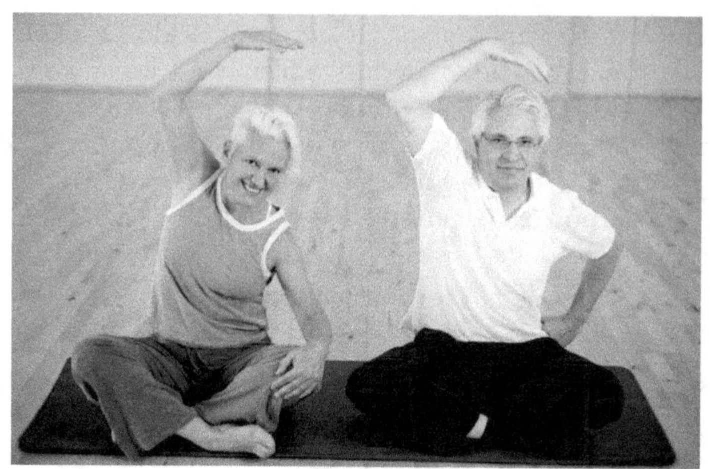

Personas mayores participando en un estiramiento de calentamiento activo

Calentamiento pasivo

Los calentamientos pasivos consisten en aumentar la temperatura corporal a través de fuentes externas como un baño caliente o una sauna para aflojar el cuerpo. Esta estrategia consigue muchos de los mismos beneficios que los calentamientos activos a la vez que evita el cansancio. Sin embargo, no ofrece todas las ventajas de los calentamientos activos enérgicos. Puede probar un calentamiento pasivo en combinación con algunos estiramientos.

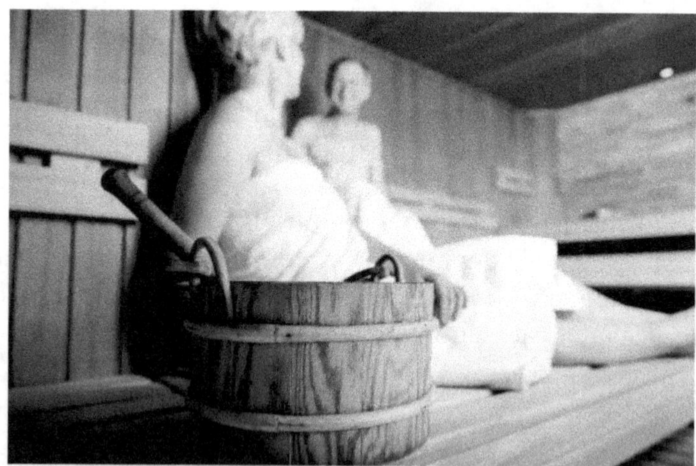

Personas mayores que utilizan la sauna como calentamiento pasivo

Estiramientos estáticos

El estiramiento estático es un tipo de estiramiento que consiste en estirarse en el sitio sin ningún movimiento rotatorio de las extremidades.

La mayoría de los regímenes de calentamiento utilizados incluyen estiramientos estáticos, que consisten en mantener una posición de 30 a 90 segundos. El calentamiento estático puede utilizarse para aflojar los músculos tensos mediante estiramientos, pero este tipo de estiramiento es especialmente beneficioso después de hacer ejercicio. Los estiramientos balísticos o rebotar durante un estiramiento no deben realizarse, ya que han perdido el favor de los expertos debido al riesgo de lesiones.

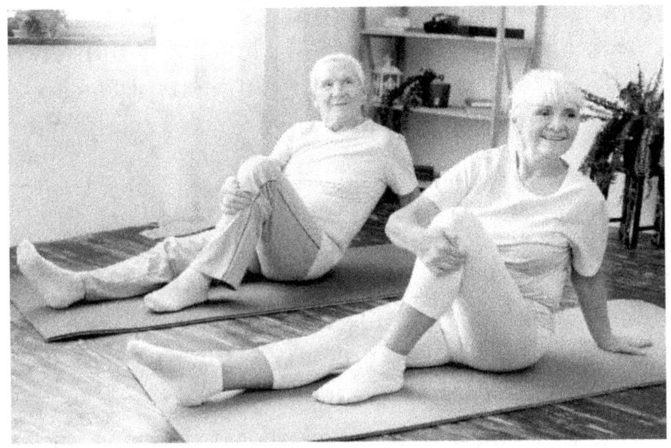

Personas mayores practicando estiramientos estáticos

Estiramiento dinámico

El estiramiento dinámico consiste en mover el cuerpo para simular la acción que se va a realizar. Prepara los músculos y las articulaciones que se utilizarán para un movimiento de entrenamiento específico. Caminar o hacer zancadas (lunges) son ejercicios de calentamiento habituales para los corredores.

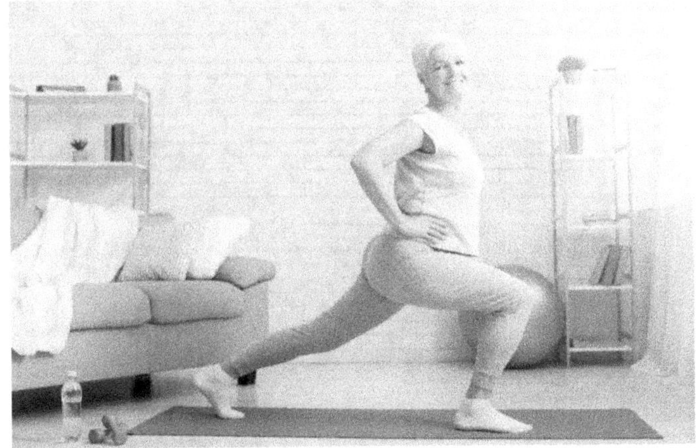

Una persona mayor haciendo zancadas como parte de un calentamiento de estiramiento dinámico

¿Cuánto tiempo y con qué frecuencia debe calentar?

Técnicas de calentamiento que funcionan

A la hora de calentar, ¿cuánto tiempo debe dedicar? Los atletas profesionales suelen prepararse para un partido o competición durante mucho tiempo. Los profesionales del tenis, por ejemplo, practican durante una hora antes de un partido. Calentar los músculos no es todo lo que hacen los atletas profesionales; también practican *una serie de movimientos* (en los que repasan los movimientos que van a realizar en el deporte).

El calentamiento para las personas mayores debe durar al menos entre 10 y 15 minutos y realizarse justo antes del ejercicio. Muchos ejercicios de calentamiento son beneficiosos para las actividades cotidianas y la salud en general y, por lo tanto, pueden realizarse a diario. Recuerde que no debe excederse en el calentamiento y que, si se siente demasiado cansado, no debe forzarse a realizar más ejercicios.

Tomarse su tiempo para realizar ejercicios de calentamiento antes de embarcarse en cualquiera de sus entrenamientos elegidos es una buena práctica con numerosos beneficios, especialmente para las personas mayores. Para ayudar en la prevención de lesiones y conseguir que su cuerpo y su mente estén motivados y concentrados para el ejercicio, es muy recomendable realizar ejercicios de calentamiento.

Capítulo 4: Trabaje la espalda y los bíceps

Incorporar un entrenamiento de espalda y bíceps tiene varias ventajas. La razón por la que estos dos grupos musculares se trabajan al mismo tiempo es que ambos se utilizan en muchos de los mismos ejercicios. Por ejemplo, los ejercicios de tracción que utilizan y desarrollan los músculos de la espalda también utilizan los músculos bíceps como fuente suplementaria de fuerza.

Dado que los bíceps son un grupo muscular auxiliar para muchos ejercicios de espalda, estará fortaleciendo la espalda y los bíceps simultáneamente. Su rutina de entrenamiento depende en gran medida de sus objetivos de forma física. Los procedimientos convencionales de ejercicios de fuerza aconsejan ejercitar primero los músculos más grandes y después los más pequeños. Esta estrategia pretende facilitar el ejercicio y reducir el riesgo de lesiones. Los músculos más grandes, como la espalda, podrán soportar más peso y durarán más que los músculos más pequeños, como el bíceps. Aunque esta estrategia es beneficiosa, evalúe sus objetivos de forma física y en qué conjuntos musculares le gustaría centrarse mientras programa su ejercicio.

Integrar la espalda y los bíceps en un único entrenamiento también permite a los adultos mayores realizar la actividad mediante entrenamientos populares en una sola sesión, eliminando la necesidad de dividirlos en sesiones específicas y dándoles un día de descanso extra.

Los ejercicios de espalda y bíceps implican tirar y levantar. Serán beneficiosos en movimientos cotidianos como abrir puertas, sujetar cajas o bolsas, o agarrar y acercar cosas.

Algunos ejemplos de ejercicios de esta categoría son:

Curl con mancuernas: Que requieren que levante peso por delante de su cuerpo utilizando solo los brazos.

Jalón lateral en polea: Implica ponerse en posición sentada y estirarse hacia arriba para tirar de una barra en un cable con resistencia de pesas hasta el pecho.

Pose de Superman: Consiste en tumbarse boca abajo en el suelo y elevar los brazos y las piernas.

Entrenamiento en casa para espalda y bíceps sin equipamiento

Estos son entrenamientos que puede realizar fácilmente en su propia casa. No requieren equipamiento de gimnasio (a menos que considere una esterilla o sus pantalones de yoga como "equipamiento"). Tampoco necesita a un amigo, pariente o a nadie a su alrededor para realizarlos. Son movimientos simples y sencillos que pueden ser completados por la mayoría de las personas.

Pose de Superman

Pasos:

1. Acuéstese boca abajo en el suelo con la cara mirando directamente al suelo.

2. Extienda los brazos con las palmas hacia abajo por encima de la cabeza todo lo que pueda (como Superman volando).

3. Deje las piernas tumbadas de forma natural con la parte superior de los pies mirando al suelo.

4. Inhale. Contraiga la espalda y los hombros, apriete los glúteos y levante los brazos y las piernas extendidos del suelo. El pecho y parte de los muslos deben despegarse también del suelo.

5. Mantenga el cuerpo en la posición elevada durante 15 segundos si es posible antes de volver a bajar. Exhale.

6. Asegúrese de mantener la cabeza y el cuello rectos mirando al suelo.

7. Descanse 30 segundos antes de repetir el movimiento hasta 3 repeticiones.

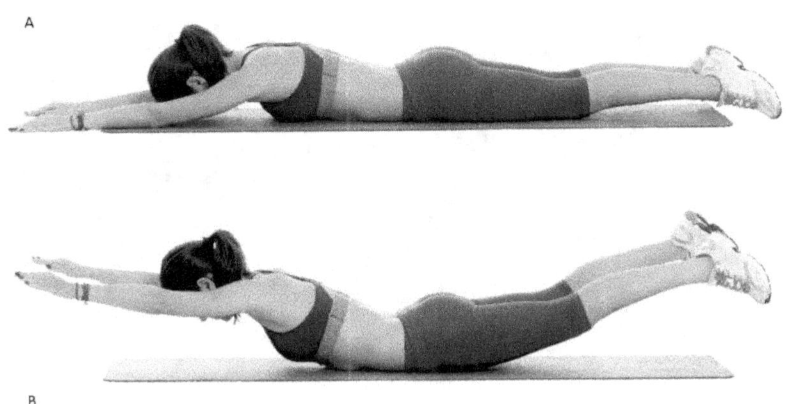

Una mujer realizando la pose de Superman

Buenos días (Hip Hinge)

1. Póngase de pie con las manos en las caderas con los pies ligeramente más anchos que las caderas

2. Mantenga el cuello neutro y las manos y los hombros firmes mientras dobla la cintura.

3. Inhale. Inclínese lentamente hasta que la parte superior de su cuerpo esté lo más cerca posible de estar paralela al suelo. Sus glúteos y caderas deben estar empujados hacia atrás cuando complete este movimiento.

4. Exhale lentamente. Mantenga la espalda recta y active los glúteos, la zona lumbar y los isquiotibiales (músculo de la parte posterior del muslo). Eleve la parte superior del cuerpo hasta la posición inicial.

5. Repita este movimiento durante tres series de 10 repeticiones. Descanse de 30 a 60 segundos entre cada serie.

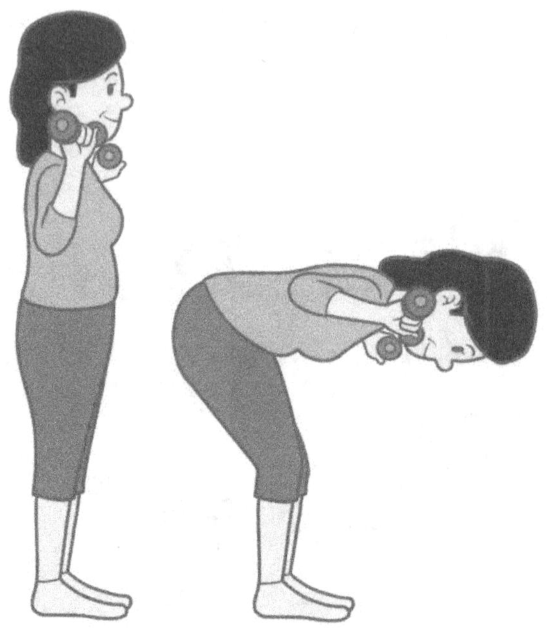

Una mujer haciendo una demostración del ejercicio de Buenos días

Elevaciones de brazos de pie

1. Póngase de pie con los pies ligeramente más abiertos que las caderas y las rodillas dobladas. Inclínese hacia delante en posición de bisagra de cadera, de modo que las caderas queden hacia atrás y la parte superior del cuerpo quede apoyada en una flexión hacia delante en un ángulo de unos 45 grados.

2. Mantenga el cuello neutro con los ojos mirando al suelo directamente delante de ellos. Tire de los hombros hacia atrás y hacia abajo y apóyese con el tronco estabilizado.

3. Mantenga los brazos extendidos delante de usted. Exhale mientras tira de los brazos hacia atrás como si fueran alas de pájaro hasta que formen una "T" con su cuerpo. Inhale mientras vuelve a bajar los brazos lentamente.

4. Exhale. Levante los brazos hacia arriba hasta que se alineen con su cuerpo formando una "Y". Inhale. Baje lentamente los brazos de nuevo hacia abajo.

5. Exhale. Levante los brazos hacia arriba hasta que estén alineados con su cuerpo y sus bíceps estén junto a sus orejas formando una "I". Inhale. Baje lentamente los brazos de nuevo hasta colocarlos delante del cuerpo.

6. Repita esta serie de tres elevaciones durante tres series de 8 repeticiones, con 60 segundos de descanso entre series.

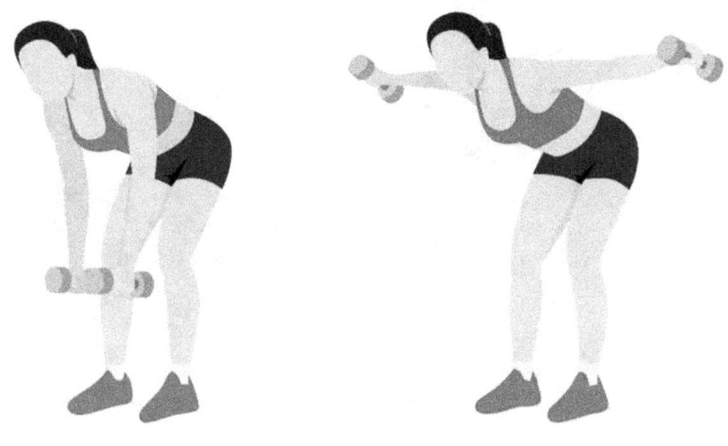

Una mujer realiza una elevación de brazos en "T" con mancuernas pequeñas

Elevaciones de brazos (tumbado)

1. Acuéstese boca arriba con las piernas flexionadas y los pies plantados. Mantenga los brazos bajados a los lados con las palmas en el suelo.

2. Exhale. Levante lentamente un brazo cada vez hasta que esté extendido recto frente a usted aproximadamente a la altura del pecho. Inhale. Baje el brazo de nuevo hasta el suelo.

3. Complete tres series de 10 repeticiones para cada brazo. **Nota:** Sentirá que esto hace trabajar también sus hombros.

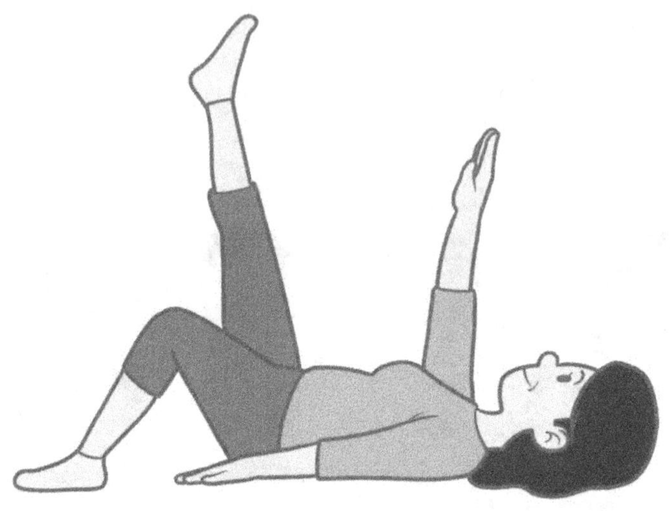

Una mujer realizando una elevación de brazos tumbada

Press isométrico de bíceps con las manos

1. Póngase derecho y coloque las manos juntas delante de usted en posición de oración.

2. Gire las manos en posición de oración de modo que las puntas de los dedos apunten directamente hacia fuera del pecho.

3. Flexione ligeramente los codos hasta formar un ángulo de unos 45 grados, de modo que los brazos no estén totalmente extendidos ni demasiado pegados al cuerpo.

4. Exhale mientras presiona las manos entre sí sin permitir ningún movimiento en los brazos y manténgalo durante 10 segundos. Inhale.

5. Repita la posición durante tres series con 30 segundos de descanso entre series.

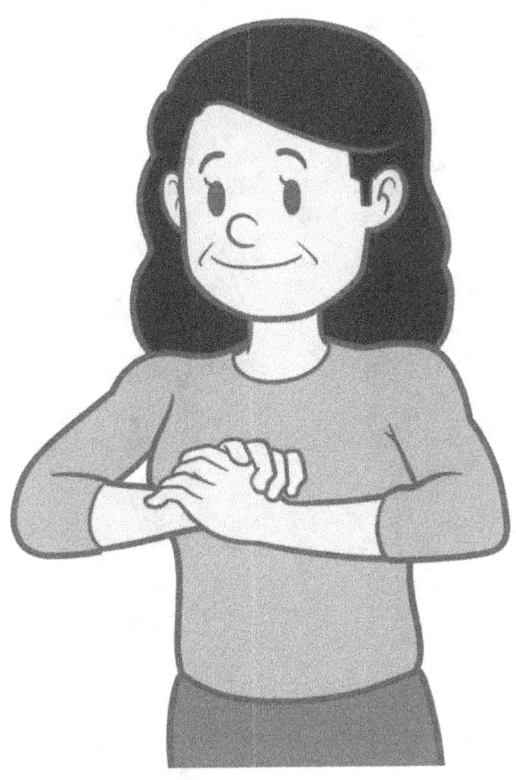

Una mujer realizando un press isométrico de bíceps

<u>Curl sin peso</u>

1. Póngase de pie con los hombros hacia atrás y los brazos caídos a los lados. Cierre los puños y sujete las manos de forma que las palmas queden frente a usted.

2. Exhale. Levante lentamente los brazos hasta 90 grados contrayendo el bíceps y doblando el codo.

3. Mantenga los brazos arriba durante 5 segundos. Exhale y bájelos lentamente hasta que queden totalmente extendidos a los lados.

4. Repita esto durante tres series de 10 repeticiones con un descanso de 30 a 60 segundos entre series.

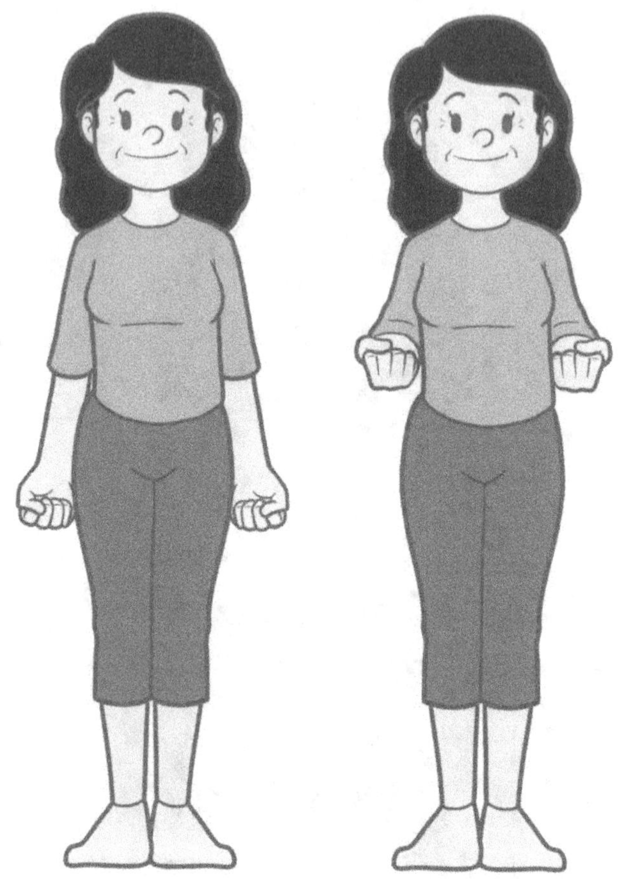

Una mujer realizando Curl de bíceps sin pesas

Ejercicios en casa para espalda y bíceps con equipamiento

Estos ejercicios pueden realizarse en casa utilizando equipos de gimnasio doméstico comprados o cosas de la casa como sustitutos. Asegúrese de probar las pesas o las bandas de resistencia antes de comprarlas para asegurarse de que tienen un peso adecuado para su nivel de forma física actual. Siempre puede comprar otras más ligeras y utilizarlas hasta que progrese a algo más pesado.

Si no se adquiere material específico para el gimnasio, a menudo se pueden utilizar otros artículos domésticos para conseguir resultados similares. Solo tendrá que reunirlos y comprobar su seguridad y practicidad de uso en un entrenamiento real.

<u>Remo inclinado</u>

Opción: Este ejercicio también puede completarse con una barra o con sustitutos domésticos (como una bolsa cargada o un cubo de la ropa sucia).

1. Coja un par de mancuernas. Probablemente serán un poco más pesadas que las utilizadas para los ejercicios de brazos, ya que utilizará su espalda, que es un grupo muscular más grande, y sus brazos.

2. Póngase de pie con los pies separados a la altura de los hombros e inclínese por la cintura en un ángulo de unos 45 grados. Las mancuernas estarán en sus manos, sujetas a la longitud de sus brazos con las palmas hacia dentro.

3. Utilice la espalda mientras aprieta los omóplatos para tirar del codo doblado hacia arriba y hacia atrás por detrás de la espalda. Esto tirará de las mancuernas hacia arriba y hacia dentro, de modo que queden apoyadas a ambos lados de su sección media. Haga una pausa de un segundo en la parte superior antes de volver a bajar las pesas a la posición inicial.

4. Repita esto durante tres series de 8 a 10 repeticiones con un descanso de 30 a 60 segundos entre series.

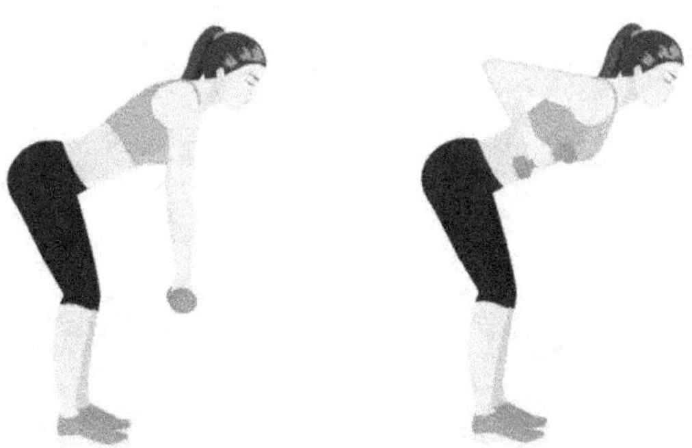

Una mujer haciendo una demostración de remo inclinado con mancuernas

<u>Peso muerto</u>

Opción: Este ejercicio se puede hacer con un juego de mancuernas, una barra o algo con algo de peso que se pueda agarrar por la casa, como una mochila cargada o un cesto de la ropa sucia.

1. Póngase de pie con el pecho erguido y los pies separados a la anchura de los hombros. Los hombros deben estar echados hacia atrás y debe haber un ligero arco en la espalda.

2. Las mancuernas deben comenzar en sus manos delante de sus muslos con las palmas mirando hacia el cuerpo.

3. Agáchese articulando la cadera y doblando las rodillas. La espalda debe mantenerse recta (no deje que se redondee) y el cuello debe estar en posición neutra con los ojos mirando al frente.

4. Manteniendo los brazos rectos, baje las mancuernas justo delante de las piernas mientras gira las caderas y flexiona las rodillas. Si puede llegar al paralelo, estupendo, pero si no, baje hasta que sienta el estiramiento en la parte baja de la espalda y los isquiotibiales.

5. Suba las pesas empujando las caderas hacia delante hasta su posición natural y empujando con los pies. Debe colocarse en posición erguida con las pesas delante de los muslos.

6. Repita durante tres series de 8 repeticiones con 60 segundos de descanso entre series.

7. Comience con un peso ligero y progrese a más pesado una vez que se haya construido una base de fuerza y equilibrio para este movimiento.

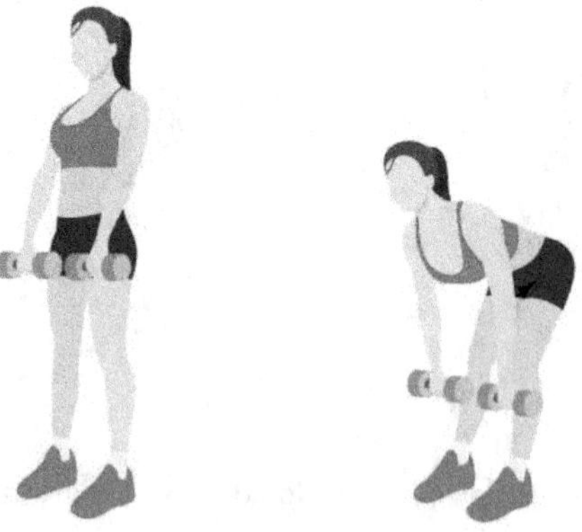

Una mujer realizando un peso muerto con mancuernas

<u>Elevación lateral inclinada</u>

Consejo: Empiece con un peso ligero o incluso comience este ejercicio sin pesas como calentamiento. Se encuentra en una posición incómoda y puede que no haya mucha fuerza acumulada al empezar.

1. Siéntese en el borde de una silla robusta o en el borde de un banco de ejercicios. Manteniendo un ángulo de 90 grados en las rodillas, plante los pies firmemente en el suelo. Agarre una mancuerna ligera en cada mano y manténgalas colgando en la parte exterior de los muslos por debajo de ellas.

2. Agáchese por la cintura hasta que el pecho esté cerca o toque la parte superior de los muslos. Mantenga el cuello neutro. La parte interior de los antebrazos debe estar contra la parte exterior de los muslos y las pesas colgarán hacia abajo más o menos a la altura de las pantorrillas.

3. Mantenga una ligera flexión en el codo y concéntrese en intentar juntar los omóplatos en el centro de la espalda mientras exhala y levanta las pesas hacia fuera y hacia arriba y hacia los lados. Las pesas deben elevarse por encima de la altura del muslo. Si no puede elevarlas tan alto, está bien elevarlas hasta un grado menor que le resulte cómodo.

4. Haga una breve pausa en la parte superior del movimiento antes de inhalar y bajar lentamente las pesas hasta que cuelguen por debajo de la parte exterior de los muslos.

5. Repita esto durante tres series de 8 a 10 repeticiones. Descanse de 30 a 60 segundos entre series.

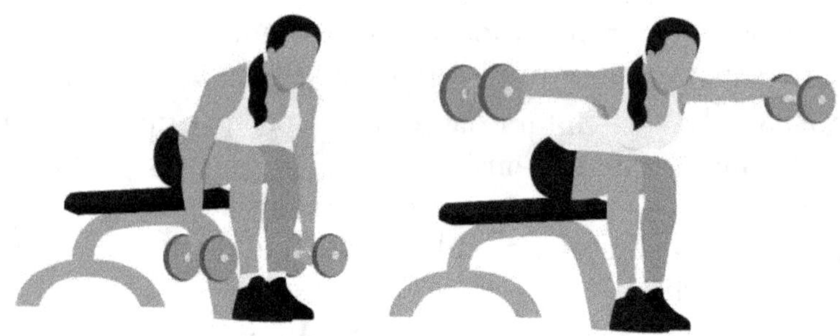

Una mujer realiza una demostración de elevación lateral inclinada sentada

Curl de bíceps con mancuernas

1. Póngase de pie con los hombros hacia atrás y los brazos caídos a los lados. Sujete las mancuernas a los lados o ligeramente apoyadas en la parte delantera de los muslos. Las palmas de las manos deben estar frente a usted con los pulgares alejados del cuerpo.

2. Eleve lentamente los brazos a 90 grados contrayendo el bíceps y doblando el codo.

3. Mantenga los brazos arriba durante un segundo antes de bajarlos lentamente hasta que queden totalmente extendidos a los lados o ligeramente apoyados en el muslo.

4. Repita esto durante tres series de 8 a 10 repeticiones con un descanso de 30 a 60 segundos entre series.

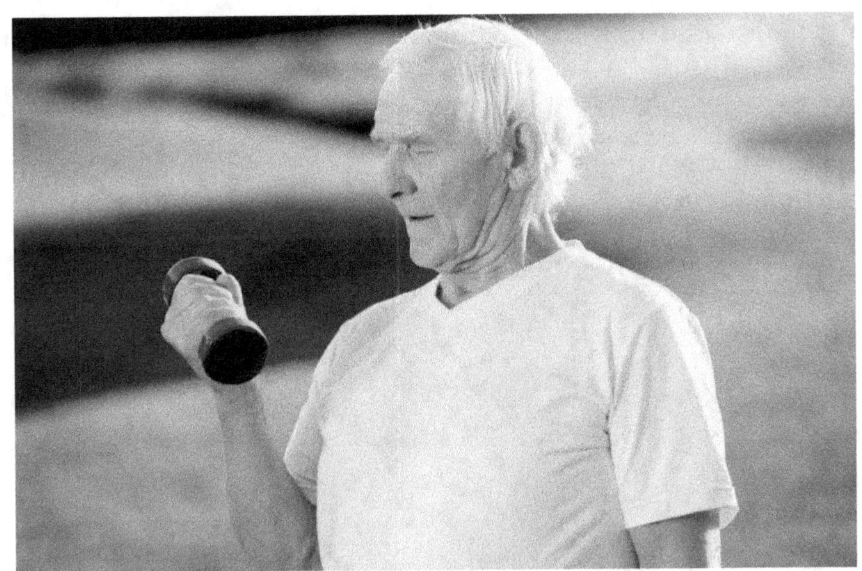

Un hombre mayor realiza curl de bíceps con mancuernas

Remo con banda de resistencia

Para este ejercicio, necesitará una banda de resistencia. Puede ser una con agarradera o una sin ella. Estas bandas vienen en diferentes pesos y se pueden comprar en muchas tiendas grandes o en línea. Adquirir un juego con varios pesos puede ser una herramienta poderosa para progresar, a la vez que le proporciona la opción de utilizar el peso adecuado.

1. Sujete una banda de resistencia a un anclaje, ya sea enrollándola alrededor, sujetándola con un clip suministrado o atándola. Este punto de anclaje puede estar por encima de la cabeza, en la mitad del cuerpo o en el suelo.

2. Dependiendo del método de fijación de la banda, este movimiento utilizará un brazo cada vez o los dos si se dispone de dos agarraderas o extremos.

3. Colóquese de pie con los hombros hacia atrás y las piernas separadas a la anchura de los hombros, lo suficiente para que la banda esté casi tensa.

4. Contrayendo los músculos de la parte media de la espalda, tire de la banda hacia usted hasta que el codo quede doblado y a su lado o detrás de usted. Aguante un segundo.

5. Vuelva lentamente a la posición inicial.

6. Repita este movimiento durante tres series de 10 repeticiones. Descanse de 30 a 60 segundos entre series.

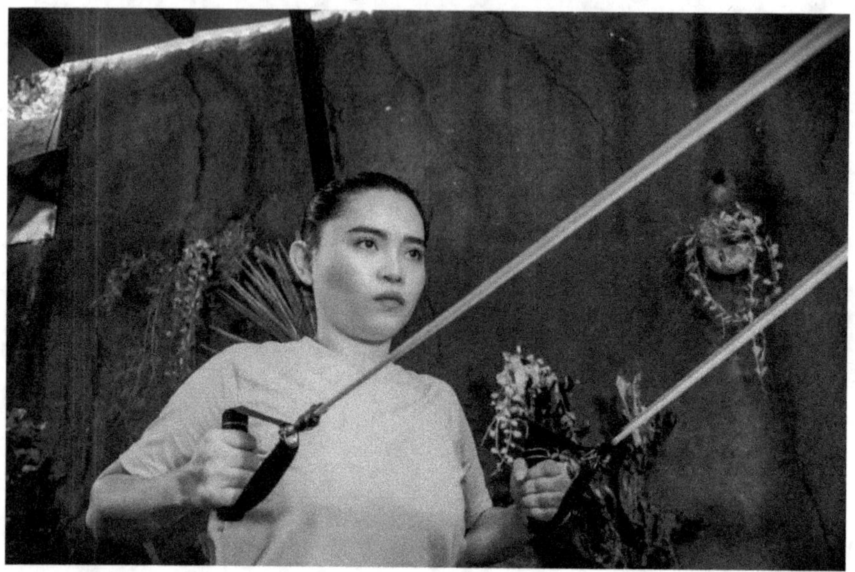

Una mujer realiza un remo con banda de resistencia

Tirón de cuerda

Opción: Este ejercicio también puede realizarse desde una silla robusta. Siéntese erguido e intente mantener la columna recta al tirar desde esta posición.

Ate o sujete una sábana o cuerda a algo pesado como una mancuerna, un cesto de la ropa lleno o una mochila.

1. Póngase de pie con los pies ligeramente separados a la anchura de las caderas, lo más lejos posible del objeto, con la cuerda en las manos. Doble las rodillas y flexione ligeramente las caderas hacia atrás.

2. Tire del objeto hacia su cuerpo utilizando la espalda, pasando la mano por encima de la cuerda y tirando del codo hacia atrás, por detrás del cuerpo. Tirar del codo hacia atrás le ayudará a trabajar los músculos lumbares o medios de la espalda.

3. Vuelva a colocar el peso en la posición inicial y repita el proceso de tracción. Haga esto durante 4 a 6 series con un descanso de 30 a 60 segundos entre series.

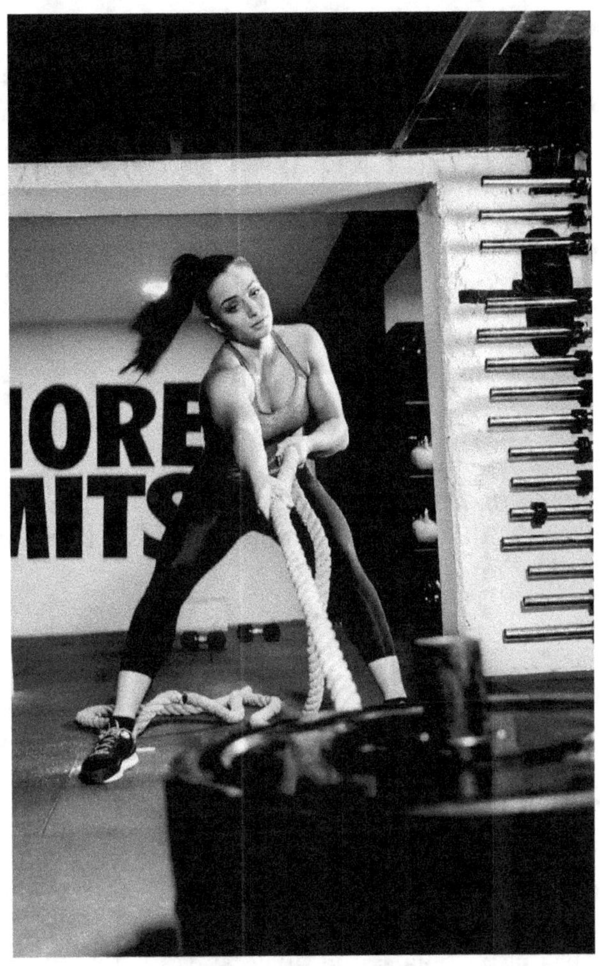

Una mujer realiza un tirón de cuerda con peso

Entrenamiento en el gimnasio para espalda y bíceps

El gimnasio es una forma excelente de empezar y mantener una rutina de ejercicios. El gimnasio ofrece un lugar seguro con equipos fáciles de usar y listos para usar. Para estos ejercicios, me centraré en las máquinas del gimnasio que pueden hacer que el ejercicio sea más fácil y cómodo.

Las máquinas del gimnasio suelen tener instrucciones escritas que explican cómo realizar el ejercicio correctamente. Estas pueden ser muy útiles, pero si no puede entenderlas, busque a un asistente del gimnasio y no tema pedir ayuda.

Jalón lateral en polea

Opción: Existen otras empuñaduras que pueden acoplarse a la máquina de poleas y utilizarse en su lugar para obtener resultados similares. Máquinas similares también permiten el movimiento de jalón (tracción) con una configuración de aspecto diferente, pero se dirigen a los mismos músculos.

1. Ajuste el pasador de las pesas a una cantidad adecuada. Empiece siempre con un peso más bajo para calentar y por seguridad, y auméntelo después si es necesario.

2. Seleccione el accesorio de barra larga para el sistema de poleas y fíjelo con cuidado.

3. Siéntese en el asiento y ajuste el reposapiernas de modo que quede apretado en la parte superior de los muslos. Las espinillas deben estar contra las almohadillas de las piernas situadas debajo, y los pies deben estar plantados en el suelo.

4. Agarre la barra mientras está de pie y tire con cuidado del peso hacia abajo con usted mientras se asegura en el retenedor del asiento.

5. Ajuste el agarre de la barra de modo que las manos queden separadas a una distancia ligeramente superior a la de los hombros. Inclínese muy ligeramente hacia atrás y mire hacia delante o ligeramente hacia arriba, hacia la máquina.

6. Abra el pecho hacia arriba y mantenga la barbilla ligeramente metida por seguridad. Diríjase con los codos mientras tira de la barra hasta la barbilla o más abajo si es posible. Tire de los codos hacia abajo y hacia atrás por detrás del cuerpo para comprometer los músculos de la espalda. Debe haber una contracción en la parte media de la espalda al final del movimiento de tracción.

7. Haga una breve pausa en la parte inferior del movimiento antes de dejar que la barra vuelva lentamente a la parte superior. Deje que la barra vuelva hacia arriba hasta que sus brazos estén completamente extendidos por encima de usted antes de tirar de la pesa hacia abajo de nuevo.

8. Haga esto durante tres series de 10 repeticiones con un descanso de 30 a 60 segundos entre series.

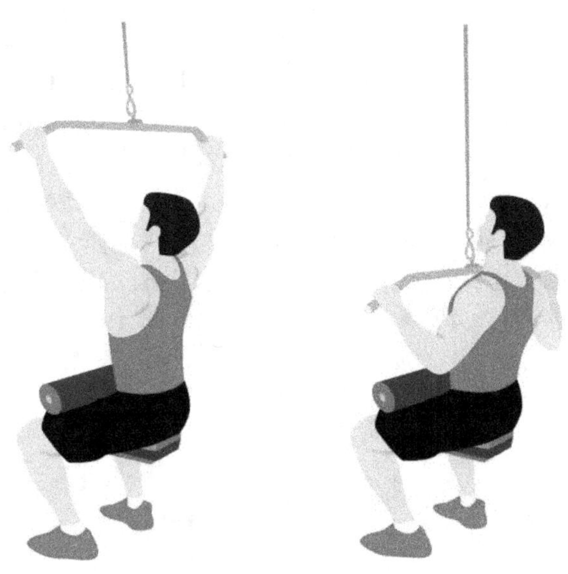

Un hombre realiza jalón lateral en polea sentado

Remo en polea sentado

Opción: Hay múltiples empuñaduras que pueden fijarse al remo con cable que proporcionarán un entrenamiento para la espalda. Las diferentes empuñaduras alterarán ligeramente el enfoque del movimiento.

1. Ajuste el peso utilizando el sistema de pasadores de la máquina situado cerca de su centro. Elija un peso adecuado para usted, ya que siempre puede aumentarlo más adelante. Seleccione la agarradera que desea utilizar.

2. Siéntese en el asiento con los pies apoyados en los soportes de delante y las rodillas flexionadas. Mantenga la columna vertebral en posición erguida y los hombros neutros. Doble las rodillas e inclínese ligeramente hacia delante para agarrar el asa que tiene delante.

3. Extienda los brazos y agarre bien el asa. Extienda las rodillas y utilice las piernas para colocarse de nuevo en el asiento y en

posición erguida mientras sujeta el peso con el cable tensado delante de usted.

4. Mantenga el pecho erguido y el cuello neutro mientras mira al frente. Tire del asa del cable hacia atrás, hacia el abdomen, guiándose con los codos. Apriete los omóplatos entre sí para comprometer la espalda. Los codos deben terminar doblados y ligeramente por detrás del cuerpo al final del movimiento.

5. Deje que el cable se retraiga lentamente hasta que sus brazos vuelvan a estar completamente extendidos.

6. Repita este movimiento durante tres series de 10 repeticiones con un descanso de 30 a 60 segundos entre series.

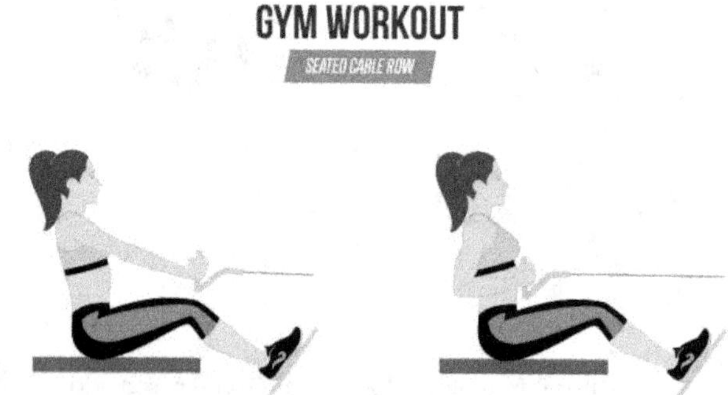

Una mujer demuestra el remo en polea sentado

Tirones con brazos rectos en polea

1. Para este ejercicio, necesitará encontrar la máquina de polea frente a la que se deba estar de pie. Ajuste el peso a uno más ligero para empezar.

2. Fije un accesorio de barra recta a la máquina de polea y ajuste la altura para que el cable esté en la parte superior. La barra quedará colgando delante de usted mientras se coloca de pie frente a la máquina.

3. Colóquese de pie con los pies ligeramente separados y los brazos agarrando la barra aproximadamente a la anchura de los hombros. Los brazos permanecerán completamente extendidos durante todo el movimiento. Tire de la barra hacia abajo de modo que el cable esté tenso y sus brazos estén extendidos ligeramente menos que paralelos al suelo.

4. Empuje las caderas hacia atrás e incline la parte superior del cuerpo ligeramente hacia delante. Mantenga la espalda recta y el cuello neutro. Exhale. Tire de los brazos estirados hacia abajo y tire de la barra hacia abajo y hacia la parte superior de los muslos. Mantenga el movimiento suave y lento.

5. Haga una pausa de un segundo con la barra tocando la parte superior de los muslos. Respire antes de bajar lentamente el peso hasta que los brazos queden casi paralelos al suelo.

Repita el ejercicio durante tres series de 8 a 10 repeticiones. Descanse de 30 a 60 segundos entre series.

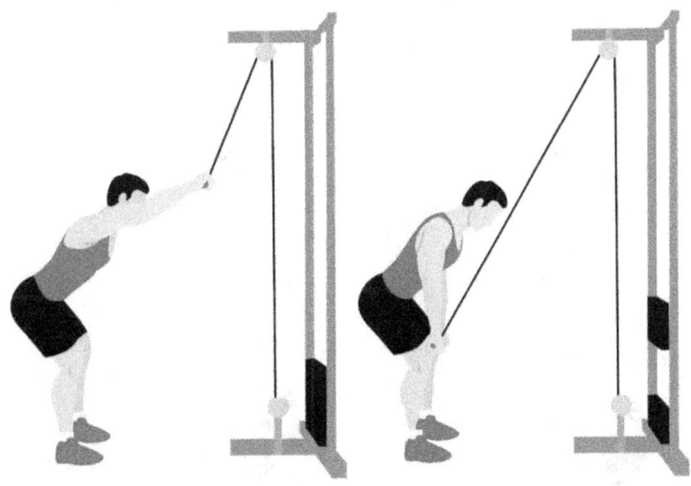

Un hombre realiza tirones con brazos rectos en polea

Curl en polea

Opción: Se pueden utilizar varios aditamentos para el curl con cable. Entre ellos, el accesorio de cuerda, la barra recta o la barra de curl EZ (la barra en forma de garabato o pájaro volador).

1. Encuentre la misma máquina de polea que utiliza para los tirones con brazos rectos cuya altura pueda ajustarse.

2. Conecte el accesorio de curl con barra EZ a la polea del cable. Ajuste la altura para que el cable se conecte a la parte inferior de la máquina.

3. Póngase de pie con los pies plantados separados a la anchura de los hombros. Agarre la empuñadura con las palmas hacia arriba y los pulgares alejados del cuerpo. Tire de la barra hasta que los brazos estén estirados y la barra descanse contra la parte superior de la zona de los muslos.

4. Mantenga la espalda recta y los brazos en línea con el cuerpo. Exhale y flexione solo los codos, apriete el bíceps y tire del cable hacia arriba hasta que el codo forme al menos un ángulo de 90 grados. Mantenga el cable ahí durante un segundo.

5. Inhale mientras baja lentamente el cable hasta los muslos.

6. Repita este movimiento durante tres series de 10 repeticiones. Descanse de 30 a 60 segundos entre series.

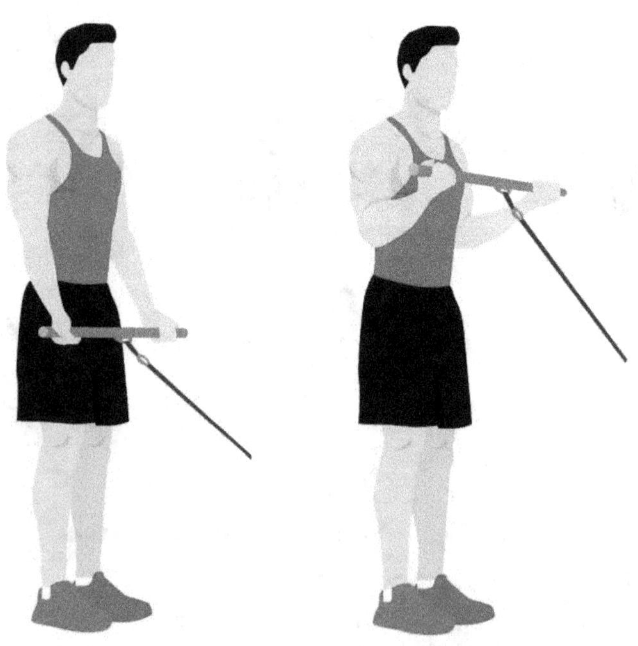

Un hombre demuestra el curl de bíceps en polea

Entrenamiento en pareja para espalda y bíceps

Pose de Superman (Volando juntos)

Nota: Las parejas pueden turnarse para dictar cuándo subir y bajar los brazos, o pueden competir para ver quién puede mantenerlos en alto más tiempo antes de bajarlos.

1. Encuentre una zona del suelo donde dos compañeros puedan tumbarse y estirarse cómodamente.

2. Ambos mayores se tumban boca abajo con los brazos extendidos por encima de la cabeza y las palmas de las manos en el suelo. Las piernas deben estar extendidas y la parte superior de los pies mirando al suelo.

3. Ambos miembros de la pareja deben exhalar mientras contraen o aprietan la espalda, los glúteos y los hombros, levantando simultáneamente los brazos y las piernas del suelo. Ambos deben parecer Superman volando con los brazos y las piernas extendidos.

4. Haga una breve pausa en la cima o hasta que uno de los compañeros diga abajo. Inhale y baje lentamente los brazos y las piernas de nuevo al suelo.

5. Repita durante dos series de 8 a 10 repeticiones variando la duración de la retención en la parte superior del movimiento. Descanse de 30 a 60 segundos entre series.

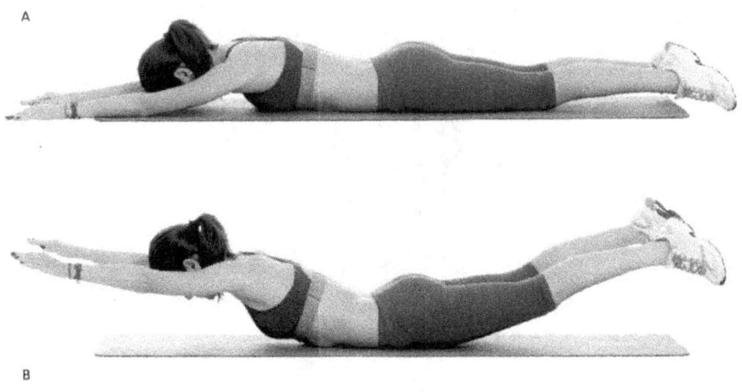

Una mujer realiza la pose de Superman

Remo con banda en pareja

Para este ejercicio, necesitará una banda de resistencia, una banda de resistencia con empuñadura o dos juegos de bandas de resistencia con mango. El objetivo es que una persona mayor sea el ancla mientras la otra tira o que las personas mayores se turnen para tirar mientras se proporcionan resistencia mutuamente.

Este ejercicio puede completarse sentado o de pie por seguridad y en función de la fuerza de las personas mayores.

1. Coja una banda elástica de resistencia de bucle. Si es una de mayor tamaño, será preferible. Los miembros de la pareja deben agarrar cada uno un extremo y colocarse uno frente al otro.

2. Retroceda hasta que la banda quede tensa entre las parejas. Póngase de pie con las piernas separadas a la altura de los hombros y agarre la banda con ambas manos. Asegúrese de que ambos miembros de la pareja están en una posición firme.

3. Mantenga la espalda recta. Exhale y piense en tirar de los codos hacia atrás y juntos hacia el centro de la espalda. Dirigiéndose con los codos, tire del cable hacia su cuerpo. Los codos se doblarán al tirar del cable, y los codos deben terminar en algún punto cerca de la espalda.

4. Inhale y deje que la banda vuelva lentamente a la posición inicial.

5. Repita este movimiento durante tres series de 8 a 10 repeticiones. Descanse de 30 a 60 segundos entre series. Repita este movimiento durante tres series de 8 a 10 repeticiones. Descanse de 30 a 60 segundos entre series.

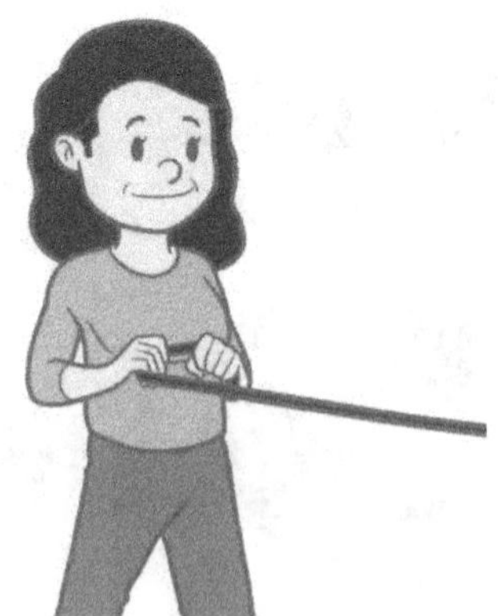

Una mujer demuestra los remos con banda de resistencia

<u>Curl con banda en pareja</u>

Para este ejercicio, necesitará una banda de resistencia, una banda de resistencia con empuñadura o una banda de resistencia de bucle.

1. Un compañero se colocará de pie con la banda de resistencia bajo la mitad de los pies.

2. El otro compañero agarrará el otro extremo de la banda o de las empuñaduras. Apártese del compañero hasta que el cable esté casi tenso.

3. Agarre las empuñaduras o la banda con las palmas hacia arriba y los pulgares alejados del cuerpo, aproximadamente a la altura de la cintura. Espire mientras contrae los bíceps y flexiona solo los codos. Tire de la empuñadura hacia arriba hasta que el codo forme un ángulo de al menos 90 grados.

4. Haga una breve pausa en la parte superior del curl antes de inhalar. Vuelva a bajar lentamente la banda hasta que las manos queden aproximadamente a la altura de la cintura.

5. Repita el ejercicio durante tres series de 10 repeticiones. Descanse de 30 a 60 segundos entre series. Las parejas deben alternar las series o cambiar de posición una vez completadas las tres series.

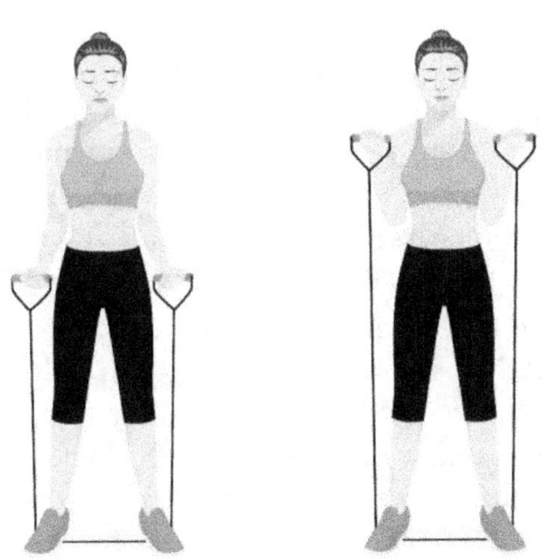

Una mujer demuestra los curl con banda de resistencia

Beneficios

Tanto su espalda como sus bíceps desempeñan un papel fundamental en su vida diaria. Desde tirar hasta empujar y levantar peso, estos dos grupos musculares son necesarios para tener una fuerza práctica y una parte superior del cuerpo destrozada. A medida que envejece, las cosas se vuelven más pesadas debido al declive del cuerpo. A continuación, se enumeran algunos beneficios de ejercitar la espalda y los bíceps.

1. **Mejora de la fuerza:** este beneficio es evidente en la vida de las personas mayores que trabajan activamente estos músculos durante el ejercicio. Fortalece los músculos de los brazos, lo que le permite transportar objetos sin esfuerzo, bajar cosas de estanterías elevadas e incluso levantarse de un sillón con mayor comodidad. Usted se desenvuelve con facilidad en sus actividades cotidianas, abriendo puertas, levantando cestas de la ropa o incluso abriendo un tarro atascado.

2. **Mejor movilidad:** si realiza regularmente ejercicios de espalda y bíceps, sus hombros, codos o muñecas no estarán tensos. Este entrenamiento estirará y fortalecerá sus brazos y le ayudará a aliviar las molestias, evitar la pérdida de masa muscular y a trabajar con la mayor fluidez posible.

3. **Reduce la posibilidad de lesiones:** a medida que envejece, su cuerpo puede volverse más débil y vulnerable a las lesiones. Al realizar este entrenamiento, mejorará la fuerza de sus articulaciones y músculos, que serán más gruesos y menos propensos a lesionarse. Una espalda fuerte ayuda a mantener la postura correcta de su cuerpo y puede prevenir lesiones por movimientos inadecuados.

4. **Tonificar y dar forma:** estos ejercicios pueden ayudar a tonificar los brazos flácidos o incluso ayudar con los objetivos de pérdida de peso. Mantiene en forma a las personas mayores con sobrepeso y tonifica los músculos necesarios para las actividades diarias. Ejercitar la espalda y los bíceps construirá y mantendrá fuertes los músculos de la espalda y los bíceps.

   Nunca se insistirá lo suficiente en las ventajas de ejercitar juntos la espalda y el bíceps. Para disfrutar de sus años dorados, integre estos ejercicios en su rutina diaria de ejercicios y vea cómo la fuerza y la flexibilidad vuelven a su cuerpo.

Capítulo 5: Trabaje el pecho y los tríceps

El pecho y los tríceps son otros dos grupos musculares fundamentales que pueden ejercitarse juntos. El pecho es el grupo muscular principal y más grande en este binomio. Al mismo tiempo, los tríceps son la fuente suplementaria de potencia.

El pecho y los tríceps también se conocen como los músculos de "empuje". Se utilizan para mover cosas como una silla lejos del cuerpo o alejar el cuerpo de un objeto como el suelo. El enfoque del entrenamiento debe empezar por el músculo más grande y normalmente el movimiento más desafiante o el ejercicio que requiera más fuerza. Dependiendo de cómo se sienta, este puede ser el mejor curso de acción. Si no se siente con fuerzas para algunos de los movimientos más difíciles, está bien saltárselos y centrarse en conseguir un entrenamiento utilizando ejercicios menos intensos.

Ejercitar estos dos grupos musculares juntos en lugar de dividirlos puede ayudar a maximizar el tiempo y abrir la oportunidad para un día de descanso o algún otro día centrado en el ejercicio. Por ejemplo, supongamos que quiere hacer más días de cardio. En ese caso, podría asegurarse de combinar pecho y tríceps, espalda y bíceps para tener un día extra cuando esté listo para el cardio. También puede ayudar a proporcionar peso extra para que los tríceps más pequeños ayuden a empujar mientras el pecho realiza la mayor parte del trabajo.

Estos ejercicios son una herramienta más en su inventario para mejorar su vida como persona mayor. Céntrese en trabajar el pecho y los tríceps (en la parte posterior del brazo, opuesta a los bíceps) para desarrollar fuerza y estabilidad a la vez que se asegura de que está haciendo lo que puede para mantener su independencia.

Algunos ejemplos de ejercicios de esta categoría son:

Flexiones: este ejercicio tradicional utiliza el pecho y los tríceps para levantar o alejar el cuerpo de una superficie inmóvil como el suelo o la pared.

Press con mancuernas por encima de la cabeza: este ejercicio utiliza la parte superior del cuerpo. Se centra en fortalecer los hombros mientras utiliza el pecho y los tríceps como apoyo.

Press de banca: el press de banca requiere que se tumbe sobre una superficie y empuje mancuernas o una barra lejos del cuerpo utilizando el pecho y los tríceps.

Ejercicios en casa para pecho y tríceps sin equipamiento

Estos ejercicios en casa deberían ser fáciles de completar con poca planificación aparte del calentamiento. Para ellos, solo necesitará algunos artículos básicos que puede encontrar en la mayoría de los lugares en los que se ejercitaría. Estos ejercicios le ayudarán a fortalecer el pecho y los tríceps.

Flexiones en pared

1. Colóquese junto a una pared o superficie plana fija donde pueda colocar los brazos separados a una distancia ligeramente superior a la de los hombros.

2. Aleje los pies de la pared y manténgalos separados aproximadamente a la altura de los hombros. Mantenga los brazos extendidos aproximadamente a la altura de los hombros con las palmas apoyadas en la pared. Mantenga el cuerpo en un ángulo cómodo con los pies apoyados en el suelo.

3. Inhale. Active su núcleo y baje lentamente el cuerpo hacia la pared doblando los codos. Sus pies deben permanecer plantados, y sus piernas y espalda deben permanecer lo más alineadas posible.

4. Exhale y utilice el pecho y los brazos para presionarse hacia atrás hasta que los brazos vuelvan a estar completamente extendidos. Esta es una repetición.

5. Repita este movimiento durante dos series de 8 a 10 repeticiones. Descanse de 30 a 60 segundos entre series.

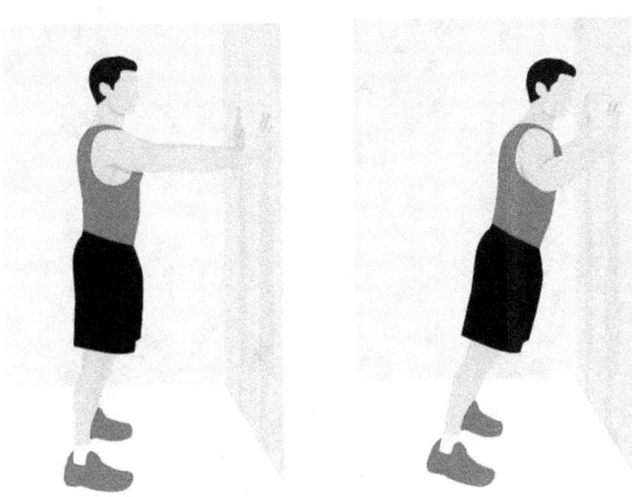

Un hombre demuestra una flexión en la pared

Inmersiones con silla

Nota: Para este ejercicio, necesitará una silla; para los principiantes o aquellos con restricciones de fuerza, requerirá una silla con brazos. Asegúrese de conseguir una silla resistente que no se vaya a mover.

1. Con los pies separados algo menos de la anchura de los hombros, colóquese frente a una silla bien plantada como si fuera a sentarse. Estire las manos hacia atrás y agarre los brazos de la silla con las manos y siéntese en ella.

2. Flexione los codos mientras agarra los brazos de la silla. Sus pies deben estar plantados en el suelo delante de usted, y sus rodillas estarán dobladas. Mantenga el pecho erguido, la espalda recta y el

cuello neutro. Exhale. Empuje los brazos de la silla utilizando los tríceps y el pecho. Levántese y salga de la silla. No bloquee los codos.

3. Inhale y baje de nuevo a la silla. Cuando baje a la silla, los codos deben salir y retroceder detrás de usted. Solo levántese tan alto como se sienta cómodo con respecto a sus codos y hombros.

4. Repita este movimiento durante tres series de 10 a 12 repeticiones. Descanse de 30 a 60 segundos entre series.

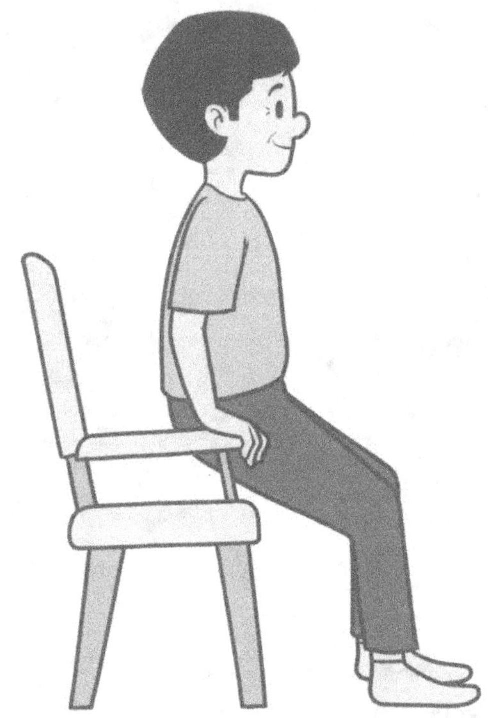

Un hombre realiza inmersiones con silla utilizando los brazos de la silla como apoyo

Flexiones

Este ejercicio puede realizarse en el suelo con las piernas extendidas o en el suelo con las rodillas hacia abajo para que resulte más fácil.

1. Acuéstese boca abajo en el suelo con las piernas extendidas. Coloque las manos a ambos lados del cuerpo con una separación ligeramente superior a la longitud de los hombros. Las palmas deben estar en el suelo justo debajo del nivel de los hombros.

2. Contraiga el tronco para ayudar a mantener la espalda recta. Mantenga el cuello neutro mientras mira al suelo por debajo de usted. Exhale y presione hacia arriba utilizando los tríceps y el pecho hasta que el cuerpo se levante del suelo. Levante el cuerpo hasta que los brazos estén completamente extendidos. Haga una pausa de un segundo en la parte superior del movimiento.

Modificación: Si realiza este ejercicio desde las rodillas, mantenga la espalda recta y extienda los brazos al presionar. Las rodillas permanecerán juntas y plantadas en el suelo durante todo el movimiento. La parte inferior de las piernas puede mantenerse unida y separada del suelo durante todo el movimiento o permanecer unida y apoyada en el suelo.

1. Inhale y baje lentamente el cuerpo de nuevo al suelo.

2. Repita este movimiento durante tres series de 10 repeticiones. Descanse 60 segundos entre series.

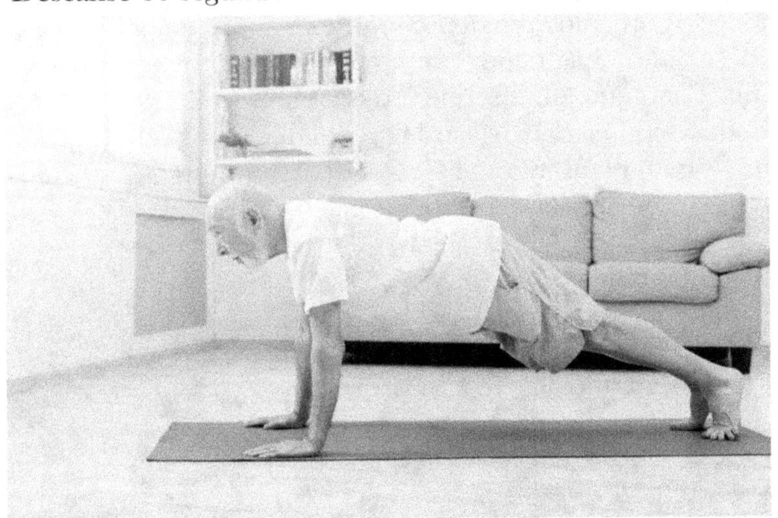

Una persona mayor realiza una flexión

Flexiones inclinadas

1. Encuentre una superficie de la misma altura que la encimera de la cocina. Agárrese a los bordes de la encimera con las manos separadas a una distancia ligeramente superior a la de los hombros.

2. Aleje los pies de la encimera hasta que los brazos estén casi completamente extendidos. Mantenga los pies ligeramente separados para mantener el equilibrio. Mantenga la espalda, el

cuello y las piernas rectos durante todo el movimiento.

3. Inhale y baje hasta que los codos formen un ángulo de unos 90 grados, si es posible. Contraiga el tronco.

4. Exhale y utilice el pecho y los tríceps para presionar el cuerpo hacia arriba y hacia atrás hasta que los brazos vuelvan a estar casi completamente extendidos. Sus talones pueden subir ligeramente durante este movimiento, pero intente que no se muevan demasiado.

5. Repita este ejercicio durante dos series de 8 a 10 repeticiones. Descanse 60 segundos entre series.

Entrenamiento en casa para espalda y bíceps con equipamiento

Para estos ejercicios, necesitará algún equipo básico de ejercicios. La mayoría de los artículos pueden comprarse ahora en grandes almacenes locales o en línea. Las tiendas de artículos deportivos también tendrán este equipo, aunque puede que no se encuentren cerca de su zona. Algunos de estos ejercicios también pueden completarse con objetos domésticos como sustituto si no se han comprado artículos como mancuernas o se necesita un peso más ligero.

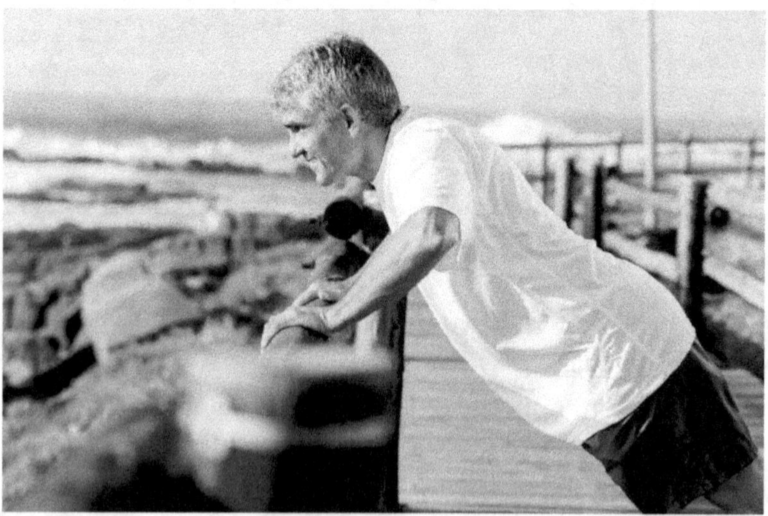

Un hombre realiza una flexión inclinada

Press de banca en el suelo

1. Coja un juego de mancuernas o una barra y busque una zona abierta donde pueda tumbarse boca arriba en el suelo. Mantenga una mancuerna a cada lado del cuerpo o agarre la barra con las manos separadas a una distancia mayor que la de los hombros.

2. Sus codos y tríceps comenzarán el movimiento en el suelo. Flexione las rodillas y mantenga los pies plantados en el suelo. Su espalda debe permanecer plana y el cuello neutro mientras mira al techo por encima de usted. La barra o las mancuernas deben estar en la línea de su pecho.

3. Exhale. Presione las mancuernas o la barra lejos de su cuerpo utilizando el pecho y los tríceps hasta que los brazos queden extendidos frente a usted.

4. Inhale. Baje lentamente la barra hasta la posición inicial con los tríceps en el suelo.

5. Repita este movimiento durante tres series de 10 repeticiones. Descanse de 30 a 60 segundos entre series.

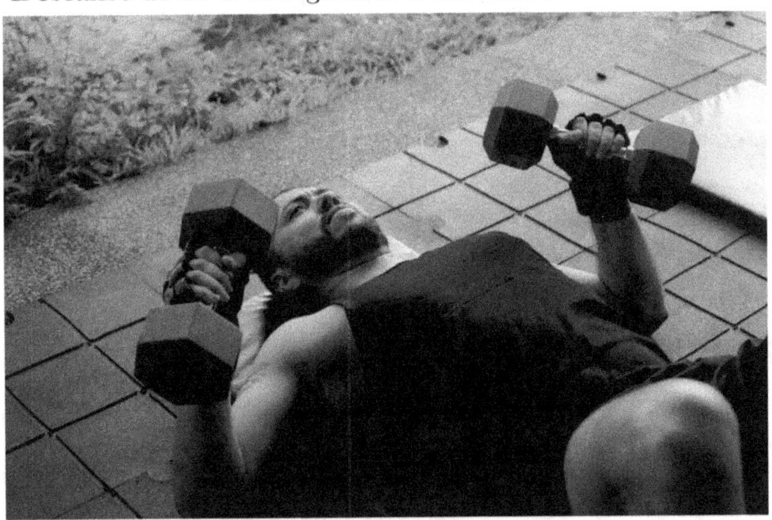

Un hombre realiza un press de banca en el suelo

Press por encima de la cabeza

Opción: Este ejercicio puede realizarse sentado en una silla segura o de pie. Este ejercicio puede completarse con una barra o mancuernas. Si el peso es demasiado elevado, este ejercicio puede completarse con algo más ligero como botellas de agua o manzanas en la mano.

1. Coja un juego de mancuernas o un peso alternativo. Póngase de pie con los pies separados a la altura de los hombros. Contraiga el núcleo.

2. Levante las mancuernas hasta la altura de los hombros doblando los codos. Las manos y las mancuernas deben estar ligeramente por delante de los hombros. Mantenga la espalda recta y el cuello neutro.

3. Exhale y, utilizando los hombros, empuje las mancuernas hacia arriba por encima de la cabeza. Empújelas hasta que los brazos estén extendidos, pero no bloquee los codos.

4. Inhale y baje lentamente las mancuernas de nuevo hasta aproximadamente la altura de los hombros.

5. Repita este ejercicio durante tres series de 8 a 10 repeticiones. Descanse 60 segundos entre series.

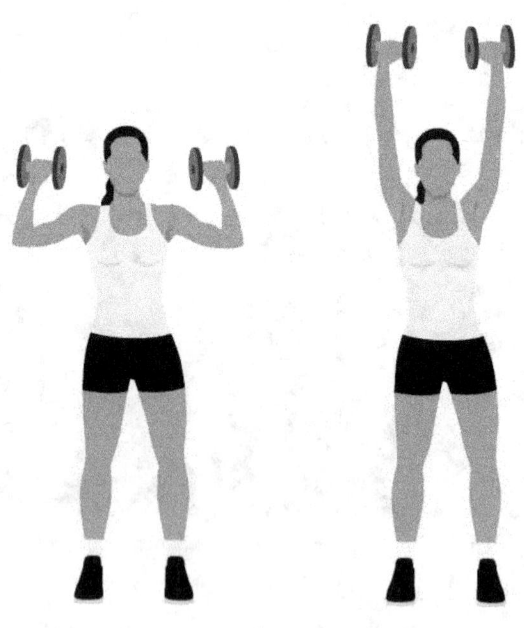

Una mujer demostrando el press por encima de la cabeza

Extensión de tríceps

Nota: Este ejercicio puede completarse de pie o sentado. También puede completarse con un brazo a la vez utilizando pesos más ligeros o ambos brazos juntos con un solo peso ligeramente más pesado.

1. Siéntese en una silla robusta que deje espacio para mover los brazos alrededor de la parte superior del cuerpo y por encima de la cabeza. Mantenga la espalda y el cuello rectos. Active el tronco para mantener el cuerpo erguido. Coja una mancuerna ligera.

2. Sujete la pesa por la nuca. El codo estará doblado y la palma de la mano orientada hacia la cabeza.

3. Exhale y utilice los tríceps para extender el brazo hasta que esté completamente extendido por encima de la cabeza.

4. Inhale y vuelva a bajar lentamente la pesa junto a su cabeza.

5. Repita este ejercicio durante tres series de 10 a 12 repeticiones. Descanse durante de 30 a 60 segundos entre series.

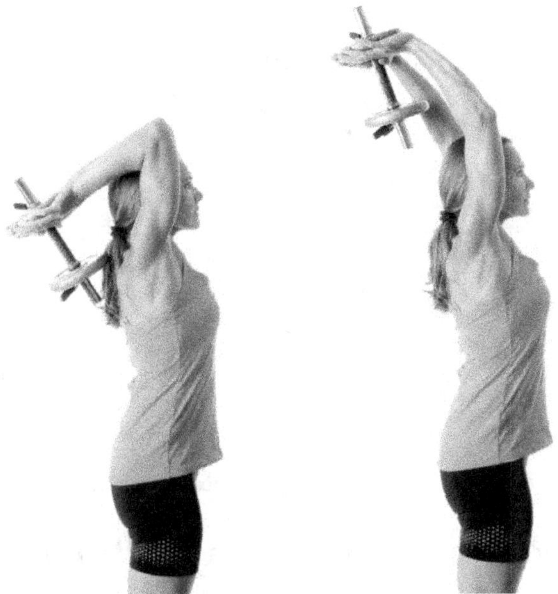

Una mujer demuestra la extensión de tríceps

Aperturas con mancuernas

Nota: Este ejercicio puede completarse en un banco de ejercicios para un mayor estiramiento, pero es más seguro tumbado en el suelo.

1. Coja un par de mancuernas y túmbese boca arriba en el suelo. Doble las rodillas y mantenga los pies apoyados en el suelo.

2. Levante las mancuernas hasta que queden extendidas frente a usted a la altura del pecho. Las palmas de las manos estarán orientadas hacia dentro. Mantenga una ligera flexión en el codo.

3. Inhale y baje lentamente las mancuernas hacia los costados. Este movimiento abrirá el pecho y formará una "T" en el suelo con los brazos y el torso. Deje de bajar una vez que las porciones de tríceps de la parte superior de sus brazos toquen el suelo.

4. Exhale y, utilizando el pecho, tire de los brazos extendidos hacia arriba y hacia fuera delante de usted hasta la posición inicial.

5. Repita este movimiento durante dos series de 10 a 12 repeticiones.

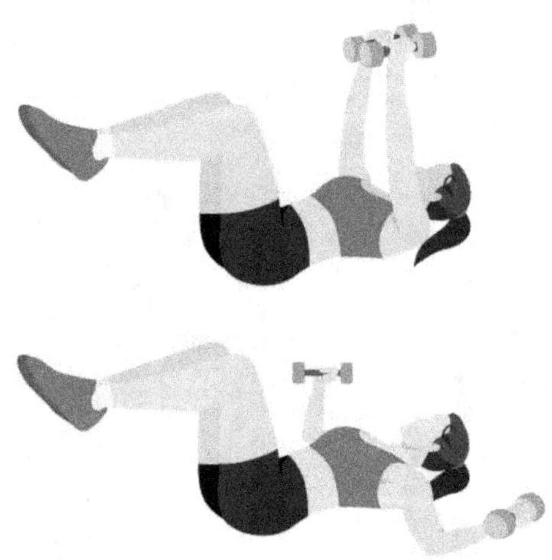

Una mujer demuestra un ejercicio de aperturas con mancuernas en el suelo

Ejercicios de gimnasio para pecho y tríceps

Estos ejercicios pueden realizarse en la mayoría de los gimnasios. Utilizan máquinas básicas de gimnasio, que a menudo son la forma más segura para que los adultos mayores realicen algunos ejercicios. A menudo hay más de una máquina que puede utilizarse para realizar el mismo movimiento. Asegúrese de leer las instrucciones de la máquina de ejercicios para saber qué músculo va a trabajar y el uso adecuado de la máquina.

Máquina de press pectoral sentado

Nota: Busque la máquina con la silla alta y estrecha para sentarse erguido con los brazos y las empuñaduras hacia fuera delante de la máquina.

1. Ajuste el pasador de peso de la máquina a un peso adecuado para usted. Siempre es mejor empezar con un peso bajo e ir subiendo por seguridad.

2. Siéntese en la silla con la espalda bien apoyada en ella. Asegúrese de que las empuñaduras de la máquina le quedan a la altura del pecho mientras está sentado. Apoye los pies firmemente en el suelo delante de usted.

3. Agarre las empuñaduras de modo que los codos queden doblados a su lado o ligeramente detrás de usted. Exhale y, utilizando el pecho y los tríceps, presione las empuñaduras hacia fuera hasta que los brazos estén completamente extendidos. Las manos terminarán en una posición elevada ligeramente más juntas que la posición inicial.

4. Inhale y baje lentamente las empuñaduras hasta la posición inicial.

5. Realice este movimiento durante tres series de 10 repeticiones. Descanse de 3 a 60 segundos entre series.

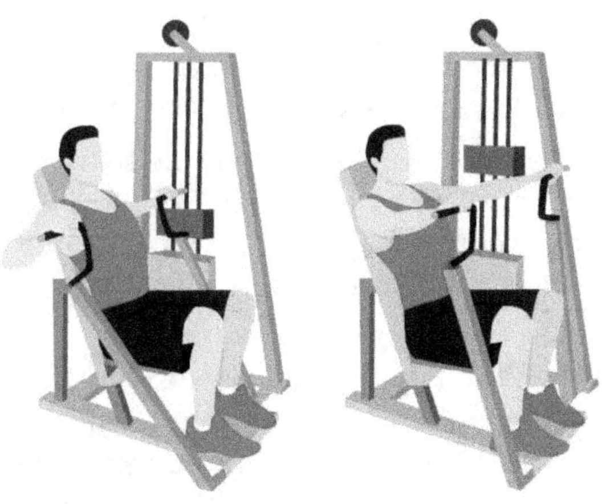

Un hombre haciendo una demostración de la máquina de press pectoral

Press con banca en máquina Smith

Nota: La máquina Smith es una versión de un banco estándar que proporciona una línea de barra guiada para que se desplace el peso. También proporciona protecciones de seguridad móviles en la máquina para que, si se cae el peso, el ejercitador esté protegido. Asegúrese de comprobar las características de seguridad y de que están en su sitio antes de intentar este ejercicio.

1. Coloque un banco de pesas perpendicularmente bajo la barra de la máquina Smith. Asegúrese de que está en el centro de la máquina. Pruebe la colocación de la barra tumbándose en el banco bajo la barra segura y sin peso para asegurarse de que la barra aterriza a la altura del pecho al bajarla.

2. Asegúrese de que las almohadillas de tope situadas debajo de donde se coloca el peso en la barra están a una altura adecuada. Por seguridad, póngalos más altos que el banco y a una altura en la que la barra quede detenida por él antes de acercarse a su pecho en su punto más bajo.

3. Baje la barra hasta que esté lo suficientemente alta por encima del banco para que pueda tumbarse y deslizarse en la posición adecuada. Añada peso a la parte exterior de la barra conectada a la máquina Smith. Deslice las pesas fuera de los soportes fijos de la máquina y luego deslícelas sobre la barra móvil. Asegúrese de mantener un peso uniforme en ambos lados. Comience con un peso más bajo, ya que siempre se puede aumentar la cantidad.

Nota: Se recomienda probar primero este ejercicio sin peso para asegurarse de que los ángulos son correctos.

4. Colóquese en posición debajo de la barra y agárrela con los brazos separados a una distancia mayor que la de los hombros. La cabeza, la espalda y los glúteos estarán planos sobre el banco, mientras que las piernas estarán a ambos lados. Plante los pies en el suelo.

5. Agarre la barra y gírela para que los ganchos se suelten de la máquina liberando la barra. Exhale, y usando su pecho y tríceps, presione la barra hacia arriba y lejos de su pecho. Levántela hasta que sus brazos estén casi completamente extendidos.

6. Inhale y vuelva a bajar la barra lentamente. Para subir la barra, simplemente gire las muñecas y vuelva a enganchar la barra a la máquina.

7. Realice este ejercicio durante tres series de 10 repeticiones. Descanse 60 segundos después de cada serie.

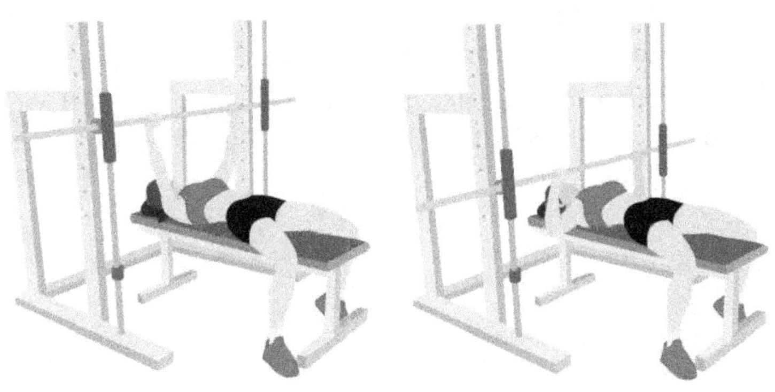

Una mujer haciendo una demostración del press con banca en la máquina Smith

Flexiones de tríceps en polea

Opción: Para este ejercicio pueden fijarse y utilizarse varias empuñaduras. Las dos más comunes serían la barra recta o la cuerda corta con las bolas en los extremos.

1. Encuentre la máquina de extensión por cable frente a la que pueda colocarse con la polea ajustable. Ajuste la altura del cable en la máquina de modo que quede en la parte superior de la máquina. Fije la cuerda para tríceps con las bolas en los extremos de cada lado de la cuerda.

2. Ajuste el peso de forma que sea adecuado para usted. Aléjese ligeramente de la máquina para que haya espacio delante de usted. Alcance y agarre las empuñaduras de la cuerda. Mantenga los pies juntos y apoyados en el suelo. Mantenga la espalda recta y el cuello neutro.

3. Tire del cable hacia abajo y hacia su cuerpo hasta que sus codos formen un ángulo de 90 grados. Exhale. Usando los tríceps empuje la empuñadura del cable hacia abajo mientras separa las manos. La parte superior de sus brazos debe permanecer junto a sus costados mientras dobla solo el codo. Las bolas del cuerda terminarán a ambos lados de su muslo mientras sus manos estarán junto a sus bolsillos

4. Inspire y deje que el cable vuelva a subir lentamente hasta que sus brazos formen un ángulo de 90 grados.

5. Realice este movimiento durante tres series de 10 repeticiones con un descanso de 30 a 60 segundos entre series.

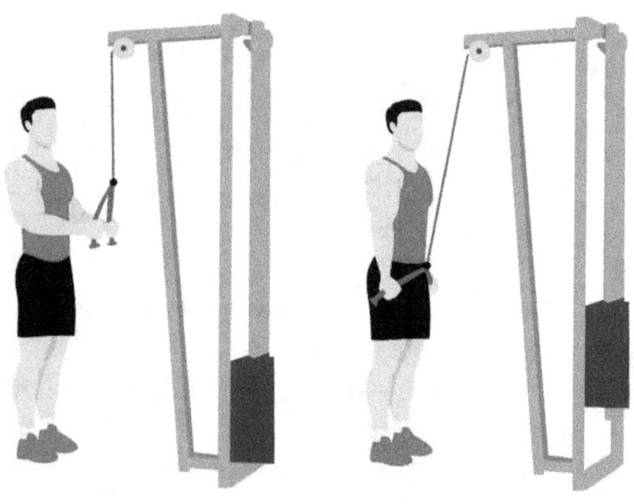

Un hombre demuestra la flexión de tríceps en polea

Máquina de press de hombros

Nota: Esta máquina realiza el mismo movimiento que el press de hombros por encima de la cabeza. Puede utilizarse como sustituto o para ayudar a los principiantes a construir una base para el movimiento. También hay dos variaciones de agarre en las empuñaduras: una con las palmas hacia dentro y otra con las palmas hacia delante. Se puede utilizar cualquiera de los dos agarres y seguirá ejercitando los hombros.

1. Encuentre la máquina de press de hombros. Tendrá una silla larga y delgada para sentarse erguido, y los brazos y las empuñaduras estarán en el aire a ambos lados de la cabeza. Ajuste el peso con el pasador de modo que sea lo suficientemente ligero para que pueda presionar cómodamente por encima de la cabeza.

2. Ajuste la parte inferior del asiento para que esté lo suficientemente baja y pueda agarrar las empuñaduras con los codos en un ángulo de 90 grados. Esta debe ser la posición inferior e inicial del movimiento.

3. Mantenga la espalda recta contra el asiento. Mantenga el cuello neutro y la cabeza hacia atrás contra el respaldo del asiento. Sus pies estarán separados y plantados en el suelo delante de usted a ambos lados del asiento.

4. Agarre la barra de forma que las palmas de las manos miren hacia delante. Mantenga las muñecas rectas. Sus codos deben estar ligeramente por delante de su cuerpo. Empiece desde un ángulo de 90 grados y mantenga una ligera flexión en el codo durante todo el recorrido. Sus codos deben permanecer en línea con sus caderas. Active su núcleo.

5. Exhale. Presione las barras rectas por encima de su cabeza hasta que sus brazos estén casi completamente extendidos.

6. Inhale y baje las barras hasta que su codo alcance los 90 grados.

7. Realice este movimiento durante tres series de 8 a 10 repeticiones.

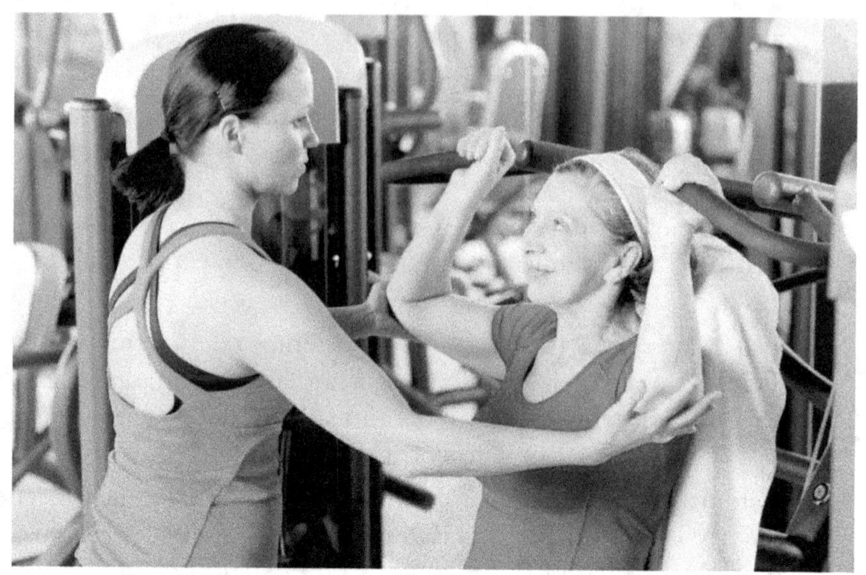

Una mujer utiliza la máquina de press de hombros

Entrenamiento en pareja para pecho y tríceps

Estos entrenamientos están hechos para ser completados con un compañero. El compañero servirá de apoyo, y los ejercitantes se turnan, o bien los movimientos pueden realizarse juntos. Anímense mutuamente a seguir adelante y manténganse dedicados al entrenamiento. Vigile y/o escuche (si realiza los ejercicios al lado) a su compañero para asegurarse de que está seguro durante los ejercicios. Los entrenamientos en pareja deben ser una actividad social. Los demás ejercicios enumerados pueden realizarse con un compañero como apoyo o realizando el ejercicio por turnos. Estos ejercicios requerirán al menos una banda de resistencia.

Patada de tríceps

1. El primer compañero será el ancla y deberá agarrar una banda de resistencia y sostenerla firmemente aproximadamente a la altura del pecho frente a él. El otro compañero debe situarse frente a él y agarrar el otro extremo de la banda de resistencia con una mano. Retroceda hasta que la banda esté casi tensa.

2. El segundo compañero debe mantener los pies separados a una distancia ligeramente inferior a la anchura de los hombros. Flexione la cintura hasta que la parte superior del cuerpo cree un ángulo de 45 grados. Mantenga la parte superior del brazo en línea con la parte superior del cuerpo.

3. Mantenga la espalda recta. El codo debe formar un ángulo de 90 grados con la banda por delante del cuerpo. Exhale. Usando los tríceps extienda el brazo hacia atrás hasta que el codo esté recto.

4. Inhale y permita que el codo vuelva al ángulo de 90 grados.

5. Repita este movimiento durante dos series de 8 a10 repeticiones. Descanse de 30 a 60 segundos entre series.

6. Cambie de lado y deje que el compañero de anclaje realice el ejercicio.

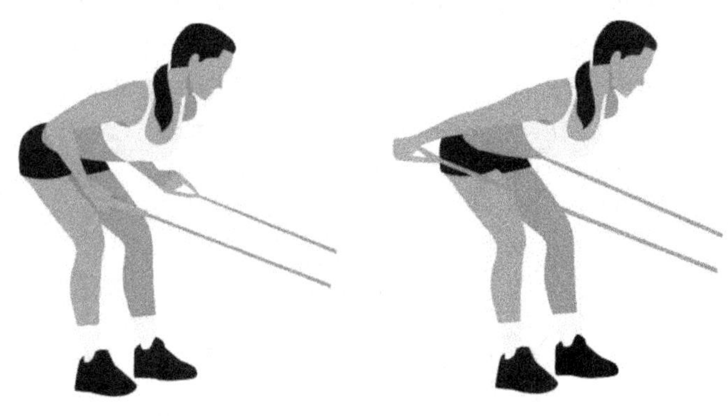

Una mujer demuestra la patada de tríceps con banda de resistencia

Prensa con bandas

Nota: Para este ejercicio, elija una banda lo suficientemente grande y flexible para que ambos miembros de la pareja puedan cumplir con su parte. Un miembro de la pareja actuará como ancla mientras el otro presiona la banda de resistencia.

1. El compañero uno se pondrá detrás del compañero dos y hará de ancla sujetando la banda de resistencia. El compañero dos agarrará los extremos de la banda de resistencia y dará un

pequeño paso alejándose de su compañero.

2. Los pies deben estar plantados con una postura amplia para el ancla, y la banda se sujetará con ambas manos justo por debajo de la altura del pecho. El compañero dos pondrá un pie delante del otro para lograr una postura más firme.

3. El compañero dos colocará los brazos a la altura del pecho a ambos lados del cuerpo mientras agarra las empuñaduras. Las palmas estarán hacia abajo. Active el núcleo. El compañero dos exhalará y utilizará el pecho y los tríceps para presionar la banda delante de su cuerpo. El compañero uno se sujetará con fuerza e involucrará el núcleo para evitar que se mueva. Las manos terminarán más juntas y los brazos estarán estirados al final del movimiento.

4. El compañero dos respirará y permitirá que los brazos vuelvan a la posición inicial con los codos en ángulos de 90 grados.

5. Repita este movimiento durante tres series de 10 repeticiones. Descanse de 30 a 60 segundos entre series. Cambie después de completar todas las series o entre series para que los compañeros puedan turnarse.

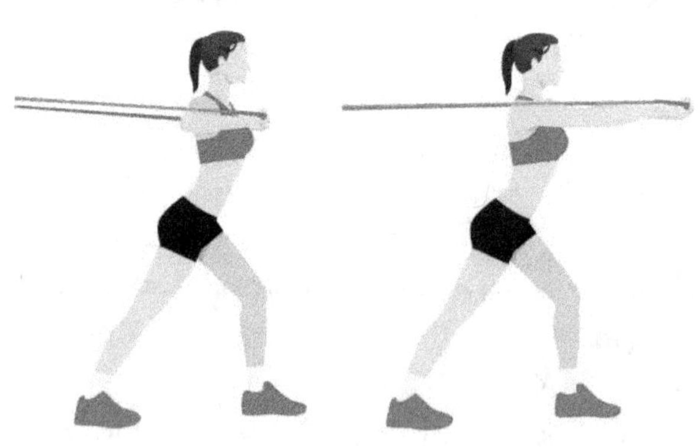

Una mujer realiza un press con banda de resistencia

<u>**Flexiones en pareja**</u>

Este ejercicio es una flexión básica que puede realizarse contra la pared, en el suelo o inclinada sobre la encimera de la cocina. Los compañeros pueden intentar realizar su serie completa primero o ver quién puede alcanzar la serie completa y las sugerencias de repeticiones.

Modificación: Este ejercicio puede realizarse sobre las rodillas o con las piernas totalmente extendidas, dependiendo de su nivel de forma física.

1. Los compañeros deben encontrar un espacio abierto donde ambos puedan realizar las flexiones uno al lado del otro o uno frente al otro.

2. Los compañeros deben tumbarse boca abajo en el suelo con las palmas de las manos a la altura del pecho. Las manos deben colocarse separadas en el suelo a una distancia superior a la de los hombros. Los codos estarán doblados al comienzo de este ejercicio. La espalda debe mantenerse recta y el cuello permanecerá neutro mientras miran al suelo debajo de ustedes.

3. Ambos deberán contar en voz alta mientras realizan las repeticiones. Exhale y presione hacia arriba utilizando el pecho y los tríceps para levantar el cuerpo del suelo. Si utiliza las rodillas, todo lo que rodea las rodillas debe levantarse del suelo. Presione hacia arriba hasta que los brazos estén casi completamente extendidos.

4. Inhale y baje lentamente hasta la posición inicial.

5. Repita este movimiento durante tres series de 10 repeticiones. Descanse 60 segundos entre series. Los compañeros deben esforzarse por completar el movimiento con la forma adecuada.

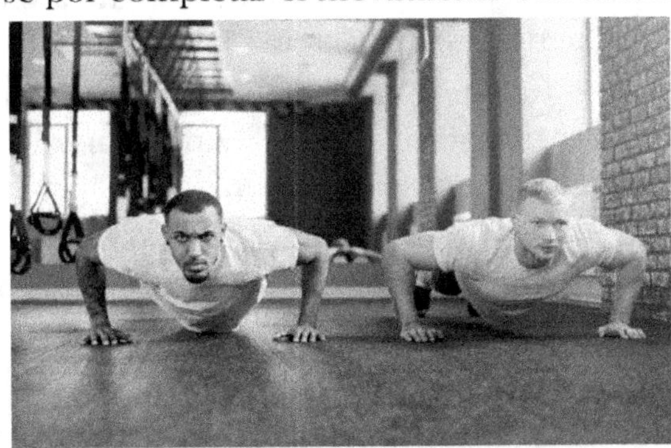

Los compañeros realizan flexiones juntos

Beneficios del entrenamiento de pecho y tríceps

Como personas mayores, ejercitar el pecho y los tríceps es crucial. Mantener el pecho fuerte ayudará a equilibrar el cuerpo y a igualar la fuerza. Los tríceps realizan tareas como abrir la puerta de un lavavajillas o levantarse de una silla. Ejercitar el pecho y los tríceps proporcionará fuerza de empuje.

Beneficios:

1. Fuerza

Mantener el pecho y los tríceps fuertes permite a los adultos mayores ayudar a mantener su independencia. Un pecho fuerte puede ayudarle a levantarse del suelo, y los tríceps pueden ayudarle a levantarse de un asiento o a sentarse en la cama. Tener un pecho fuerte será importante a la hora de realizar muchas tareas cotidianas. La fuerza de empuje forma parte de la vida cotidiana.

2. Reducir las lesiones

Manteniendo la fuerza de empuje, puede asegurarse de estar en mejor posición para afrontar los encuentros de la vida diaria. No querrá verse en la situación de intentar mover una silla o levantarse de un asiento y caerse. Mantener un pecho y unos tríceps fuertes le ayudará a proteger sus articulaciones para que no se lleven la peor parte de un movimiento y puedan lesionarse.

3. Estética

Ejercitar el pecho puede ayudar a aumentar el tamaño y el aspecto de la parte superior del cuerpo. Los hombres que desean una parte superior del cuerpo de aspecto más grande se beneficiarán del fortalecimiento del pecho. Las mujeres que desean una figura de reloj de arena con una parte superior del cuerpo fuerte se beneficiarán de los ejercicios de pecho.

Ejercitar los tríceps ayudará a mantener los brazos con un aspecto fuerte y tonificado. En una camiseta de manga corta o sin mangas, un músculo tríceps bien definido siempre queda excepcionalmente bien a hombres y mujeres.

Ejercitar los tríceps y el pecho le ayudará a alcanzar sus objetivos para los brazos y podrá sustituir la flacidez por músculo.

4. Estabilidad de los hombros

Los hombros son una parte esencial de la fuerza de empuje del cuerpo y por ello se agrupan con el pecho y los tríceps. Mantener unos hombros fuertes le ayudará a prevenir lesiones. Usted utiliza los hombros más de lo que cree y es importante mantenerlos fuertes para proteger la articulación que allí se encuentra.

La fuerza de los hombros puede ayudar a alcanzar por encima de la cabeza para coger algo de un armario o quitarse una camisa por encima de la cabeza.

Descargo de responsabilidad:

Si ha tenido algún problema o dolor previo en el pecho, busque consejo médico antes de realizar ejercicios de pecho. Una vez comprobado que está en forma, evite levantar objetos demasiado pesados o los. Sea consciente del peligro de empujar pesos sobre el cuerpo, incluidos el pecho y la cabeza.

Capítulo 6: Trabaje las piernas

Las piernas son una parte crucial del cuerpo para que una persona mayor mantenga su independencia. Las piernas ofrecen muchos retos y problemas a los adultos mayores. Por ello, deben recibir una atención especial al hacer ejercicio.

Las piernas ayudan a mantener la movilidad. Si están lesionadas o demasiado débiles para sostenerle con seguridad, de repente no podrá participar en muchas actividades. Las piernas necesitan mantenerse fuertes para preservar su capacidad de moverse por la casa. Las piernas nos ayudan a agacharnos para recoger cosas, movernos por una habitación y levantarnos de una silla.

Mantener las piernas fuertes puede ayudarle a prevenir caídas y a sentirse más estable al caminar o al agacharse. Estos ejercicios suelen ser sencillos y muy funcionales; el objetivo es desarrollar la fuerza en las piernas. Muchos ejercicios de piernas también incorporan otras partes del cuerpo, lo que puede resultar agotador.

Asegúrese de calentar bien antes de los entrenamientos de piernas para reducir el riesgo de caerse o lesionarse una articulación. Los ejercicios de piernas están pensados para mantenerle en marcha, no para dejarle al margen. Sea consciente de sus limitaciones al realizar estos valiosos ejercicios.

Algunos ejemplos de ejercicios para las piernas son:

Sentadilla: El cuerpo baja hacia abajo, doblando la cintura y las rodillas. Este movimiento simula ponerse en cuclillas sin agacharse para recoger algo del suelo.

Step-Ups: Este ejercicio ayuda a mantener fuertes los músculos de las piernas al levantar el cuerpo hasta el siguiente escalón utilizando los músculos de las piernas.

Bicicleta estática: La bicicleta puede ser un excelente ejercicio para las piernas. Requiere un amplio rango de movimiento y puede exigir fuerza para empujar a través de la resistencia.

Entrenamiento en casa para las piernas sin equipamiento

Estos entrenamientos solo requieren una silla estándar para realizarlos, y en su mayoría pueden hacerse en cualquier lugar y requieren poco más aparte de un calentamiento.

Sentadilla en silla

Modificación: La sentadilla es una parte integral de cualquier rutina de ejercicios. Para este ejercicio, utilizará una silla con o sin brazos (los brazos pueden ayudar a la progresión). Sin embargo, puede hacerse de pie detrás de una silla y sujetando el respaldo para apoyarse o sin silla.

1. Encuentre una silla que no sea demasiado profunda. Querrá poder levantarse utilizando solo las piernas y las nalgas. Siéntese en la silla, de modo que sus pies queden firmemente plantados en el suelo frente a usted, ligeramente separados a la anchura de las caderas. Desplácese hacia delante si es necesario para lograr esta posición. Sus rodillas deben formar un ángulo de unos 90 grados.

2. Mantenga la espalda recta y el cuello neutro. Inclínese un poco hacia delante desde las caderas. Puede cruzar los brazos sobre el pecho, extender los brazos rectos hacia delante o utilizar los brazos de la silla para ayudarse hasta que consiga más fuerza. Exhale y enderece las rodillas y las caderas para levantarse de la silla. Presione hacia delante a través de las caderas y hacia arriba a través de los pies. Debe terminar recto justo delante de la silla.

3. Inhale y baje lentamente y vuelva a la silla hasta que las rodillas y los pies estén de nuevo en la posición inicial.

4. Repita este movimiento durante tres series de 12 repeticiones. Descanse 60 segundos entre series.

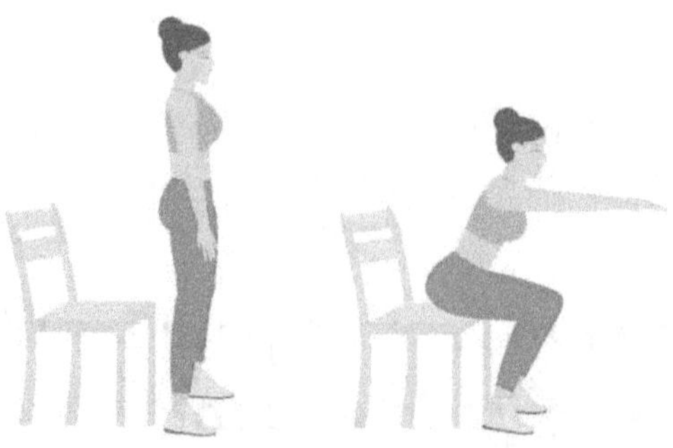

Una mujer realiza una sentadilla en silla

Elevaciones de piernas de pie

1. Póngase de pie junto a una pared, una silla o la encimera de la cocina para apoyarse y mantener el equilibrio. Coloque un brazo en el respaldo de la silla si es necesario para mantener el equilibrio.

2. Active su núcleo para ayudar a mantener el equilibrio. Exhale. Levante la pierna derecha del suelo hasta crear un ángulo de 90 grados con la rodilla. El muslo debe terminar paralelo al suelo. Mantenga el otro pie plantado en el suelo con la pierna estirada. Haga una pausa de un segundo en la parte superior.

3. Inhale. Baje lentamente el pie hasta el suelo.

4. Repita este movimiento con cada pierna durante tres series de 8-10 repeticiones. Descanse de 30 a 60 segundos entre series.

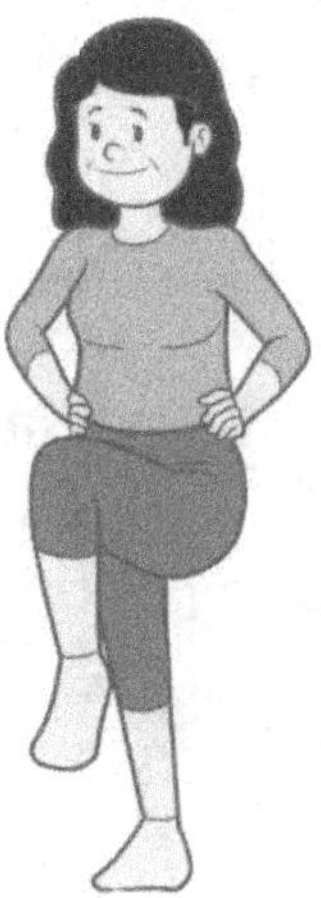

Mujer realiza elevaciones de piernas de pie sin sujetarse

<u>**Puente en el suelo**</u>

1. Acuéstese en el suelo boca arriba. Doble las rodillas de modo que los pies queden apoyados en el suelo separados a la anchura de las caderas. Extienda los brazos y coloque las palmas de las manos hacia abajo en el suelo junto al cuerpo.

2. Mantenga el cuello neutro. Contraiga el tronco y exhale. Empuje a través de los pies y apriete los glúteos (también conocidos como nalgas) para levantar los glúteos y la parte inferior de la espalda del suelo. Presione hacia arriba a través de las caderas. Sus muslos y su cuerpo formarán una línea recta y sus rodillas estarán en un ángulo de 90 grados en la parte superior de este movimiento. La parte superior de su espalda, hombros, pies y cabeza permanecerán en el suelo.

3. Inhale mientras vuelve a bajar a la posición inicial. La espalda y los glúteos deben estar en el suelo y las rodillas hacia atrás en un ángulo menor.

4. Repita este movimiento durante tres series de 10 a 12 repeticiones. Descanse de 30 a 60 segundos entre series.

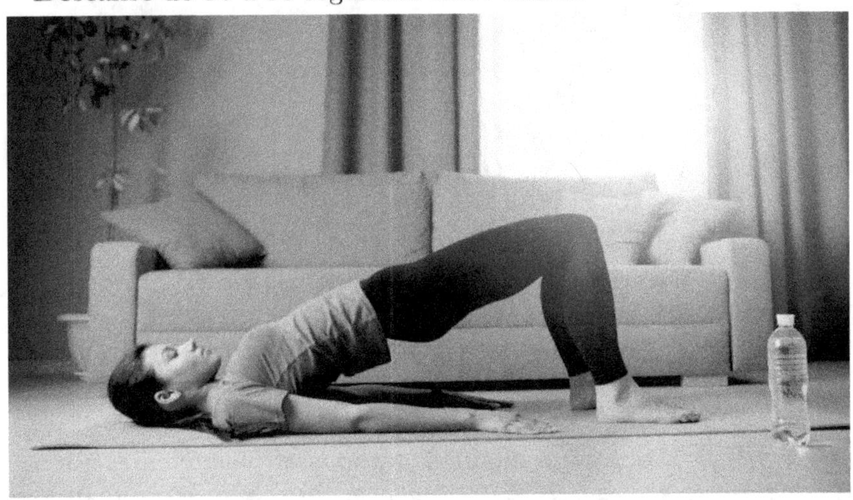

Una joven realizando un puente de suelo

<u>**Extensiones de rodilla**</u>

1. Siéntese en una silla o sofá lo suficientemente alto como para que las rodillas puedan formar un ángulo de 90 grados con los pies apoyados en el suelo justo debajo de las rodillas. Muévase en la silla si es necesario para lograr una posición en la que la silla apoye los muslos.

2. Siéntese recto en la silla con el pecho erguido y los hombros hacia atrás. Mantenga un cuello neutro. Coloque las manos sobre los muslos para apoyarse. Exhale. Extienda la pierna izquierda por la rodilla. Levante la parte inferior de la pierna hasta que forme una línea recta con el resto de la pierna paralela al suelo.

3. Inhale y baje lentamente la pierna hasta la posición inicial de ángulo de 90 grados.

4. Repita este movimiento durante tres series de 10 repeticiones para cada pierna. Descanse de 30 a 60 segundos entre series.

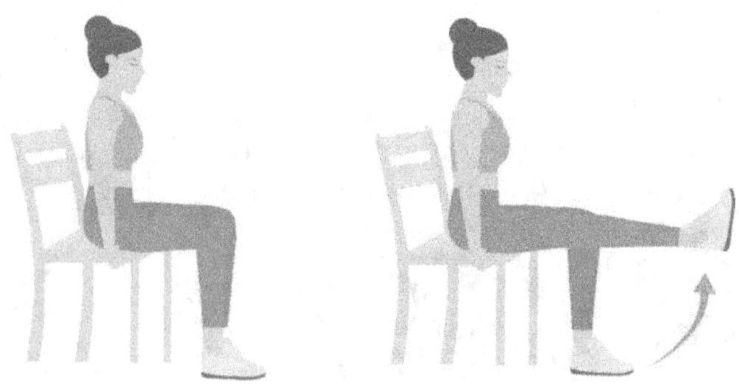

Una mujer demuestra una extensión de rodilla sentada

Ejercicios en casa para las piernas con equipamiento

Estos ejercicios requerirán algunos equipos de ejercicio básicos que pueden utilizarse en casa o en la mayoría de los lugares en los que se ejercitaría. Estos artículos pueden comprarse en tiendas de deportes, en muchas grandes superficies y en Internet. Si no ha comprado el equipo específico, pueden utilizarse otras pesas sustitutivas u objetos de alrededor de la casa. Para estos ejercicios, probablemente necesitará un par de mancuernas y una plataforma de step.

Step-ups

Para este ejercicio, necesitará una plataforma de step u otra superficie plana y segura sobre la que subirse. Podría utilizar un escalón de porche si está en un lugar seguro y no es demasiado alto.

Nota: Este ejercicio puede hacerse desde múltiples ángulos para ayudar a mejorar el equilibrio en la fuerza al moverse o pisar en varias direcciones. Puede pisar y retroceder, pisar y retroceder, pisar y retroceder lateralmente (paso lateral) o pisar y retroceder lateralmente. También puede empezar en el escalón y bajar y volver a subir. Utilice estos ángulos diferentes para hacer que el entrenamiento sea más desafiante o para mantener el entrenamiento emocionante.

1. Póngase de pie delante del escalón. Los pies solo deben estar ligeramente separados. Preste atención a dónde está el escalón frente a usted.

2. Exhale y diríjase con el pie derecho; suba al escalón.

3. A continuación, suba el pie izquierdo al escalón. El paso debe ser un movimiento fluido de 1-2.

4. Inhale y baje del escalón, liderando con el pie derecho. Siga con el izquierdo.

5. Repita este movimiento durante tres series de 10 a 12 repeticiones. Cambie de pierna y diríjase primero con el pie izquierdo para otras tres series. Descanse 60 segundos entre series.

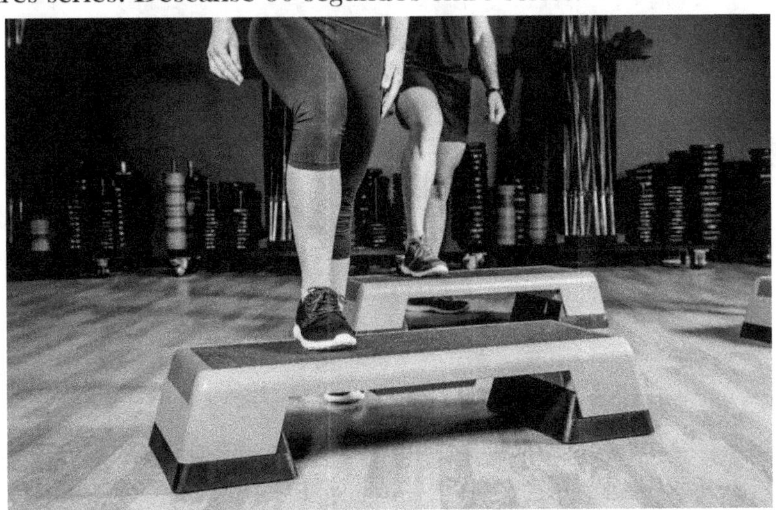

Un hombre y una mujer utilizando una plataforma de step-up

<u>Elevaciones de pantorrilla</u>

Dependiendo de su nivel de forma física, para este ejercicio necesitará una silla como apoyo, sin equipamiento, o un juego de mancuernas ligeras. Puede empezar utilizando la silla y progresar hasta las mancuernas.

1. Póngase de pie con las mancuernas ligeras en las manos a los lados. Mantenga los pies juntos.

2. Exhale y empuje hacia arriba a través de las bolas de sus pies. Utilice las pantorrillas para levantar los medios pies y los talones del suelo. Muévase lentamente y no rebote.

3. Espire y baje lentamente. Una vez que sus pies estén apoyados en el suelo, inclínese ligeramente hacia atrás sobre los talones para levantar los dedos y las puntas de los pies del suelo.

4. Vuelva a poner los pies planos brevemente antes de repetir el movimiento desde el principio.

5. Repita el movimiento durante dos series de 10 repeticiones. Descanse de 30 a 60 segundos entre series.

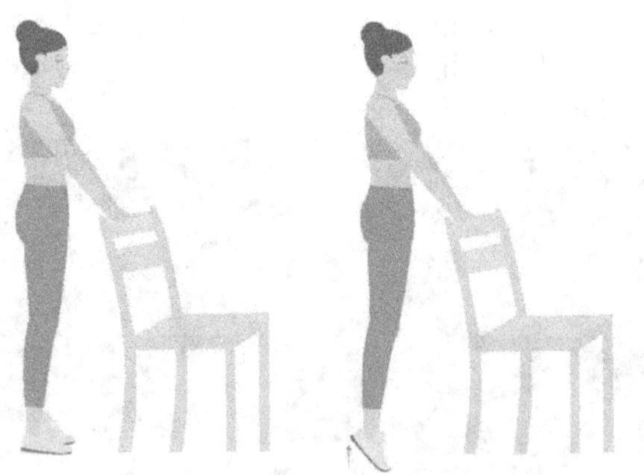

Una mujer hace una demostración de elevación de pantorrillas

<u>Marcha de caderas (Marcha en silla)</u>

Para este ejercicio, necesitará una silla y pesas para los tobillos.

1. Siéntese en una silla robusta con los pies en el suelo. Mantenga la espalda recta y el cuello neutro.

2. Mantenga las manos en los muslos para apoyarse. Contraiga el tronco para conseguir estabilidad. Exhale mientras levanta la pierna derecha lo más alto posible manteniendo una flexión de 90 grados en la rodilla. Haga una pausa de un segundo en la parte superior.

3. Inhale y vuelva a bajar la pierna hasta el suelo.

4. Cambie de pierna y repita el movimiento.

5. Haga dos series de 10 repeticiones para cada pierna. Descanse de 30 a 60 segundos entre series.

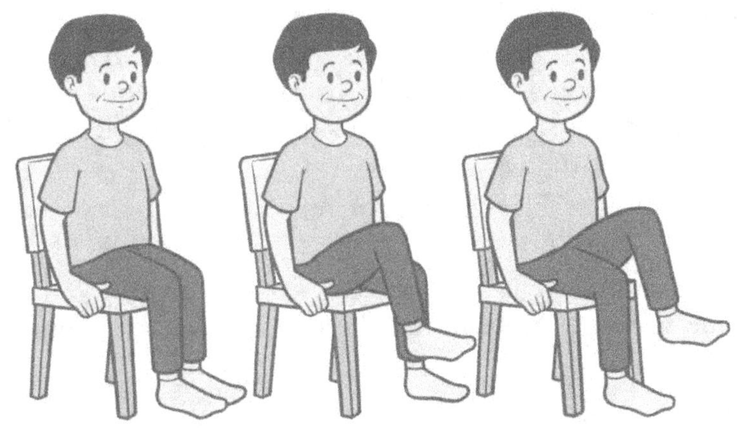

Un hombre mayor realizando marcha de cadera en una silla

Peso muerto

El peso muerto es un gran ejercicio que utiliza muchos músculos del cuerpo al mismo tiempo. Es especialmente útil para fortalecer la espalda y las piernas. Utilice el peso muerto como un potente ejercicio para las piernas, pero tenga cuidado al realizarlo el mismo día que las sentadillas, ya que ambos son muy agotadores.

Opción: Este ejercicio puede realizarse con un juego de mancuernas, una barra o algo con algo de peso que pueda agarrarse por la casa, como una mochila cargada o un cesto de la ropa sucia.

1. Póngase de pie con el pecho erguido y los pies separados a la anchura de los hombros. Los hombros deben estar echados hacia atrás; debe haber un ligero arco en la espalda.

2. Las mancuernas deben comenzar en sus manos delante de sus muslos con las palmas mirando hacia el cuerpo.

3. Agáchese articulando la cadera y doblando las rodillas. La espalda debe mantenerse recta (no deje que se encorve) y el cuello debe estar en posición neutra con los ojos mirando al frente.

4. Manteniendo los brazos rectos, baje las mancuernas justo delante de las piernas mientras articula las caderas y flexiona las rodillas. Si puede poner la parte superior del cuerpo en paralelo, estupendo, pero si no, baje simplemente hasta que sienta el estiramiento en la parte baja de la espalda y los isquiotibiales.

5. Suba las pesas empujando las caderas hacia delante hasta su posición natural y empujando hacia arriba a través de los pies. Debería terminar en una posición erguida de pie con las pesas delante de los muslos.

6. Repita durante tres series de 8 repeticiones con 60 segundos de descanso entre series.

NOTA: Comience con un peso más ligero y progrese a más pesado una vez que se haya construido una base de fuerza y equilibrio para este movimiento.

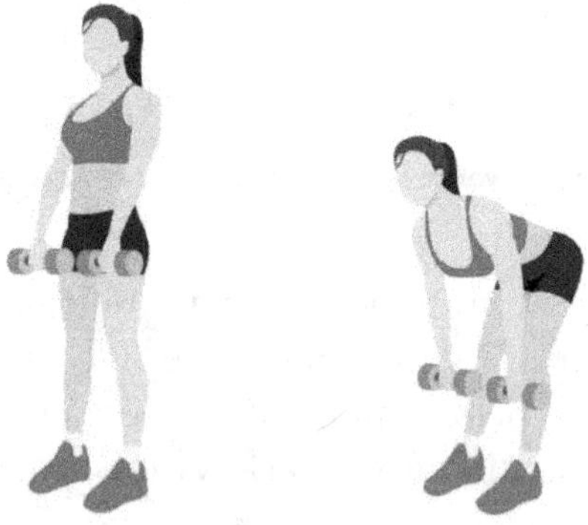

Una mujer realiza un peso muerto con mancuernas

Entrenamiento de gimnasio para piernas

Estos ejercicios se completarán en un gimnasio donde haya máquinas para piernas disponibles. Las máquinas para piernas del gimnasio son una gran opción para realizar alternativas similares a muchos de los ejercicios enumerados en las secciones anteriores para piernas.

Prensa de piernas

1. Encuentre la máquina de press de piernas con el asiento y la plataforma cuadrada perpendicular al suelo para sus pies. Ajuste la plataforma y el asiento de modo que pueda sentarse recto con el pecho fuera y las piernas en un ángulo de 90 grados mientras descansan planas sobre la plataforma frente a usted.

2. Ajuste el peso para que sea un reto, pero no abrumador. Active el tronco. Exhale y empuje hacia fuera a través de las piernas para extenderlas y alejar la plataforma de su cuerpo. No bloquee las rodillas.

3. Inhale. Vuelva lentamente las piernas a la posición inicial de ángulo de 90 grados.

4. Realice este movimiento durante dos series de 8 a 10 repeticiones. Descanse 60 segundos entre series.

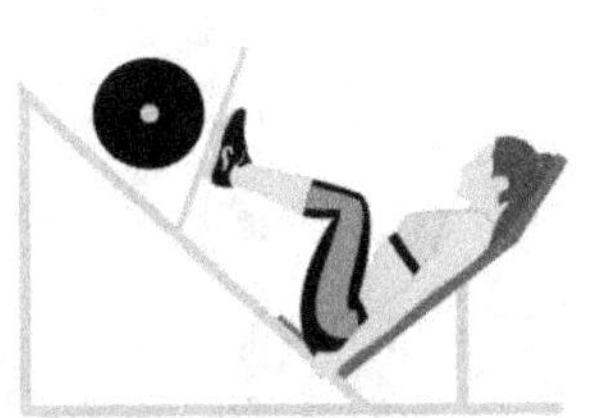
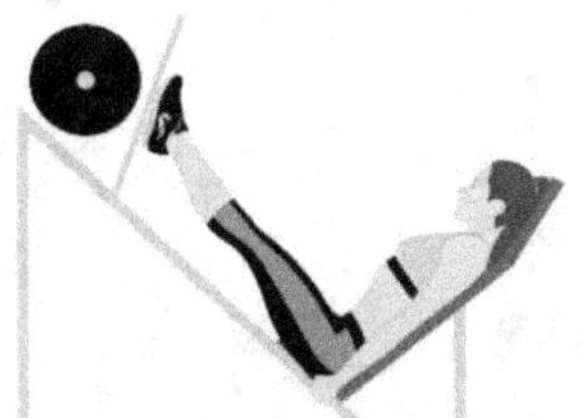

Una mujer utilizando una máquina de prensa de piernas

Máquina de extensión de piernas

1. Encuentre la máquina de extensión de piernas con un asiento que puede tener barras acolchadas sobre los muslos para sujetarle y otra barra acolchada debajo de ellos para sus espinillas.

2. Ajuste el respaldo del asiento para que sus piernas quepan adecuadamente en las almohadillas de la parte inferior de las espinillas. Ajuste la almohadilla para las espinillas de modo que quede casi justo debajo del borde del asiento. Asegúrese de comprobar todos los ajustes para que el movimiento le resulte cómodo. El peso y el trabajo del ejercicio deben recaer sobre el cuádriceps o músculo de la parte superior del muslo. El ejercicio no debe forzar la articulación de la rodilla. Si hay agarraderas junto al asiento, utilícelas para mantenerse en su sitio y eliminar la tensión en la parte posterior de las rodillas.

3. Ajuste el peso de modo que sea adecuado para usted. Deslice las espinillas por detrás de la almohadilla para que las piernas extendidas la levanten hacia delante. Active el núcleo. Exhale y empuje la barra acolchada hacia fuera con las piernas utilizando el músculo de la parte superior del muslo. Extienda las rodillas de modo que las piernas queden casi totalmente extendidas en línea recta.

4. Inhale y baje lentamente la barra acolchada hasta casi la posición inicial.

5. Repita este ejercicio durante tres series de 10 repeticiones. Descanse de 30 a 60 segundos entre series.

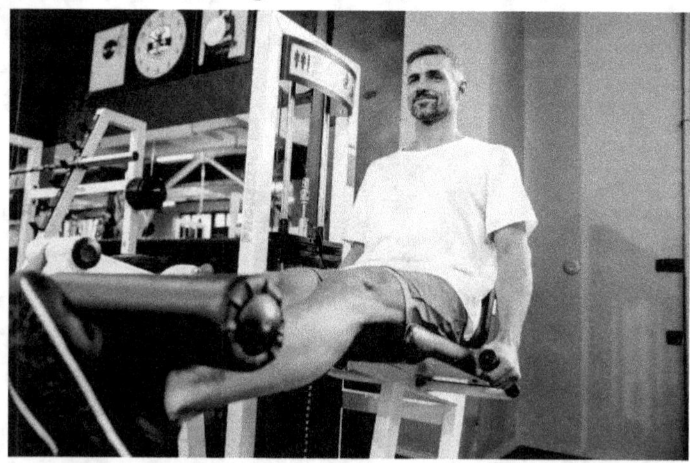

Un hombre utilizando la máquina de extensión de piernas

Máquina de curl de piernas sentado

1. Encuentre la máquina de curl de piernas. Tendrá una silla con respaldo, una barra acolchada que parece un reposapiernas delante del asiento y una barra con agarraderas donde iría el volante.

2. Siéntese en la máquina y ponga las piernas hacia arriba y encima de la barra acolchada que tiene delante. Ajuste el respaldo del asiento de modo que esté lo suficientemente cerca de la barra como para tirar de ella hacia abajo con la parte posterior de las pantorrillas. También puede ajustar la altura de la barra acolchada para mayor comodidad, de modo que toque el punto correcto, hacia la parte inferior de sus pantorrillas. Las piernas deben estar casi completamente extendidas encima de la almohadilla para estar en la posición adecuada al comenzar.

3. Baje la sujeción del muslo sobre la parte superior de los muslos para sujetar bien las piernas. Sujete las empuñaduras situadas encima de la barra de sujeción para mantenerse en su sitio.

4. Exhale. Contrayendo los isquiotibiales (en la parte posterior del muslo), tire de la barra acolchada hacia el asiento con la parte posterior de las piernas. Deténgase cuando sienta el estiramiento en la parte superior del muslo o cuando llegue a un ángulo de 90 grados con la rodilla.

5. Inhale y deje que sus piernas se extiendan hacia atrás.

6. Realice este ejercicio durante dos o tres series de 10 repeticiones con 60 segundos de descanso entre series.

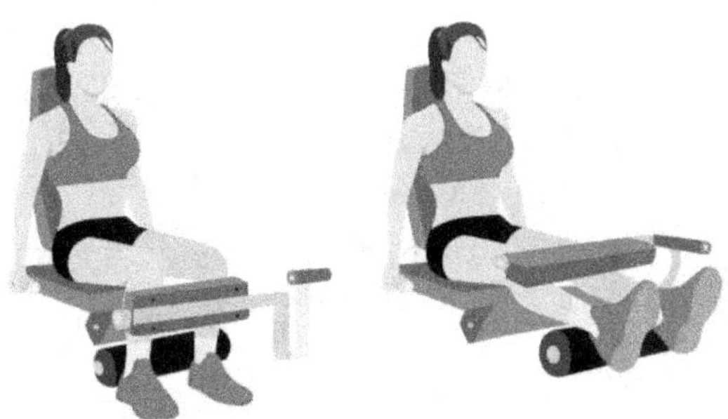

Una mujer demuestra la máquina de curl de piernas

<u>**Máquina de elevación de pantorrillas sentado**</u>

1. Encuentre la máquina de elevación de pantorrillas sentado. Tendrá un asiento sin respaldo ni brazos y una almohadilla para sujetar sobre los muslos. Delante del asiento estarán los brazos con las pesas.

2. Ajuste el peso en la máquina utilizando pesas libres si es necesario. Asegúrese de empezar con pesos más ligeros hasta que haya adquirido flexibilidad para este movimiento.

3. Siéntese en el asiento y apoye los dedos de los pies en el borde de los peldaños de la plataforma. Estos estarán situados cerca del suelo y delante del asiento. Baje la sujeción de los muslos por encima de los mismos para mantenerlos en su sitio.

4. Levante los talones para levantar las pesas y desbloquear la máquina. Agarre la empuñadura junto a la rodilla mientras levanta la pesa y muévala hacia las pesas. La pesa descansará ahora sobre sus muslos y se sostendrá por su propia fuerza.

5. Mantenga las rodillas en un ángulo de 90 grados y la espalda recta y el pecho erguido.

6. Inhale y baje los talones hasta debajo del nivel de los dedos de los pies, si es posible. Debe sentir un estiramiento en las pantorrillas y cerca del tobillo, pero no debe ser doloroso.

7. Exhale y utilice las pantorrillas para levantar los talones y empujar la barra sobre los muslos hacia arriba. Mantenga los dedos de los pies sobre los escalones. Levante el peso lo más alto posible empujando los talones por encima de los dedos de los pies y del nivel de los escalones. Para salir de la máquina, levante el talón y empuje la palanca situada junto a las rodillas hacia un lado para bloquear las pesas en su sitio. Ya puede salir de la máquina

8. Realice este ejercicio durante dos series de 10 repeticiones con un descanso de 30 a 60 segundos entre series.

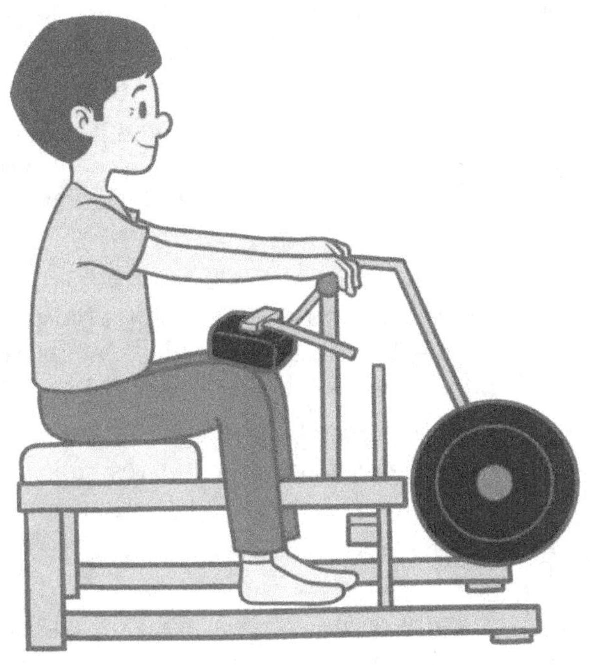

Un joven utilizando la máquina de elevación de pantorrillas sentado

Entrenamiento en pareja para las piernas

Estos entrenamientos deben realizarse con un compañero y pueden completarse en casa o en cualquier lugar con algunos equipos básicos, incluyendo una plataforma de step y sillas. El objetivo de estos entrenamientos es contar con apoyo motivacional mientras utiliza a su compañero como medida de seguridad al realizar movimientos desafiantes.

Zancadas en pareja

Este ejercicio puede realizarse con dos socios y sillas realizando el ejercicio simultáneamente uno frente al otro o con los socios turnándose y proporcionando apoyo a la mano del otro durante el movimiento.

1. Coja una silla robusta. Colóquese de pie con el lado izquierdo pegado al respaldo de la silla. Agarre la parte superior de la silla para apoyarse con la mano izquierda. Un compañero puede servir de apoyo para la mano derecha. El compañero de apoyo se colocará de pie con las piernas separadas a la anchura de las

caderas, mirando hacia el compañero de ejercicio. Junte las manos aproximadamente a la misma altura que el respaldo de la silla para formar un apoyo secundario al que pueda agarrarse la persona que realiza la zancada.

2. Retroceda con la pierna derecha hasta que forme un ángulo de unos 45 grados. La pierna delantera debe estar firmemente plantada con la rodilla doblada también. Mantenga la espalda recta y la cabeza erguida.

3. Inhale y baje doblando las rodillas. Las rodillas delanteras y traseras deben estar lo más cerca posible de los 90 grados. Mantenga el pie delantero plantado plano. Los dedos del pie trasero permanecerán en el suelo. Mantenga la espalda casi recta bajo el cuerpo.

4. Exhale y empuje hacia arriba a través de los pies para elevar el cuerpo y salir de la zancada. Utilice el respaldo de la silla y a un compañero como apoyo hasta que adquiera fuerza.

5. Realice este ejercicio durante tres series de 8 repeticiones y descanse 60 segundos entre series. Cambie de pierna una vez completadas las tres primeras series. Los compañeros también pueden turnarse para cambiar de posición entre las series.

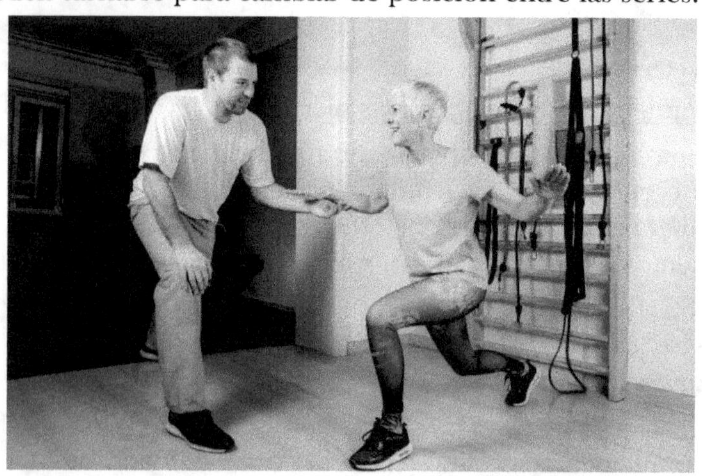

Una persona mayor realiza una zancada con un compañero

Step-Ups en pareja

Necesitará una plataforma de step o un escalón ancho que no sea demasiado alto para este ejercicio.

1. Coloque la plataforma de step en un lugar abierto y seguro del suelo.

2. Las parejas deben colocarse a ambos lados de la plataforma, una frente a la otra.

3. El compañero 1 debe exhalar y, liderando con el pie derecho, subir a la plataforma. El pie izquierdo debe subir a la plataforma en segundo lugar.

4. El compañero 1 debe inhalar y volver a bajar, guiándose primero con el pie derecho. Las parejas deben permanecer una frente a la otra durante todo el ejercicio.

5. El compañero 2 debe exhalar y subir a la plataforma liderando con el pie derecho. El pie izquierdo debe seguirle.

6. El compañero 2 inhalará y dará un paso atrás fuera de la plataforma, liderando con el pie derecho primero.

7. Las parejas se turnarán para subir y bajar los escalones. Realice este ejercicio durante dos series de 10 a 12 repeticiones para cada pierna. Descanse 30 segundos entre series.

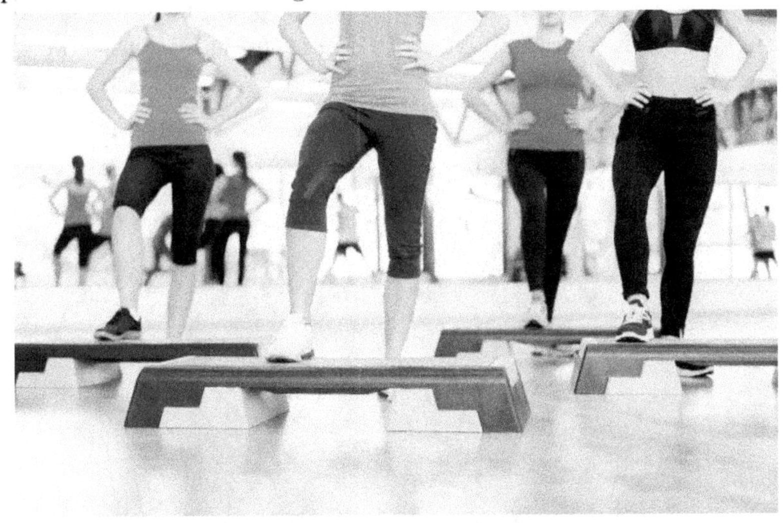

Los adultos jóvenes realizan step-ups juntos

Sentadillas en silla en pareja

Este ejercicio requiere una silla resistente. Los compañeros pueden servir de apoyo para ayudarse mutuamente a realizar la sentadilla, o bien pueden utilizarse dos sillas y los compañeros pueden realizar las sentadillas juntos.

1. Encuentre una silla que no sea demasiado profunda. Querrá poder levantarse utilizando solo las piernas y los glúteos. Siéntese en la

silla, de modo que sus pies queden firmemente plantados en el suelo frente a usted, ligeramente separados a la anchura de las caderas. Desplácese hacia delante si es necesario para lograr esta posición. Sus rodillas deben formar un ángulo de unos 90 grados.

2. El compañero 2 puede colocarse un paso por delante de usted con los codos doblados en un ángulo cercano a los 90 grados con las palmas de las manos hacia arriba para apoyarse.

3. Compañero 1, debe mantener la espalda recta y el cuello neutro. Inclínese un poco hacia delante desde las caderas. Extienda los brazos hacia delante. Exhale y enderece las rodillas y las caderas para levantarse de la silla. Presione hacia delante a través de las caderas y hacia arriba a través de los pies. Mientras se levanta, si es necesario, utilice las manos del compañero 2 como apoyo para completar el movimiento. Debería terminar de pie justo delante de la silla, mirando a su compañero.

4. Inhale y baje lentamente hacia abajo y hacia atrás en la silla hasta que las rodillas y los pies vuelvan a estar en la posición inicial.

5. Repita este movimiento durante tres series de 12 repeticiones. Descanse 60 segundos entre series. Los compañeros pueden alternar las series de sentadillas y de apoyo.

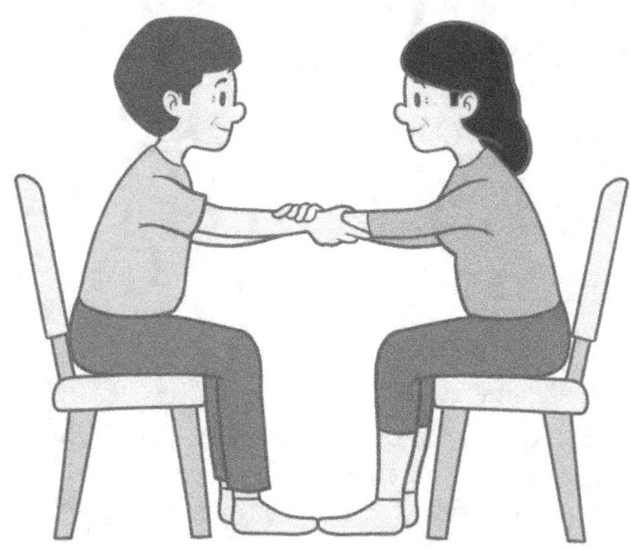

Los compañeros se ayudan mutuamente con la sentadilla en silla

<u>Elevación de piernas en pareja</u>

Este ejercicio aumenta el equilibrio, la estabilidad del tronco y la fuerza de las piernas utilizando a un compañero como apoyo si es necesario. Si los compañeros no necesitan apoyo, se pueden utilizar dos sillas y realizar el movimiento simultáneamente uno frente al otro.

1. Los compañeros deben ponerse de pie junto a una pared, una silla o la encimera de la cocina como apoyo para mantener el equilibrio. Si es posible, gire el apoyo para que los compañeros puedan mirarse y colocarse relativamente cerca. Coloque un brazo en la parte posterior del soporte si es necesario para mantener el equilibrio. El otro brazo puede ir sobre un compañero si es necesario para apoyarse.

2. Active su núcleo para ayudar a mantener el equilibrio. Exhale. Levante la pierna derecha del suelo hasta crear un ángulo de 90 grados con la rodilla. El muslo debe terminar paralelo al suelo. Mantenga el otro pie plantado en el suelo con la pierna estirada. Haga una pausa de un segundo en la parte superior.

3. Inhale. Baje lentamente el pie hasta el suelo. Los miembros de la pareja pueden turnarse levantando uno la pierna mientras el otro la baja, o pueden levantarlas simultáneamente

4. Repita este movimiento con cada pierna durante tres series de 8 a 10 repeticiones. Descanse de 30 a 60 segundos entre series.

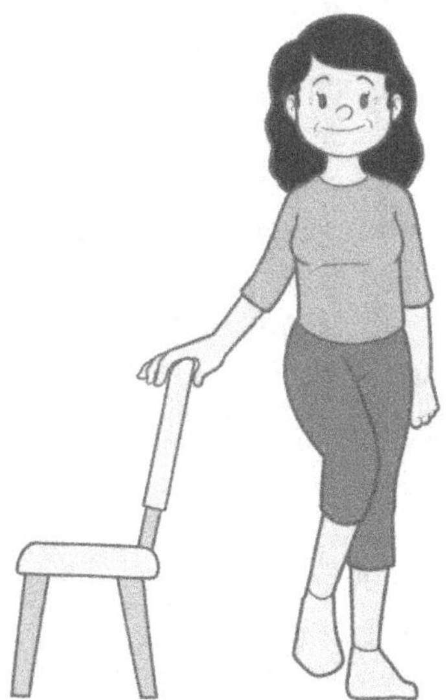

Una persona mayor realiza una elevación de piernas de pie con una silla

Beneficios del entrenamiento de piernas

Todo el mundo necesita tener unas piernas fuertes. Las piernas son el motor que le mantiene en movimiento. Las personas mayores necesitan ejercitar las piernas, ya que a medida que envejecen resulta más difícil mantener las articulaciones y los músculos. Ejercitar las piernas puede aumentar la potencia, la confianza y la movilidad.

Beneficios:

1. Fuerza

Tener unas piernas fuertes significa poder levantarse de la silla o del suelo. Necesita que sus piernas estén cómodas para sostener su cuerpo. Ejercitar las piernas con regularidad puede mantenerlas en buena forma para que le lleven a donde necesite y le levanten y bajen cuando sea necesario.

2. Reducir las lesiones

Mantener las piernas fuertes ayudará a mejorar la densidad de los huesos de las piernas. Unos huesos fuertes pueden ayudar a mantener la movilidad de las personas mayores durante más tiempo, al tiempo que contribuyen a reducir la posibilidad de sufrir lesiones graves. Ejercitar las piernas ayuda a mantener el equilibrio para el movimiento y las tareas diarias y mantiene las articulaciones lubricadas y sueltas para reducir el dolor.

3. Movimiento

El objetivo del ejercicio en la tercera edad es mantener la independencia. Ejercitando las piernas con regularidad, puede asegurarse de que será capaz de levantarse y participar en las actividades de hoy y de mañana. Cuando se pierde la fuerza y la estabilidad de las piernas, se pierde la capacidad de caminar con seguridad por sí mismo. Ser capaz de moverse significa estar activo, lo que equivale a una mejor salud cardiaca, energía y quema de calorías. Aunque solo sea por eso, debería ejercitar las piernas para mantener la capacidad de caminar o levantarse de una silla.

4. Control del peso

Mantener las piernas fuertes puede ayudar a mantener fuerte todo el cuerpo. Ejercitar las piernas con regularidad le garantiza que podrá moverse y mantenerse activo. Mantenerse activo es la clave para estar contento con la vida. Ejercite las piernas para mantener las articulaciones sanas y la sangre fluyendo. Unas piernas sanas ofrecen la oportunidad de realizar más actividades y ejercicios cardiovasculares. Estos ejercicios y actividades son una forma estupenda de quemar calorías y mantener el peso deseado. Aparte de la dieta, la actividad es la mejor manera de perder peso.

Descargo de responsabilidad:

Los ejercicios de piernas pueden ser complejos y es esencial hacerlos correctamente. Las piernas son importantes para su bienestar, así que tome todas las precauciones para no lesionárselas. Asegúrese de calentar y utilizar pesos ligeros. Poder volver a hacer ejercicio mañana y pasado es más importante que levantar pesos pesados.

Capítulo 7: El cardio y el núcleo

El cardio y el núcleo son buenos ejercicios para agrupar. Ambos ayudan a quemar grasa y a desarrollar fuerza y resistencia. Tras un calentamiento, sería aceptable una sesión de cardio y después una de núcleo (o viceversa). Los ejercicios se complementan entre sí, ya que el núcleo se utiliza a menudo durante los entrenamientos de cardio de forma suplementaria. Los ejercicios de núcleo no deben afectar a su capacidad para realizar un ejercicio de cardio, y el cardio no debe cansar los músculos del núcleo.

El cardio es uno de los ejercicios más importantes que cualquier individuo puede realizar. Le mantiene en marcha y le proporciona energía a la vez que fortalece el corazón. El corazón es responsable de mantener el bombeo de la sangre y de enviar oxígeno y nutrientes por todo el cuerpo y a los músculos. La parte emocionante del cardio es que cuanto más tiempo y más a menudo lo haga, más fácil le resultará, al igual que otras actividades.

El cardio puede realizarse a una intensidad larga, como un paseo lento, o a una intensidad alta, como un sprint. Las investigaciones han descubierto que un ejercicio de baja intensidad más prolongado es equivalente a un ejercicio corto e intenso. La diferencia es que el ejercicio de baja intensidad deberá realizarse durante un periodo más largo, mientras que los entrenamientos de alta intensidad pueden ser concisos pero agotadores.

Un ejercicio HIIT o entrenamiento a intervalos de alta intensidad es un tipo de entrenamiento que utiliza la alta intensidad durante periodos cortos una y otra vez. Entre cada ejercicio intenso, hay un periodo de descanso. Estos ejercicios son excelentes para desarrollar la capacidad cardiovascular, mejorar la potencia explosiva y quemar grasa. Esto sería lo contrario de un ejercicio de resistencia como una caminata de una hora. El HIIT puede realizarse con o sin equipamiento y puede consistir en saltar, montar en bicicleta o esprintar lo más rápido posible durante ráfagas de 15-30 segundos. El HIIT es una herramienta valiosa, pero asegúrese de obtener el visto bueno de un médico antes de participar en ejercicios de alta intensidad.

El núcleo es el centro de nuestro cuerpo que lo mantiene todo unido. Un núcleo fuerte proporciona una buena base para el movimiento y la fuerza. Al mantener fuerte nuestro núcleo, podemos ayudar a prevenir las malas posturas y mantenernos sentados y de pie erguidos. Usted utiliza su tronco mucho más de lo que cree, ya que trabaja constantemente para mantenernos apoyados. El objetivo de los ejercicios para el tronco no es necesariamente conseguir un vientre esculpido, sino fortalecerlo para que pueda disfrutar de las actividades cotidianas.

Descargo de responsabilidad: Asegúrese de calentar antes de cualquier ejercicio de cardio. Estos entrenamientos suelen implicar todo el cuerpo y mucho movimiento. Es vital estar suelto y preparado para moverse con seguridad mientras realiza los ejercicios de cardio.

Entrenamiento en casa para las piernas sin equipamiento

Caminar

Caminar parece una actividad sencilla, pero es increíblemente poderosa. Al caminar, estamos utilizando los músculos, las articulaciones y el sistema energético que el cuerpo necesita para mantenerse fuerte y seguir caminando. Una caminata puede ser rápida o lenta, y la duración puede variar, pero es una actividad que debe realizarse tan a menudo como sea posible, ya que no requiere ningún equipamiento.

1. Lleve ropa y calzado cómodos para caminar.
2. Planifique el tiempo o la distancia que desea caminar. Esto puede variar de un día a otro o de una semana a otra, dependiendo de cómo se sienta.
3. Planifique una zona para caminar.

4. Dé un paseo. Los paseos deben ser de al menos 30 minutos cada vez, si es posible. Puede ser necesario aumentar a 30 minutos al día.

5. Refrésquese y estírese adecuadamente después de caminar.

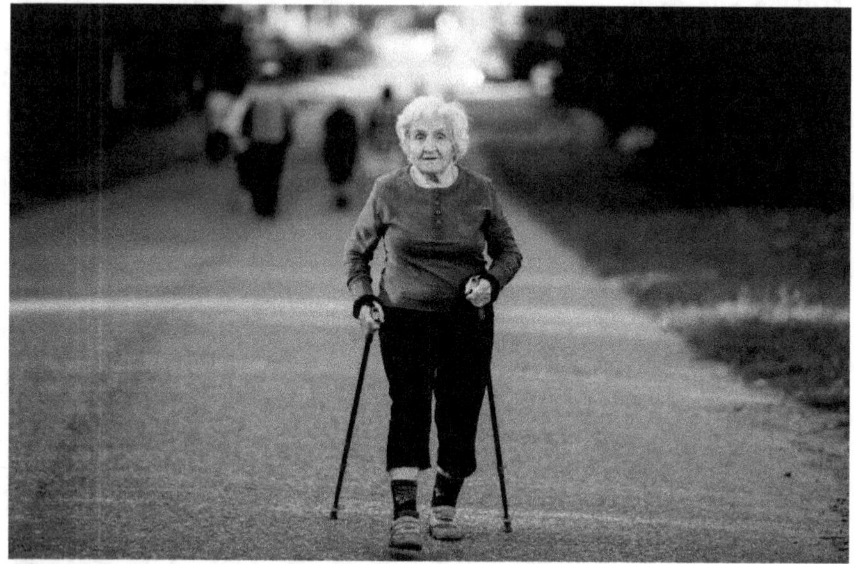

Una persona mayor de paseo

Bailar

El baile es una excelente opción para hacer cardio. Puede realizarse en el interior o en el exterior, y es una forma de hacer ejercicio divertida. Mientras se mueve al ritmo de la música, está quemando calorías y fortaleciendo el corazón. Una sesión de baile puede incluso aumentar su energía al mejorar la circulación.

1. Encuentre una zona abierta para bailar con seguridad.

2. Lleve ropa cómoda y calzado adecuado para los movimientos de baile.

3. Ponga su música favorita para moverse.

4. Baile al ritmo de la música. Intente involucrar todo su cuerpo mientras baila.

5. Las sesiones de baile deben durar unos 30 minutos si es posible. Puede hacer descansos entre canciones o dividir las sesiones de baile en dos entrenamientos de 15 minutos.

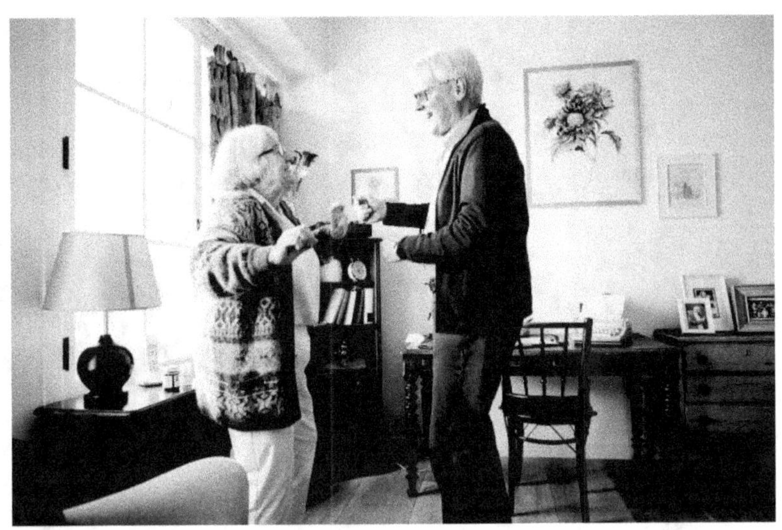

Personas mayores bailando

Planchas

Las planchas son una forma sencilla pero eficaz de fortalecer el núcleo. Existen muchas variaciones, pero esta es la plancha básica y un buen punto de partida para las personas mayores. Para que este movimiento sea más desafiante, levante las rodillas y la parte inferior de las piernas, utilizando solo los antebrazos y los dedos de los pies para levantarse del suelo.

1. Encuentre un espacio abierto donde pueda tumbarse boca abajo en el suelo con las piernas extendidas.

2. Acuéstese boca abajo y apóyese en los antebrazos separados a la altura de los hombros y las rodillas juntas. Los pulgares deben apuntar hacia el cielo y las palmas de las manos enfrentadas. La parte inferior de sus piernas puede apoyarse juntas en el suelo o mantenerse juntas en el aire.

3. Exhale. Enganche su núcleo y empuje hacia arriba a través de sus caderas para levantarlas del suelo. Los muslos y la parte superior del cuerpo deben levantarse del suelo. Apóyese con los antebrazos y las rodillas como puntos de apoyo.

4. Respire mientras se mantiene en pie durante unos 10 a 30 segundos.

5. Baje hasta el suelo. Repita este movimiento de tres a cinco series de 10 a 30 segundos cada vez. Descanse 60 segundos entre series.

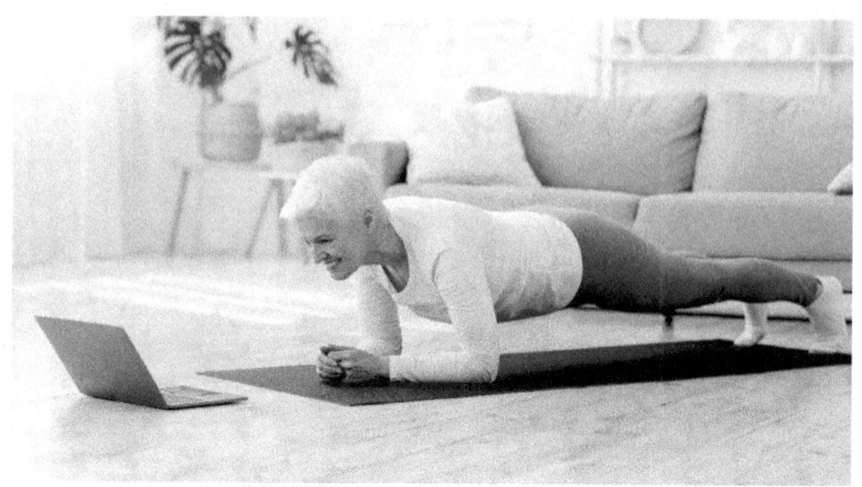

Una persona mayor realiza una plancha

Elevación de brazos y piernas

Se trata de un ejercicio de fortalecimiento del núcleo.

1. Encuentre un espacio abierto en el suelo donde pueda extender los brazos y las piernas con seguridad.

2. Colóquese en el suelo sobre las manos y las rodillas. Los hombros deben estar directamente sobre las muñecas y las caderas directamente sobre las rodillas. Mantenga la espalda recta y el cuello neutro.

3. Active el núcleo. Exhale. Levante el brazo izquierdo hacia delante como si estuviera tratando de alcanzar a alguien.

4. Al mismo tiempo, levante la pierna derecha estirada hacia atrás. Si no puede levantar los dos al mismo tiempo, puede alternar entre levantar solo el brazo y luego solo la pierna. Cuando el brazo y la pierna estén levantados, debe formar una línea con el resto del cuerpo paralela al suelo. Mantenga la posición elevada de 5 a 10 segundos.

5. Inhale mientras vuelve a bajar el brazo y la pierna. Repita esta operación con el otro brazo y la otra pierna.

6. Realice este ejercicio durante cinco series para cada combinación de brazo y pierna. Descanse de 30 a 60 segundos entre series.

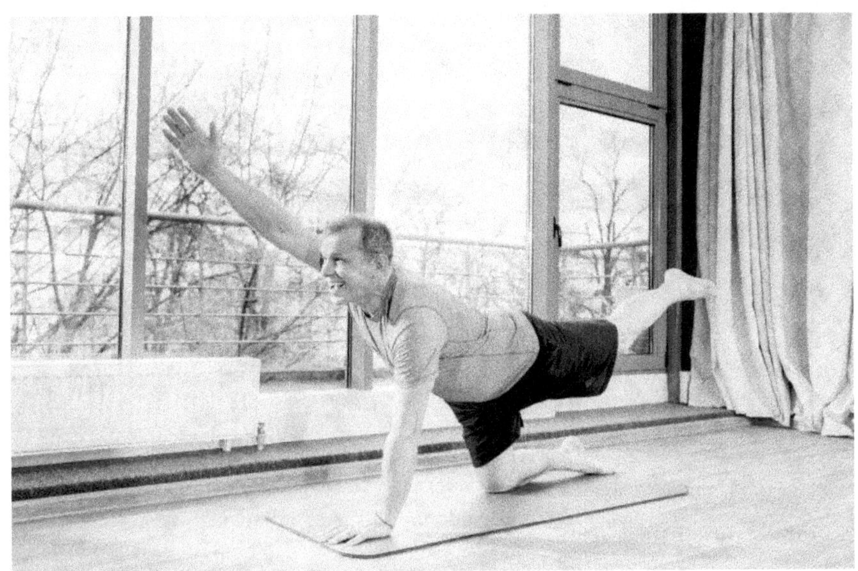

Un hombre realiza la elevación de brazos y piernas

Puente

El puente en el suelo es un movimiento seguro y eficaz para fortalecer el núcleo y las piernas. Asegúrese de trabajar el núcleo mientras realiza este movimiento, especialmente en los días de *ejercicios de núcleo*.

1. Acuéstese en el suelo boca arriba. Doble las rodillas de modo que los pies queden apoyados en el suelo a la anchura de las caderas. Extienda los brazos y coloque las palmas de las manos hacia abajo en el suelo junto al cuerpo.

2. Mantenga el cuello neutro. Active su núcleo y exhale. Empuje a través de los pies y apriete los glúteos (también conocidos como nalgas) para levantar los glúteos y la parte inferior de la espalda del suelo. Presione hacia arriba a través de las caderas. Sus muslos y su cuerpo formarán una línea recta y sus rodillas estarán en un ángulo de 90 grados en la parte superior de este movimiento. La parte superior de su espalda, hombros, pies y cabeza permanecerán en el suelo.

3. Inhale mientras vuelve a bajar a la posición inicial. La espalda y los glúteos deben estar en el suelo y las rodillas hacia atrás en un ángulo menor.

4. Repita este movimiento durante tres series de 10 a 12 repeticiones. Descanse de 30 a 60 segundos entre series.

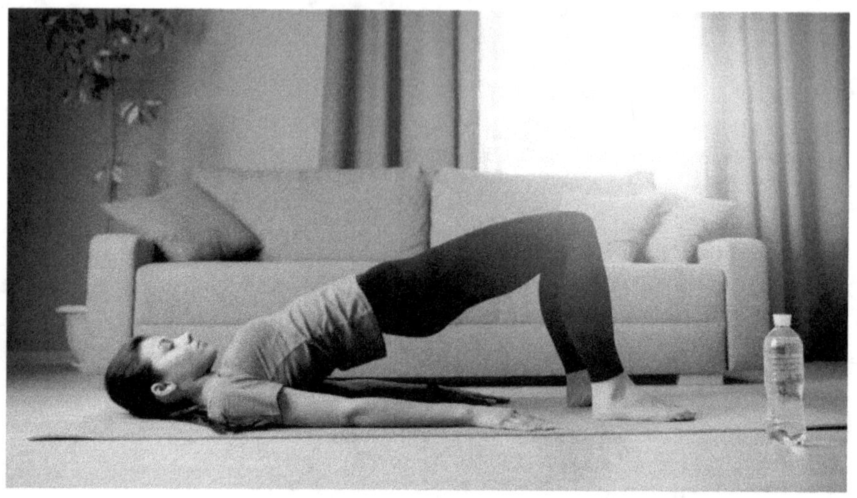

Una joven realizando un puente en el suelo

Entrenamiento en casa de cardio y núcleo con equipamiento

Estos ejercicios requerirán algo de equipamiento para realizarlos. Estos artículos se encontrarán en una tienda de deportes, en una tienda de gran almacén o en Internet.

Caminata con pesas

1. Consiga un par de mancuernas pequeñas de unas 2 libras o menos (1kg aproximadamente). Póngase ropa cómoda y calzado para caminar. Planifique una distancia o un tiempo para caminar. 30 minutos al día es el mínimo recomendado para la actividad cardiovascular diaria. Dado que existe una dificultad añadida debido a las pesas, realizar esta caminata durante un periodo de tiempo más corto podría ser lo mejor, hasta que se adquiera una buena forma física.

2. Planifique una zona segura para caminar la distancia o el tiempo programados.

3. Lleve las mancuernas con usted mientras camina, le añadirán resistencia adicional y quema de calorías. El esfuerzo adicional de moverse con las pesas mejorará la forma física cardiovascular y desarrollará la fuerza de los brazos, el agarre y el núcleo.

4. Asegúrese de enfriarse y estirarse después de su caminata.

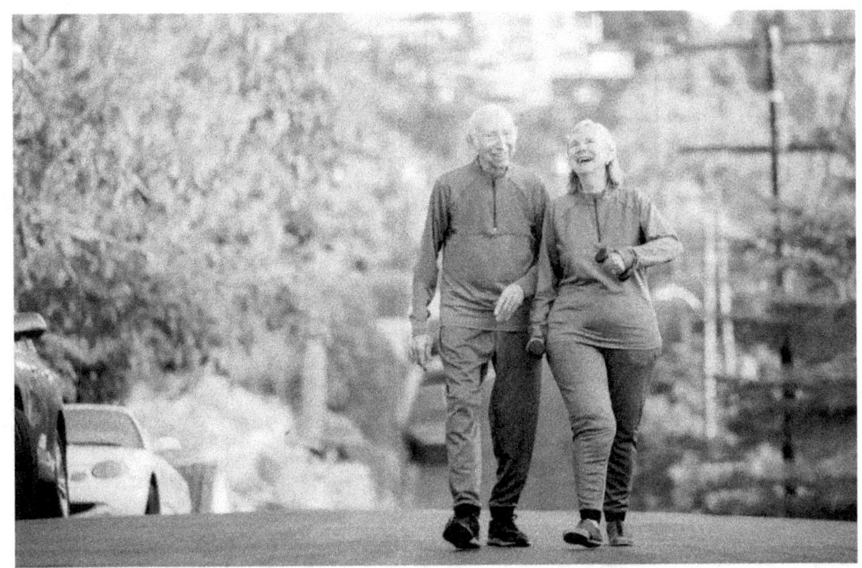

Una persona mayor caminando con pesas

Paseo del granjero

Para este ejercicio necesitará un juego de mancuernas u otros objetos con peso que tenga por casa. Dado que la distancia es más corta, si es posible, debe utilizarse un juego de pesas más pesado que cuando se realizan paseos con pesas.

1. Consiga un par de mancuernas u objetos pesados.

2. Busque un espacio interior o exterior en el que pueda caminar de un lado a otro. La franja debe tener al menos 8 grandes zancadas.

3. Levante las mancuernas con una en cada mano de modo que queden apoyadas junto a sus bolsillos.

4. Exhale y dé un paso adelante. Respire mientras camina con confianza durante unos 8 pasos manteniendo las pesas controladas a los lados. No permita que las pesas se balanceen o reboten en sus muslos.

5. Después de 8 pasos o al final de su espacio, dese la vuelta con cuidado. Haga una breve pausa para prepararse y exhale antes de volver a caminar con confianza por la línea durante otros 8 pasos.

6. Camine hacia delante y de vuelta tres veces. Descanse 30 segundos entre series.

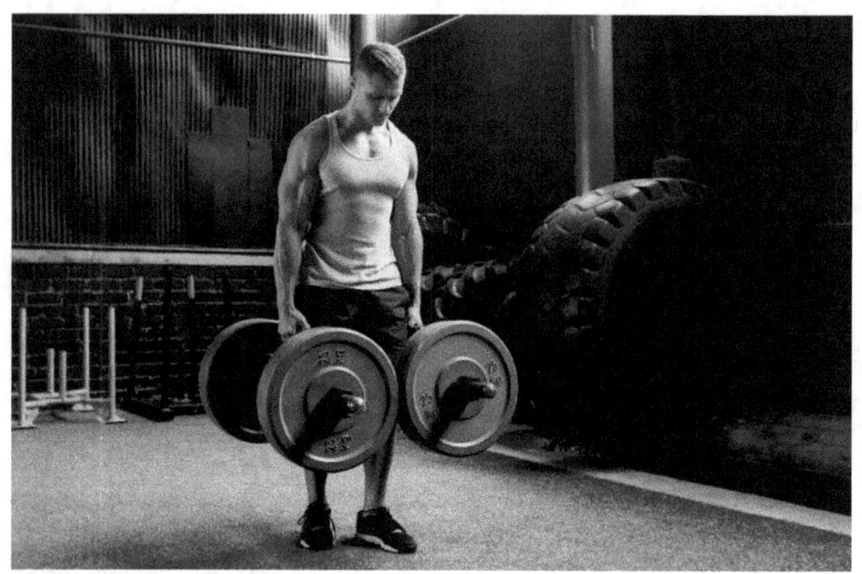

Un hombre realiza una caminata pesada del granjero

Bicicleta de mano

1. Una bicicleta de mano es un equipo que le permite hacer cardio sin utilizar las piernas. Requiere que pedalee utilizando los brazos sobre una superficie como una mesa. Es probable que tenga que pedir una bicicleta de mano por Internet. Es una gran alternativa al cardio que implica a sus piernas.

2. Consiga una mesa y una silla resistentes. La mesa debe tener espacio suficiente para que la bicicleta de mano quepa cómodamente sobre ella. Necesitará un reloj, cronómetro u otro elemento para cronometrar la duración de su entrenamiento.

3. Siéntese en la silla y muévala de modo que pueda girar adecuadamente los pedales de la bicicleta sin tener que moverse ni estirarse.

4. Mantenga la espalda recta y la cabeza erguida con el cuello neutro.

5. Coloque las manos en los pedales de la bicicleta de mano.

6. Gire con cuidado los pedales moviendo los brazos en círculos.

7. Es mejor aumentar lentamente el tiempo que pasa en la bicicleta de mano. Con el tiempo, puede ser un ejercicio cardiovascular que dure 15 minutos o más cada vez.

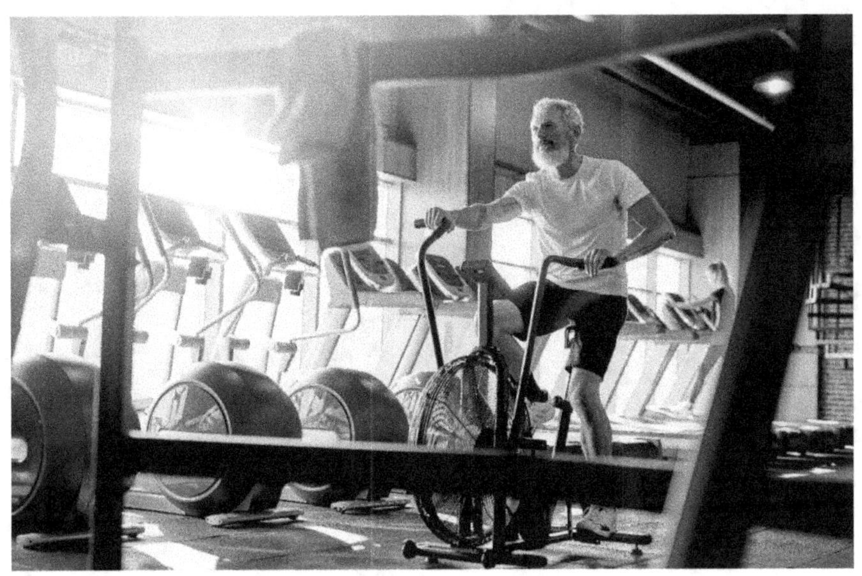

Un hombre utiliza la bicicleta de mano

Elevaciones de piernas rectas sentado

Las elevaciones de piernas son un movimiento básico que puede realizarse con seguridad en una silla robusta.

1. Siéntese en una silla robusta colocada de forma que pueda estirar las piernas frente a ella.

2. Desplácese hacia delante en la silla y extienda las piernas. Apoye los talones en el suelo delante de usted. Sus piernas deben formar una línea recta formando un ángulo de unos 45 grados con el suelo. Apóyese manteniendo las manos en la parte superior de los muslos o agarrándose a los lados de la silla.

3. Mantenga la espalda recta y el pecho erguido. Contraiga el tronco. Exhale y levante lentamente la pierna derecha hasta que quede paralela al suelo.

4. Haga una breve pausa en la parte superior antes de inspirar y volver a bajar el talón hasta el suelo. Cambie de pierna.

5. Complete tres series de 8 repeticiones para cada pierna. Descanse de 30 a 60 segundos entre series.

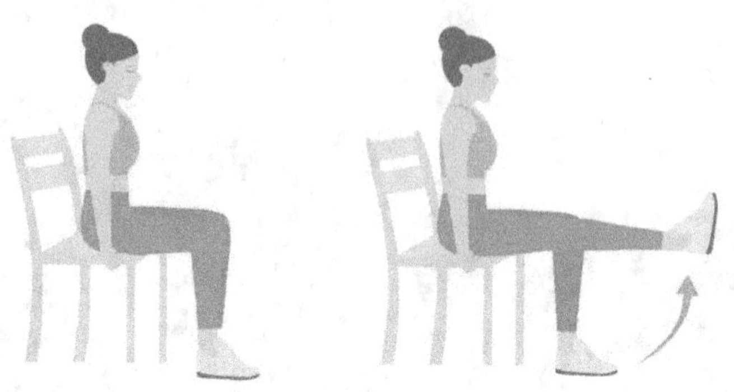

Una mujer realiza elevaciones de piernas rectas sentada

Estiramiento oblicuo sentado

El estiramiento oblicuo trabaja los músculos de los lados del abdomen.

1. Siéntese erguido en una silla robusta sin brazos.

2. Coloque la mano derecha detrás de la cabeza con el codo apuntando hacia la derecha. Apunte con el brazo izquierdo hacia abajo junto a su costado izquierdo.

3. Active su núcleo. Inhale y baje la mano izquierda hacia el suelo. Deje que su cuerpo se incline hacia el lado izquierdo. Su codo derecho debe apuntar más alto hacia el cielo mientras su cabeza se inclina hacia el lado izquierdo.

4. Exhale. Utilice su núcleo para tirar de su cuerpo desde la izquierda y volver a la posición neutral.

5. Cambie de lado y repita.

6. Realice dos series de 8 a 10 repeticiones para cada lado. Descanse 30 segundos entre series.

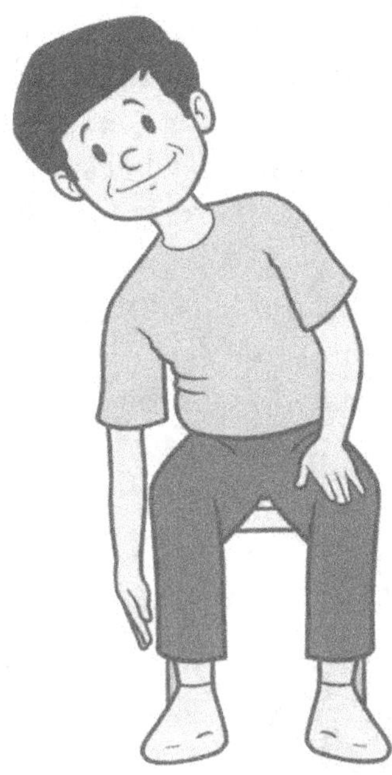

Un hombre realiza un estiramiento de oblicuos sentado

Entrenamiento de gimnasio para cardio y núcleo

Estos entrenamientos deben realizarse utilizando el equipo disponible en el gimnasio.

<u>Máquina elíptica</u>

1. Encuentre una máquina elíptica, ya sea sentado o de pie. La elíptica tendrá brazos y piernas móviles, y la zona de las piernas tendrá grandes plataformas en forma de pies para sus pies. Asegúrese de calentar adecuadamente antes de realizar ejercicios de cardio.

2. Suba con cuidado a las plataformas para los pies mientras se agarra a las empuñaduras para apoyarse. Ajuste las empuñaduras o el asiento si es necesario, para que pueda extender adecuadamente los brazos y las piernas sin estirarse en la máquina. Muchas máquinas le permitirán simplemente empezar a moverse en ellas sin tener que ajustar nada específico como la resistencia.

3. Fije un tiempo de duración y un nivel de resistencia en la máquina si lo desea. La mayor resistencia lo hará más difícil, pero también le ayudará a mejorar la fuerza de su espalda, brazos, pecho y piernas. Agarre las empuñaduras y mueva los brazos hacia delante y hacia atrás mientras pedalea hacia arriba y hacia abajo con los pies en las plataformas. Mantenga la espalda recta y el cuello neutro durante el ejercicio.

4. Continúe este movimiento durante 30 minutos, si es posible, para un bajo impacto en sus articulaciones con un alto beneficio cardiovascular. Tenga cuidado al subir y bajar de la máquina, ya que tiene múltiples partes móviles.

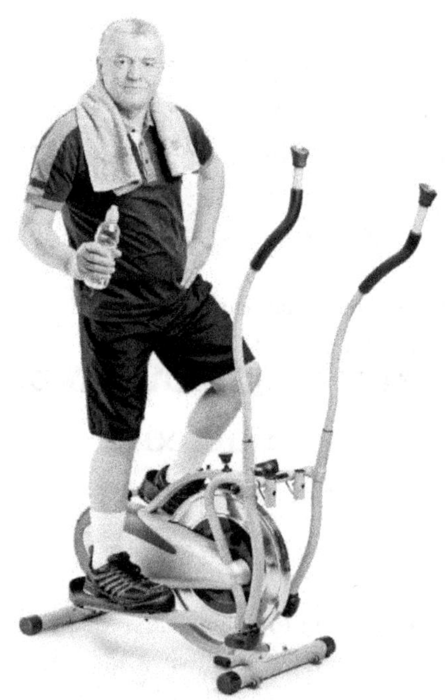

Una persona mayor en una máquina elíptica

Bicicleta reclinada

1. Encuentre una bicicleta reclinada en el gimnasio.

2. Ajuste el asiento de modo que pueda extender adecuadamente las piernas sin estirarse demasiado mientras pedalea. Ajuste las correas de los pedales para que se ajusten bien a sus pies.

3. Ajuste la configuración de la bicicleta a un tiempo, distancia y nivel de resistencia específicos. Muchas bicicletas le permitirán simplemente pedalear sin ajustar nada si así lo desea.

4. Mantenga la espalda recta y la cabeza erguida. Empuje los pedales con los pies y sujétese al manillar para mayor estabilidad.

5. Continúe pedaleando al ritmo que desee durante 30 minutos o más si es posible.

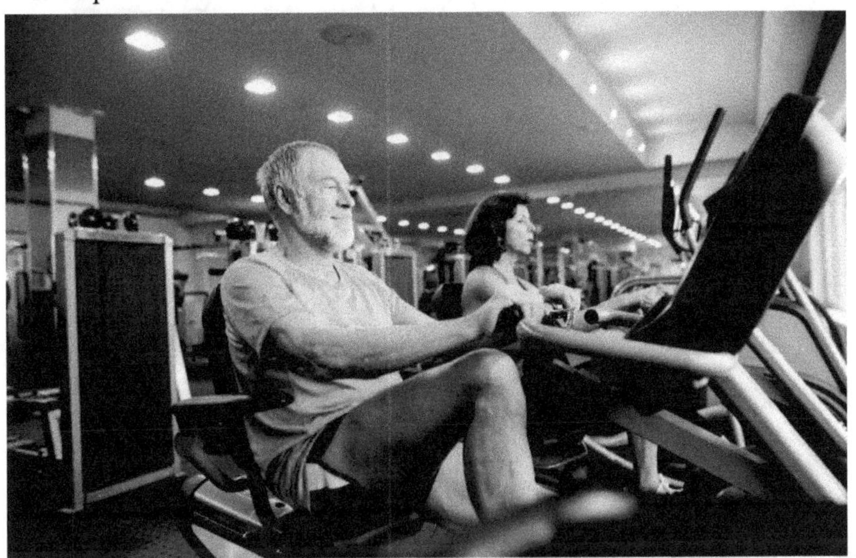

Personas mayores utilizando la bicicleta reclinada

Caminar en cinta

La cinta de correr es una excelente opción de cardio para caminar en un lugar seguro, fuera de los elementos, y con la opción de añadir una inclinación fácilmente.

1. Encuentre la cinta de correr en el gimnasio. Será una pista plana con brazos a los lados y un gran panel de control en la parte delantera. Asegúrese de calentar antes de los ejercicios de cardio.

2. Súbase a la cinta de correr detenida e inicie el programa utilizando el panel de control. Deberá ajustar la velocidad y los números de inclinación. Comience con una velocidad baja y sin inclinación para empezar.

3. Una vez que aumente la velocidad en la máquina, la cinta de correr empezará a moverse. Camine al ritmo de la cinta. Mantenga el pecho erguido y el cuello neutro. Utilice las barandillas de apoyo laterales si es necesario o para bajarse de la cinta.

4. Para reducir la velocidad o parar la máquina, reduzca la velocidad o pulse el botón de parada de emergencia. Para aumentar la intensidad, añada una inclinación a la marcha para caminar cuesta arriba.

5. Intente caminar de forma continuada durante al menos 30 minutos si es posible. Siempre puede parar la cinta y descansar antes de continuar el entrenamiento y completar los 30 minutos.

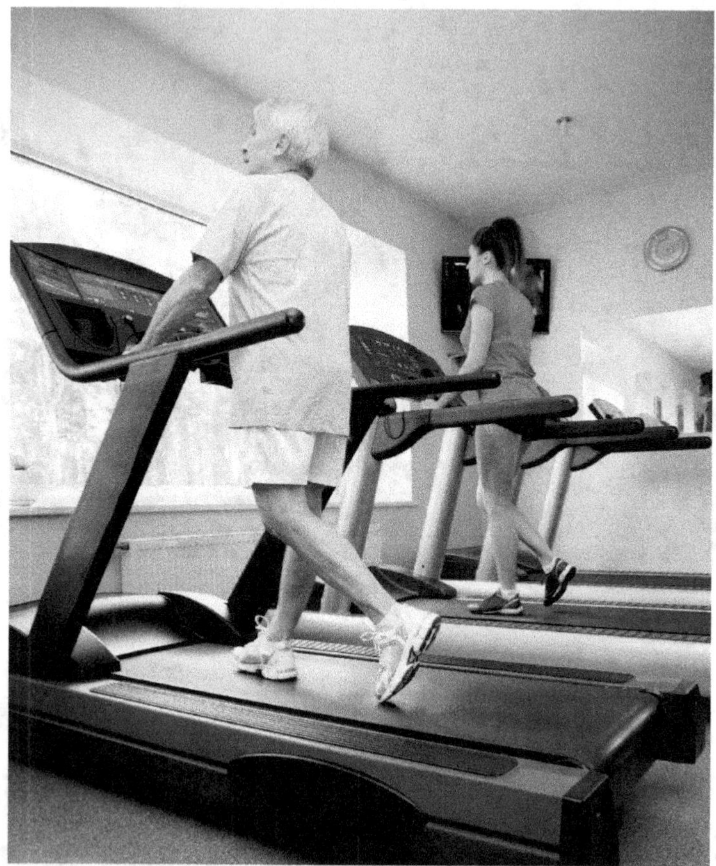

Una persona mayor camina en una cinta

Press Pallof

El press pallof utiliza la máquina de poleas para ayudar a mejorar la fuerza y la estabilidad del tronco.

1. Encuentre la máquina de poleas. Querrá el lado frente al que pueda estar de pie y que permita que el cable cuelgue libremente con una altura ajustable.

2. Ajuste el peso de modo que sea lo suficientemente ligero para que pueda realizar este ejercicio. Fije el agarre de empuñadura rectangular simple al cable. Ajuste la altura del cable a la mitad de la máquina.

3. Colóquese de pie con el lado derecho mirando hacia la polea. Agarre la empuñadura con ambas manos, entrelazando los dedos. Dé un paso lateral alejándose de la máquina. Separe los pies a la altura de los hombros. Gire el cuerpo hacia la derecha y vuelva al centro para tensar el cable.

4. La empuñadura debe estar a la altura del pecho y cerca del cuerpo. El cable tirará de usted hacia la máquina, pero sus abdominales resistirán el tirón.

5. Exhale. Extienda los brazos delante del pecho, empujando la empuñadura lejos del cuerpo. Haga una pausa de 5 segundos con los brazos completamente extendidos, sujetando la empuñadura.

6. Inhale y vuelva a colocar lentamente la empuñadura frente a su pecho.

7. Repita el movimiento durante tres series de 10 repeticiones. Mantenga la posición de 5 a 10 segundos cada vez que extienda los brazos. Descanse de 30 a 60 segundos entre series. Cambie de lado y repita las series y repeticiones en el lado izquierdo.

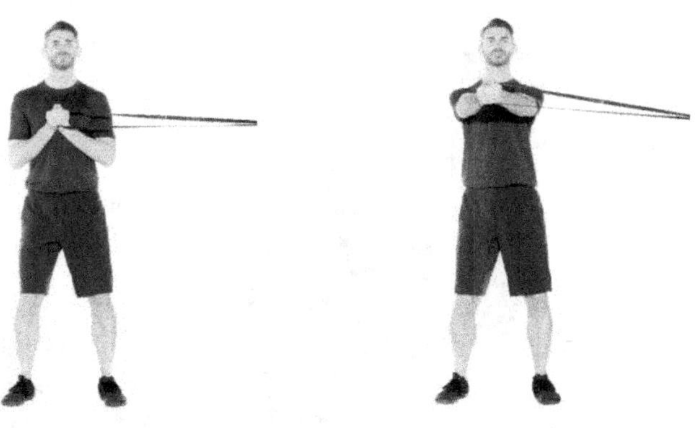

Un hombre realiza el press pallof

<u>**Equilibrios de piernas con pelota de ejercicios**</u>

Una pelota de ejercicios es una herramienta versátil para dar sabor a los ejercicios y realizar movimientos básicos. La pelota de ejercicios es un balón hinchable gigante que la mayoría de los gimnasios deberían tener.

1. Encuentre una pelota de ejercicios, una esterilla de yoga y un espacio abierto dentro del gimnasio. Si lo necesita, puede utilizar una pelota de ejercicios más pequeña, ya que le resultará algo más fácil. También puede comenzar este ejercicio sin pelota para empezar.

2. Acuéstese en la esterilla mirando hacia arriba. Sujete la pelota de ejercicios con las manos por encima del pecho. Mantenga las piernas separadas a la anchura de las caderas con las rodillas dobladas unos 90 grados.

3. Levante las piernas del suelo. Las rodillas deben estar directamente sobre las caderas y la parte inferior de las piernas paralela al suelo.

4. Coloque la pelota de ejercicios encima de sus espinillas. Equilibre la pelota allí. Mantenga los brazos extendidos, con las palmas en el suelo a los lados para apoyarse.

5. Active su núcleo. Inhale y extienda lentamente las piernas hacia fuera con la pelota en equilibrio.

6. Exhale y tire con cuidado de las piernas hacia atrás hasta que estén en la posición inicial.

7. Repita este movimiento manteniendo el balón en equilibrio durante tres series de 5 a 8 repeticiones. Descanse 60 segundos entre series.

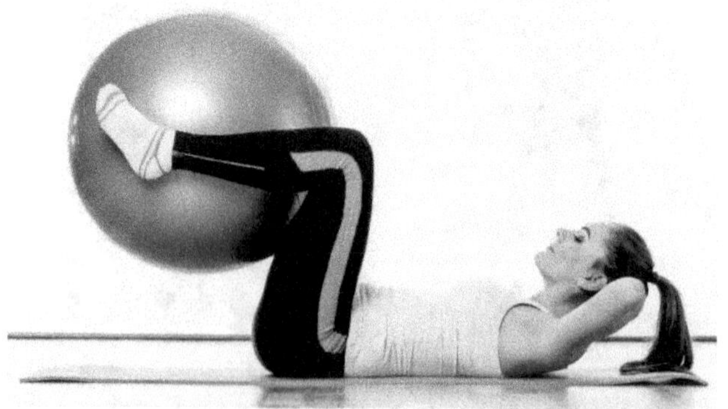

Una mujer hace equilibrios con una pelota de ejercicios sobre las piernas

Ejercicios en pareja para cardio y núcleo

Estos ejercicios deben realizarse con un compañero para mayor seguridad y apoyo. Los compañeros deben proporcionar motivación a la vez que se aseguran de que su compañero de entrenamiento realiza el ejercicio con seguridad.

Relevo de caminata de valija (suitcase carry)

Para este ejercicio necesitará una o dos mancuernas, kettlebells (pesa rusa) u otro objeto con peso, como un bolso. La caminata de valija combina el núcleo y cardio mientras usted camina manteniendo el núcleo comprometido.

1. Coja una mancuerna y encuentre un espacio abierto y recto donde pueda dar de 8 a 10 pasos seguidos. Este ejercicio puede beneficiarse de un peso mayor, ya que solo llevará una.

2. El compañero 1 levantará la mancuerna con la mano derecha, y deberá dejarla colgando en la zona del bolsillo derecho de su pantalón. El compañero 2 se colocará al lado del compañero 1, mirando en la misma dirección.

3. Active su núcleo y camine con confianza por el espacio mientras lleva la pesa a su lado. No balancee la pesa ni permita que se mueva. Mantenga la espalda recta y el cuello neutro. Intente no inclinarse en la dirección de la pesa. Utilice su núcleo para mantener una postura adecuada y camine con la mayor normalidad posible.

4. El compañero 1 debe caminar hacia el otro lado del espacio, darse la vuelta con cuidado y volver a caminar hacia el lado izquierdo del compañero 2 y entregar la pesa a la mano izquierda de este. El compañero 2 debe entonces caminar a través del espacio tal como lo hizo el compañero 1.

5. El compañero 2 debe activar el núcleo y caminar de vuelta a través del espacio con confianza. Mantenga la espalda recta y utilice el tronco para mantener una postura correcta al caminar.

6. En este regreso, el compañero 2 debe pasar el peso al lado izquierdo del compañero 1. La pesa puede entregarse o colocarse en el suelo para que el compañero 1 la recoja.

7. El compañero 1 realizará la misma rutina llevando la pesa en la mano izquierda.

8. Aunque alternándose, cada pareja debe caminar hacia fuera y hacia atrás dos veces en total mientras sujeta la pesa en la mano derecha y luego hacia fuera y hacia atrás dos veces en total mientras sujeta la pesa en la mano izquierda.

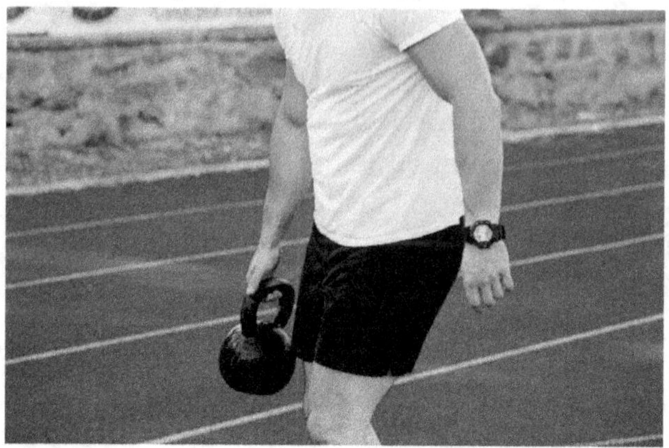

Un hombre realiza una caminata de valija

Caminar y hablar

1. Planifique un encuentro con su pareja en algún lugar donde puedan caminar juntos una cierta distancia.

2. Pónganse de acuerdo sobre la duración o la distancia que ambos pueden caminar.

3. Reúnanse y caminen juntos. Hablar durante el paseo hace que el tiempo vuele y ayuda a mejorar su cardio.

4. Si es posible, se recomiendan al menos 30 minutos diarios de cardio.

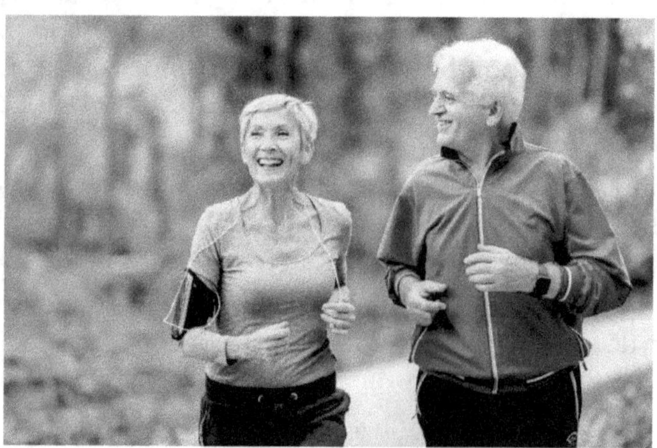

Personas mayores caminando juntas

Lanzamiento de pelota

Este ejercicio puede realizarse utilizando una pelota de ejercicios, una pelota de baloncesto estándar o un balón de fútbol. El lanzamiento de la pelota combina cardio, equilibrio y fuerza abdominal.

1. Coja una pelota de ejercicios y busque una zona abierta donde los socios puedan colocarse a poca distancia el uno del otro.

2. Las parejas deben separarse y colocarse frente a frente. Mantengan las piernas separadas a la anchura de los hombros y la espalda recta.

3. Compañero 1, levante la pelota por delante de su cuerpo hasta aproximadamente la altura del pecho. Active el núcleo. Exhale y lance la pelota hacia el compañero 2 haciéndola rebotar una vez en el suelo entre ustedes.

4. Compañero 2, coja la pelota. Vuelva a colocarse en posición si ha tenido que moverse. Active el núcleo. Exhale y rebote la pelota hacia el compañero 1.

5. Los compañeros pueden lanzar la pelota ligeramente a un lado del otro para fomentar un mayor movimiento al cogerla.

6. Lancen la pelota de un lado a otro durante 15 minutos mientras charlan.

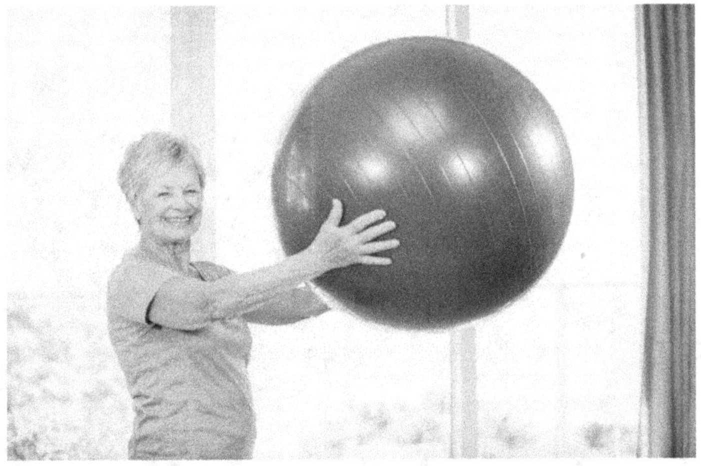

Una persona mayor sujetando una pelota de ejercicios

Pase de pelota espalda con espalda

Para este ejercicio, necesitará una pelota de ejercicios, de baloncesto u otra similar. Se puede utilizar una pelota más pesada si ambos miembros de la pareja tienen un nivel de forma física adecuado.

1. Los miembros de la pareja deben permanecer de pie o sentados espalda con espalda en función de su nivel de forma física.

2. Mantenga las piernas separadas a la anchura de las caderas. Si está sentado, mantenga las rodillas flexionadas y los pies apoyados en el suelo. Si está de pie, mantenga las rodillas ligeramente flexionadas.

3. El compañero 1 empezará sujetando la pelota en el punto medio del cuerpo. Flexione los codos a unos 90 grados y mantenga los brazos separados a la altura de los hombros.

4. El compañero 1 contraerá el tronco, exhalará y girará con cuidado hacia la izquierda mientras sujeta la pelota.

5. El compañero 2 girará hacia la izquierda simultáneamente para recibir el balón. El compañero 1 soltará la pelota y el compañero 2 la cogerá. Los compañeros 1 y 2 inhalarán y volverán al centro.

6. El compañero 2 girará hacia la izquierda mientras sujeta el balón en el punto medio del cuerpo con los codos doblados. El compañero 1 girará hacia la derecha para recibir el balón.

7. Continúen pasando el balón alrededor de los cuerpos. Las parejas deben girar 10 veces a la derecha y 10 veces a la izquierda en una sola serie. Descansen 60 segundos entre series. Cada pareja debe realizar de dos a tres series en total.

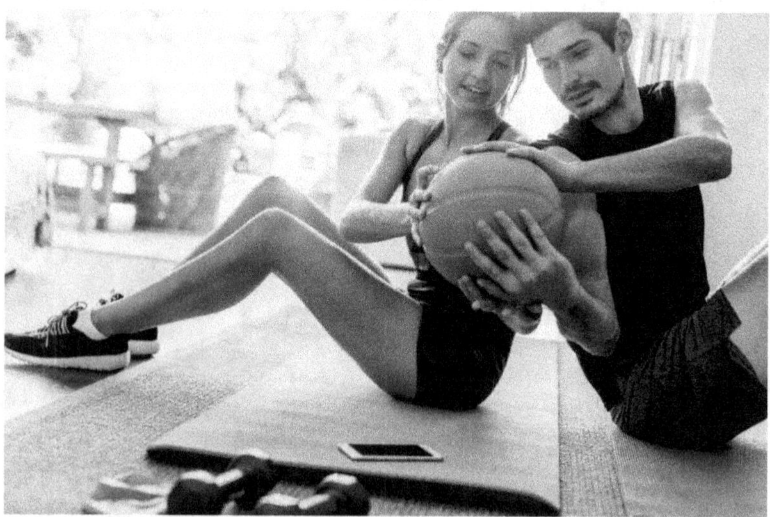

Adultos realizando un pase de pelota espalda con espalda

Beneficios del entrenamiento cardio y del núcleo

El cardio y el núcleo trabajan juntos porque le mantienen apoyado y en movimiento a diario. Usted utiliza el cardio y el núcleo con más frecuencia de lo que cree. Se daría cuenta muy rápidamente si su cardio fuera deficiente o su núcleo demasiado débil, y la vida se le haría más difícil. Ejercitar el núcleo y realizar cardio tiene muchos beneficios.

Beneficios:

1. Resistencia

El cardio es lo que le mantiene en marcha a lo largo del día. Al entrenar cardio, está aumentando su capacidad para seguir adelante. Cuanto más ejercicio cardiovascular haga, más tiempo podrá mantenerse activo y lleno de vida. La resistencia cardio es la fuerza para subir las escaleras sin tener que pararse a recuperar el aliento.

2. Reduce las lesiones

El cardio mantiene su corazón bombeando. Sin cardio, el corazón empezaría a debilitarse. El cardio ayuda a reducir sus posibilidades de sufrir enfermedades cardiacas y otras afecciones. Al realizar cardio, está tomando una "píldora" extra que el médico no puede darle para proteger su salud en general. El cardio puede ayudar a reforzar el sistema inmunológico y a mantener frescas las articulaciones. El cardio es una forma de ejercicio protector general que el cuerpo necesita. Un núcleo fuerte puede ayudar a evitar que nos caigamos cuando nos agachamos o alcanzamos un objeto. Un núcleo fuerte ayuda a sostener una espalda y una parte superior del cuerpo fuertes. El núcleo también es crucial para movimientos como ponerse en cuclillas y volver a levantarse sin tambalearse ni caerse.

3. Movimiento

El cardio le permite moverse. Si hace cardio, podrá moverse mucho. Cuanto más cardio haga, más energía tendrá para mantenerse despierto cuando quiera jugar con sus nietos o mascotas. El cardio es actividad, y la actividad es uno de los principales requisitos para una vida feliz y sana. Entrenar el tronco le permite moverse con más fluidez y libertad. El núcleo sostiene su cuerpo y le ayuda a realizar la mayoría de las tareas diarias que lleva a cabo sin darse cuenta. Si mantiene fuerte el núcleo, podrá seguir adelante durante más tiempo y mantener la estabilidad a medida que envejece.

4. Control del peso

El cardio es la respuesta a cómo perder peso. Manteniendo el cardio, se mantiene al día de las calorías que necesita quemar. El cardio es la mejor manera de vencer la grasa corporal no deseada o de ayudarle a perder unos kilos por su salud. El cardio le ayuda a mantenerse en marcha y las articulaciones sueltas, para que pueda seguir manteniéndose activo y controlar su peso a diario.

Descargo de responsabilidad:

El cardio es una parte esencial de la forma física, pero es crucial que hable con su médico para asegurarse de que está lo suficientemente sano para ciertos ejercicios. El cardio puede suponer un reto, y existen riesgos de caídas o de estar lejos de casa dando un paseo, por ejemplo. Hable con su médico y llame a su pareja si le preocupa su seguridad al realizar estos ejercicios.

Capítulo 8: Equipamiento esencial

El ejercicio puede y debe ser agradable. Requiere esfuerzo, pero al final debería sentirse bien. El ejercicio es como pequeños juegos que ayudan a potenciar su cuerpo a través de actividades. Las numerosas opciones de equipamiento son un aspecto del ejercicio que puede ser tanto negativo como positivo. El equipamiento puede ser una motivación para aquellos que no quieren malgastar su inversión, pero también puede echar para atrás a algunos usuarios que no están seguros de qué comprar y qué no.

Por lo general, el ejercicio requiere cierto equipamiento. Cuanto más equipamiento tenga, más opciones tendrá para la selección de ejercicios. Esto puede beneficiar a algunos que se aburren rápidamente con el mismo ejercicio o a los que tienen objetivos más avanzados que intentan alcanzar diversificando. Sin embargo, el equipamiento no es necesario para hacer un buen ejercicio. Puede empezar a moverse rápidamente, como en el caso del baile para hacer cardio.

El aspecto del equipamiento en el ejercicio puede ser abrumador porque cada nivel tiene muchas opciones. Ahora que ya tiene todos los ejercicios para mantenerse en forma, repasaremos el equipamiento que puede o no necesitar para realizar esos ejercicios. También le daremos una idea de lo necesarios que son los distintos equipos para mantenerse en forma. Seleccionar y comprar equipamiento puede ser un motivador positivo para ejercitarse, ya que le servirá como recordatorio para entrenar y como un aspecto divertido y personalizado de todo el proceso.

He aquí algunas opciones en cuanto a equipamiento y orientación sobre en qué pueden ayudar estos artículos.

Mancuernas

Esenciales.

Las mancuernas son una parte importante del fitness y se utilizan en casi todos los programas de entrenamiento con pesas. El entrenamiento con mancuernas puede ayudar a desarrollar fuerza, perder peso o mantener la capacidad de realizar movimientos funcionales.

Las mancuernas vienen en muchas formas y pesos. Es mejor empezar por lo bajo cuando se empieza con un programa de ejercicios, y también se recomienda conseguir varios pesos diferentes si es posible. Tener mancuernas ofrece la posibilidad de hacer ejercicio en casa. Son la base de muchos de los ejercicios que debe realizar.

Aspectos positivos

- Las mancuernas no ocupan demasiado espacio, ya que pueden apilarse contra la pared o esconderse debajo de la cama.

- Son fáciles de usar, ya que puede coger una y empezar a moverla para realizar muchos ejercicios.

- Proporcionan diferentes opciones y variaciones de ejercicios cuando se utiliza una en lugar de un conjunto.

Aspectos negativos

- Son algo caras. Suelen costar alrededor de la misma cantidad que el peso real indicado. Aunque pueden ser caras, duran mucho tiempo y pueden utilizarse a diario.

Pueden ser peligrosas porque son pesadas e implacables. Puede dejar caer una mancuerna o patearla contra el suelo y posiblemente hacerse daño. Dejar caer una banda de resistencia no le hará tanto daño, pero tienen su propio conjunto de inconvenientes.

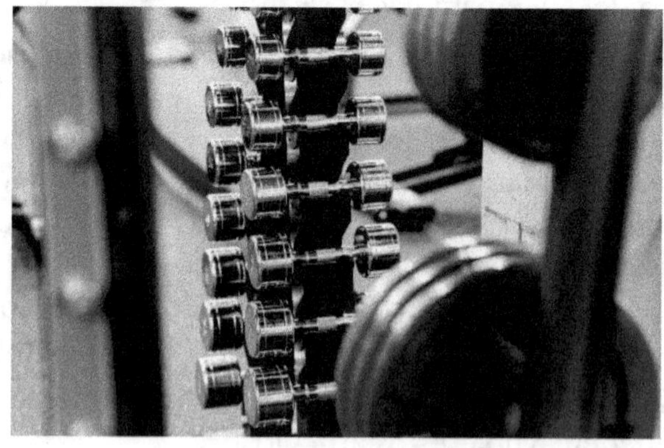

Un soporte para mancuernas

Barras de peso

No son imprescindibles.

Las barras de peso funcionan de forma muy similar a las mancuernas. Tienen una barra larga y pesada que requiere que se carguen en ellas placas de peso para hacer ejercicio. Se utilizan para desarrollar la fuerza, son una parte importante del fitness y se emplean en la mayoría de los programas de entrenamiento con pesas.

Las barras pueden ser una gran opción para los levantadores de pesas, los culturistas y aquellos que disponen de espacio suficiente en casa para ejercitarse. Con una barra, puede realizar movimientos compuestos y de cuerpo entero, como sentadillas y peso muerto.

Aspectos positivos

- Ideal para grandes movimientos.
- Puede cargar mucho peso en una barra para realizar levantamientos más pesados.
- Duran mucho tiempo. Las barras y sus pesas son muy duraderas.

Aspectos negativos

- Ocupan espacio. La barra es larga y normalmente pesada, y los discos suelen ser más grandes que los platos de cocina.
- Los discos tendrán que comprarse por separado. Los discos de una barra tendrán que comprarse en juegos, ya que ambos lados de la barra están cargados. Esto significa que posiblemente tenga que comprar muchos discos para realizar un entrenamiento completo.
- Necesita espacio para realizar los movimientos con una barra. Aunque la barra es una gran herramienta, necesitará un espacio abierto y posiblemente un gran y caro soporte para sentadillas que le ayude a realizar algunos ejercicios con ella.

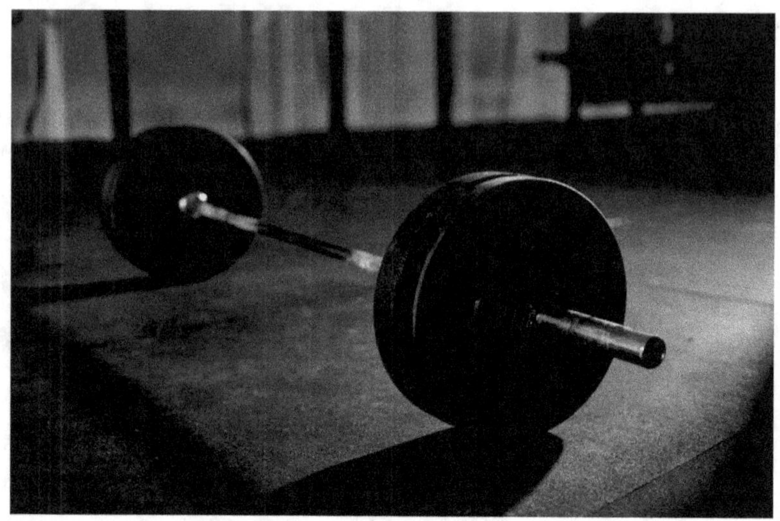

Una barra cargada con discos de pesas

Bandas de resistencia

No son imprescindibles, pero sí recomendables.

Las bandas de resistencia son una gran alternativa a las mancuernas. Son ligeras y no ocupan espacio, pero pueden proporcionar resistencia para el entrenamiento de fuerza. Las bandas de resistencia también pueden ayudar con ciertos movimientos de rotación o tracción que son superiores a los de las mancuernas. Las bandas de resistencia vienen en muchos pesos y tipos diferentes; hay versiones con empuñadura y sin empuñadura.

Una de las funciones más importantes de las bandas de resistencia es proporcionar terapia. Pueden utilizarse para maniobras de estiramiento y ejercicio para aquellos que no pueden utilizar pesas debido a restricciones físicas. Aunque son una gran herramienta, no son necesarias para un buen entrenamiento.

Aspectos positivos

- Las bandas de resistencia se prescriben a menudo a las personas mayores como una opción más segura que las pesas reales. Pueden ejercer menos tensión sobre las articulaciones.

- Son pequeñas y ligeras, por lo que no corre el riesgo de que se le caigan y le provoquen lesiones. Puede dejar caer rápidamente una banda de resistencia sin apenas consecuencias si es demasiado para usted.

- Las bandas de resistencia son fáciles de guardar o llevar con usted, ya que se pueden meter en una bolsa pequeña o en un cajón.

Aspectos negativos

- Pueden romperse y hacerle daño si no tiene cuidado. Aunque es algo que no es muy frecuente, una banda de resistencia podría soltarse o romperse y golpear bruscamente al usuario.

- Puede necesitar algo a lo que sujetarlas mientras realiza muchos movimientos de ejercicio. Mientras que puede coger una mancuerna y empezar a levantar peso, las bandas de resistencia suelen requerir un montaje con un anclaje para sujetar el otro extremo de la banda.

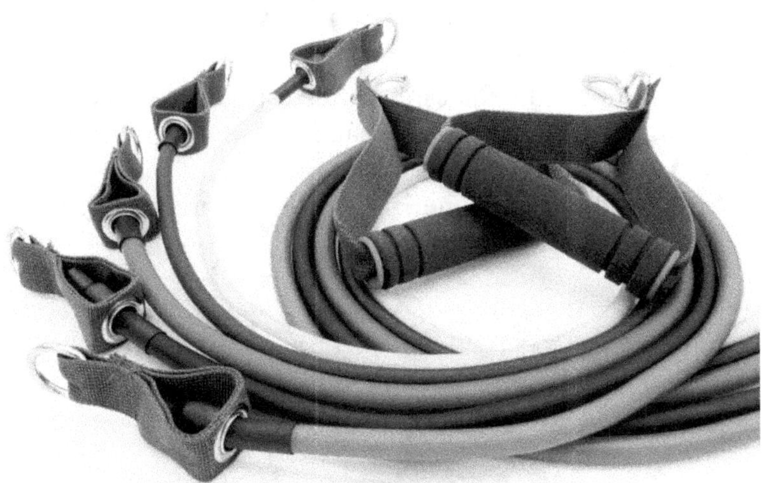

Un juego de bandas de resistencia con agarraderas

Cuerda de saltar

No es imprescindible.

La cuerda de saltar es una pieza del equipo de ejercicio tradicional que es genial para el cardio. Saltar a la cuerda es un ejercicio sencillo, pero no es para todo el mundo. No es la mejor idea para las personas mayores andar dando saltos, ya que muchos tienen restricciones físicas, además de que sus articulaciones envejecidas no apreciarán el esfuerzo.

Saltar la cuerda es un ejercicio recomendado para muchos, pero no es la mejor opción para las personas mayores. Requiere ritmo y velocidad para realizar el movimiento y saltos constantes.

Aspectos positivos

- Las cuerdas de saltar son baratas y pueden comprarse en muchos sitios a buen precio.
- Las cuerdas de saltar pueden guardarse cómodamente, ya que ruedan o se pliegan hasta alcanzar un tamaño compacto.
- Saltar a la cuerda es un ejercicio cardiovascular que puede realizarse solo en casa con grandes resultados.

Aspectos negativos

- Saltar a la cuerda requiere mucho movimiento, lo que no es seguro para muchas personas mayores.
- Saltar a la cuerda puede ser peligroso incluso para los ejercitadores experimentados. Las cuerdas de saltar pueden hacerle tropezar fácilmente o golpearle en la cara mientras intenta realizar el movimiento.
- Necesitará una buena cantidad de espacio para saltar a la cuerda. Puede sacar una cuerda de saltar al exterior, pero a muchos les gusta hacer ejercicio en el interior, y saltar a la cuerda probablemente requerirá reorganizar su espacio de entrenamiento.

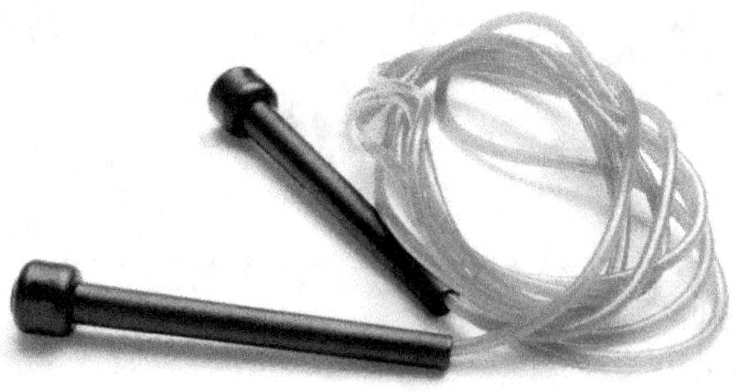

Una cuerda de saltar enrollada

Zapatos para correr y zapatos para caminar

Esenciales.

Unas buenas zapatillas para correr son una pieza esencial del equipo de ejercicio; proporcionan una medida de seguridad a la vez que aumentan el rendimiento durante el ejercicio. Encontrar el calzado adecuado para correr o caminar puede hacer que el movimiento requerido se sienta mejor y reducir la tensión que ejerce sobre las articulaciones. El calzado deportivo específico puede utilizarse para correr, caminar, realizar ejercicios de fuerza e incluso yoga.

El calzado también puede ser un gran motivador. Comprar y encontrar el calzado adecuado puede mantener a un deportista motivado para probar y seguir utilizando su nueva adquisición. Hay una gran variedad de zapatillas para correr y caminar. Las opciones pueden resultar abrumadoras para algunos, pero son beneficiosas porque se adaptan a diferentes pies, pasos y estilos que benefician al usuario.

Aspectos positivos

- Las zapatillas pueden ayudarle a motivarse para levantarse y utilizarlas para hacer ejercicio.

- Pueden ayudar a reducir la presión o el dolor de las articulaciones al caminar y correr

- Duran mucho tiempo y pueden utilizarse para una actividad funcional como ir de paseo a la tienda.

Aspectos negativos

- Hay muchos tipos de zapatillas para elegir, lo que puede resultar abrumador.

- Las zapatillas para caminar y correr pueden ser caras. Aunque hay opciones más baratas, algunas de las zapatillas de mejor calidad le costarán más de lo que un principiante puede querer gastar

- Encontrar la zapatilla adecuada requiere tiempo y esfuerzo, lo que puede resultar desalentador. También puede causar problemas al usuario si se elige la zapatilla equivocada.

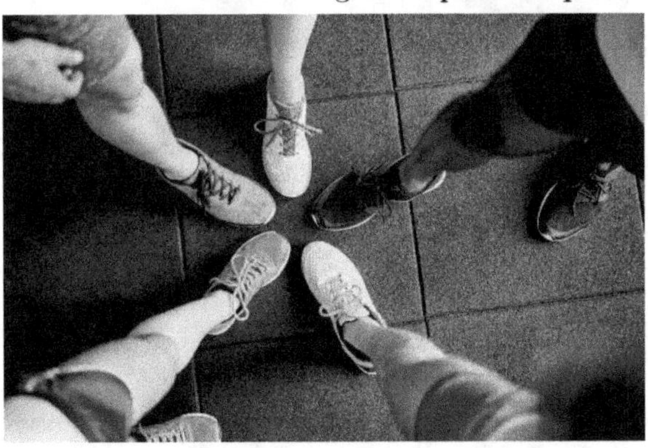

Adultos mostrando sus zapatillas de correr

Rueda de abdominales

No es imprescindible.

La rueda de abdominales es una pieza específica de un equipo de ejercicios que se dirige al núcleo haciendo que el usuario extienda la parte superior de su cuerpo sobre las rodillas utilizando los brazos extendidos. El movimiento es desafiante, pero los resultados pueden sentirse claramente. La rueda de abdominales es un artículo más pequeño que es bueno cuando se trata de almacenamiento, pero se necesita un poco de espacio para usarlo. La rueda de abdominales es un ejercicio que fortalece el núcleo.

Aunque la rueda de abdominales es una pieza excelente para los ejercicios del núcleo, no es esencial. La rueda de abdominales requiere mucha fuerza y habilidad y es probablemente inadecuada para muchas personas mayores. Puede sobrecargar los hombros y la zona lumbar. La rueda de abdominales es probablemente para ejercitadores más avanzados o culturistas. La tabla es una opción mucho más segura que puede hacerse en cualquier lugar sin equipamiento.

Aspectos positivos

- Muy eficaz para fortalecer el núcleo
- Solo ocupa un poco de espacio
- Se puede utilizar en un espacio pequeño como el salón

Aspectos negativos

- No es un movimiento funcional que trabaje hacia su objetivo de mantener la independencia
- Supone un esfuerzo para las articulaciones que puede desanimar o marginar a quien lo practica
- Requiere mucha fuerza para utilizarlo y es más adecuado para quienes tienen un nivel de forma física establecido

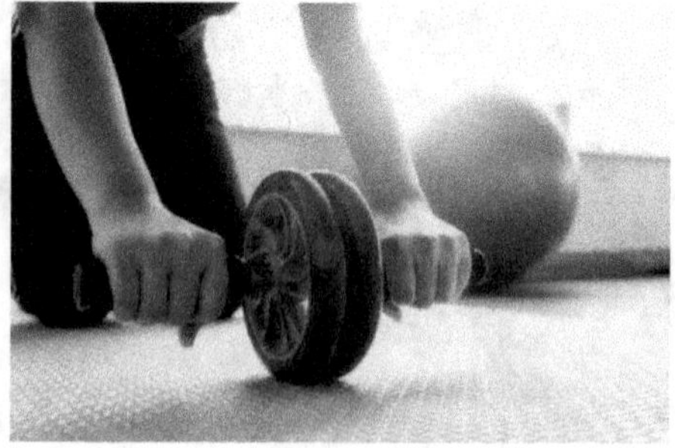

Una rueda de abdominales

<u>Esterilla de yoga</u>

Necesaria.

Una esterilla de yoga es una estera fina que se puede extender para proporcionar una superficie de ejercicio. La esterilla se utiliza durante las clases de yoga para definir el espacio en el que debe permanecer el ejercitador, proporcionándole un lugar limpio y seguro para realizar sus movimientos. Puede servir como espacio de ejercicio e incluso ser un motivador, ya que su estilo y color pueden seleccionarse personalmente. Las esterillas de yoga son suaves y están fabricadas con una textura que proporciona un agarre extra.

Aunque una esterilla de yoga no se utiliza para ningún movimiento, es el lugar donde se realizarán sus movimientos. Le proporcionará un lugar seguro con un agarre adicional para pararse y realizar sus movimientos. Las esterillas de yoga pueden utilizarse como su lugar para realizar movimientos de fuerza, cardio en el suelo, estiramientos o yoga.

Aspectos positivos

- Las esterillas de yoga son relativamente baratas y fáciles de encontrar.

- Son sencillas de guardar y almacenar en un lugar apartado.

- Ayudan a evitar quemaduras o lesiones por resbalarse en una superficie como el suelo de madera.

Aspectos negativos

- No son necesarias para realizar cualquier entrenamiento, pero hacen que muchos entrenamientos sean más fáciles y seguros.

- Ocupan un espacio al desplegarlas que algunos pueden no tener en su hogar.

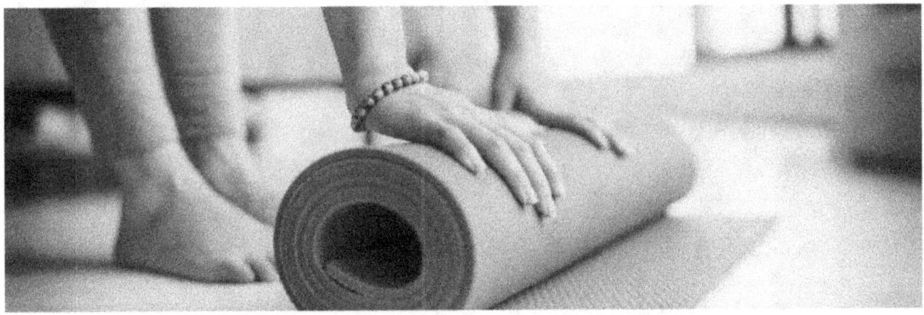

Una esterilla de yoga parcialmente enrollada

<u>**Ropa de fitness**</u>

Esencial.

La ropa con la que se ejercita es importante. Aunque puede realizar movimientos con su ropa habitual, no siempre le sienta bien y no siempre es seguro. La ropa de fitness proporciona una opción ligera que le permite moverse con libertad. La ropa de fitness es muy funcional y puede utilizarse para cardio, entrenamiento de fuerza o incluso yoga.

La ropa que elija para hacer ejercicio puede motivarle o desanimarle. La ropa de fitness proporciona al deportista algo que puede seleccionar personalmente para sentirse cómodo y seguro cuando hace ejercicio. La ropa de ejercicio también protege la ropa cotidiana del deportista para que no se estropee durante una sesión de ejercicio.

Aspectos positivos

- Seleccionar y llevar ropa de fitness puede ser una fuente de motivación.
- Proporciona un movimiento sin restricciones.
- Protege el resto de la ropa de la persona que hace ejercicio de posibles daños mientras se ejercita.

Aspectos negativos

- Hay tantas opciones que pueden resultar desalentadoras para algunos.
- Algunas marcas y estilos de ropa de fitness pueden resultar caros.
- No es necesaria para realizar ningún ejercicio, pero es mucho más práctica que la ropa normal.

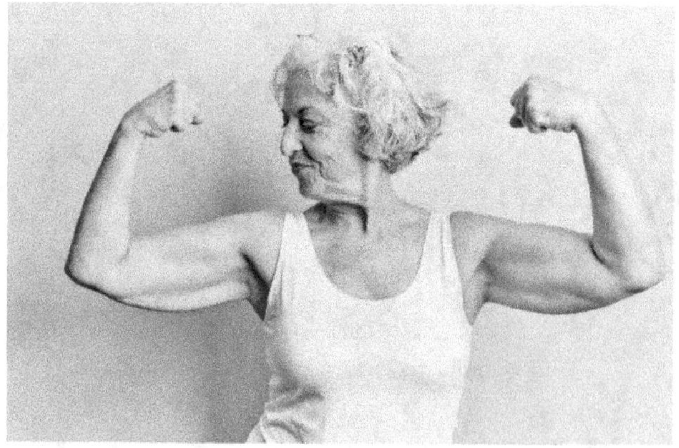

Un adulto mayor luciendo con orgullo un top de fitness

<u>**Pelota de ejercicio**</u>

No es imprescindible, pero sí recomendable para las personas mayores.

La pelota de ejercicios es una gran pelota hinchable de goma que se utiliza para realizar diversos ejercicios. La pelota de ejercicios no pesa mucho, pero es incómodamente grande y puede rebotar. Se utiliza para ejercicios de fuerza, cardio, estabilidad y equilibrio. Aunque el uso de una pelota de ejercicios no es necesario, puede ser muy beneficioso para las personas mayores que intentan mantener la estabilidad y el equilibrio.

Las pelotas de ejercicio proporcionan una herramienta divertida para dar sabor a algunos entrenamientos y hacer posibles otros en casa. Se pueden encontrar en la mayoría de las tiendas y a menudo vienen con su propia forma de inflar el balón. Puede resultar algo difícil acostumbrarse a utilizar una pelota de ejercicios, y los ejercicios también pueden resultar desafiantes para algunos usuarios.

Aspectos positivos

- Aumenta la estabilidad y el equilibrio.
- Un complemento divertido para incorporar a cualquier entrenamiento.
- Aumenta el número de ejercicios que se pueden realizar.
- No pesa demasiado, y dejarla caer no es muy peligroso.

Aspectos negativos

- Una pelota de ejercicios inflada es grande y ocupa mucho espacio. En realidad, no hay un buen lugar para guardar una pelota de ejercicios inflada.
- Podría saltar y hacer que el usuario cayera al suelo de forma inesperada a poca distancia.
- No es necesario para mantenerse en forma o hacer ejercicio en general.

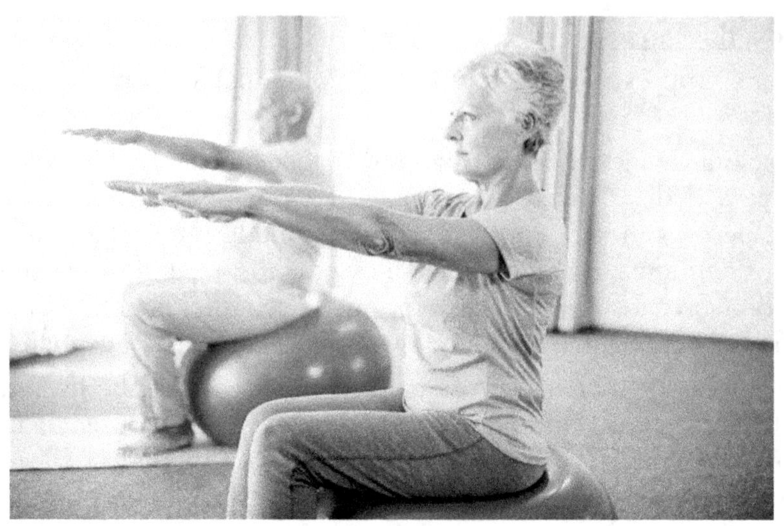

Personas mayores utilizando pelotas de ejercicio

Plataforma de step

Esencial.

La plataforma de step añade otro nivel a muchos entrenamientos. Se trata simplemente de un pequeño escalón rectangular que puede colocarse en un terreno llano para que el usuario se suba a él. La plataforma ofrece muchas opciones de ejercicios funcionales que los usuarios pueden realizar. Aunque se trata simplemente de un escalón, añade una nueva dimensión y grado de dificultad a muchos entrenamientos. Las plataformas de step pueden desarrollar la fuerza, mejorar el equilibrio y la estabilidad, e incluso utilizarse para movimientos cardiovasculares.

La plataforma de step ocupa espacio, ya que se trata de una tabla rectangular lo suficientemente grande como para mantenerse de pie con seguridad. Aquellos que tengan su propio escalón en casa probablemente no estarán interesados en una plataforma. Sin embargo, es una herramienta excelente para las personas mayores o para quienes intentan mantener la capacidad de realizar movimientos funcionales.

Aspectos positivos

- Añade muchos movimientos de ejercicio a su arsenal.

- Aunque requiere subir un escalón, la plataforma es relativamente segura y probablemente más segura que una opción de escalón doméstico.

Aspectos negativos

- La plataforma de step ocupará espacio para guardar.
- Para realizar algunos movimientos en la plataforma de step, necesitará una cantidad decente de espacio.
- Pueden ser caras, especialmente para que un principiante invierta en ellas.

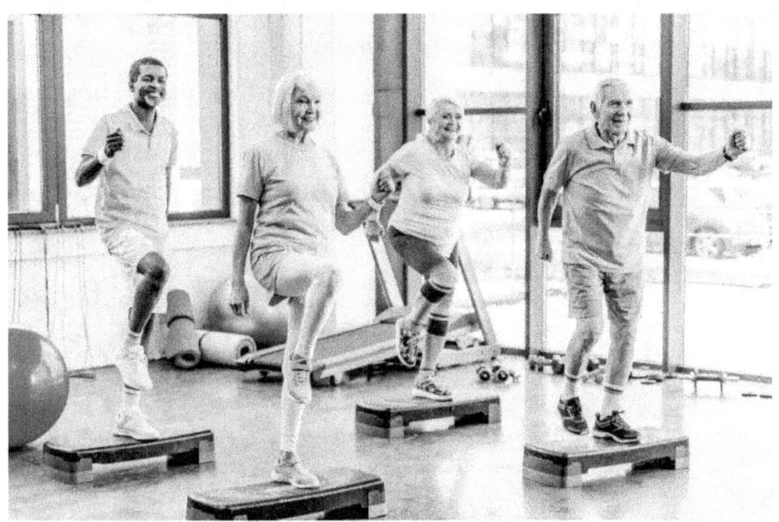

Personas mayores que utilizan una plataforma de escalones

Muñequeras

No son imprescindibles.

Las muñequeras suelen estar hechas de tela resistente o un material similar. Sirven para sujetar las pesas que está levantando o para apoyar las muñecas durante un movimiento. Son utilizadas por muchos levantadores de peso y culturistas y pueden ser una herramienta valiosa. Las muñequeras son una forma pequeña y cómoda de mejorar su capacidad de levantamiento y añadir algo de seguridad a un movimiento que de otro modo sería peligroso.

Las muñequeras no son necesarias para hacer ejercicio. Son un artículo de elección personal que puede beneficiar o no al usuario. Las personas mayores no suelen levantar cargas pesadas ni realizar maniobras de peso muy peligrosas, por lo que las muñequeras no les sirven de mucho. Motivan a algunos ejercitadores, ya que son piezas de equipamiento específicas para el fitness, pero para muchos, no tienen ninguna utilidad.

Aspectos positivos

- Las muñequeras son pequeñas y fáciles de guardar
- Pueden mejorar su capacidad de levantamiento
- Suelen ser baratas y fáciles de adquirir

Aspectos negativos

- No son necesarias para ningún movimiento
- Su uso incorrecto puede provocar lesiones
- Puede guardarlos en el cajón de los calcetines y perder de vista uno o ambos

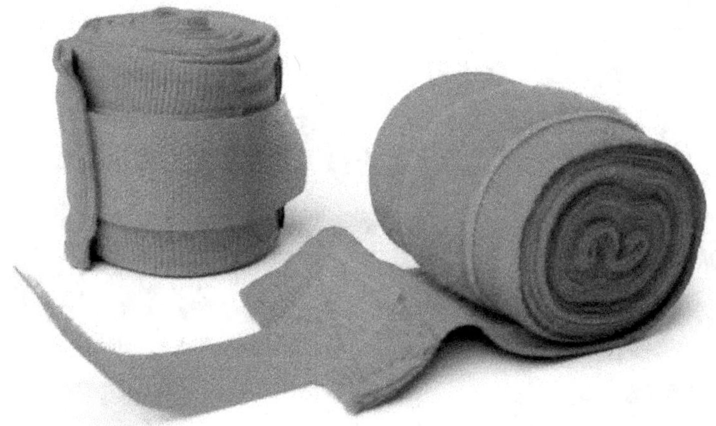

Un par de muñequeras

Capítulo 9: Trabaje la fuerza de sus articulaciones

Mientras que los músculos le impulsan a través de la actividad y el ejercicio, las articulaciones le mantienen unido. No importa lo fuerte que sea, no irá a ninguna parte sin que sus articulaciones funcionen correctamente. Las articulaciones ayudan a conectar el cuerpo y a mantenerlo como una máquina completa y bien engrasada con muchas piezas que funcionan. Las articulaciones son sin duda importantes, pero envejecen igual que el resto del cuerpo y a veces incluso más rápido.

Las articulaciones se desgastan con la edad debido al tiempo y al uso constante, y se vuelven frágiles, rígidas o pierden el cartílago amortiguador que nos sostiene. Todas las personas mayores deben prestar atención a la salud de las articulaciones, tanto si hacen ejercicio como si no. Mantener las articulaciones en buen estado de salud para mantenerse en movimiento requiere algo más de tiempo y atención. Este esfuerzo adicional mediante estiramientos, dieta y ejercicios terapéuticos puede marcar la diferencia entre ser una persona mayor activa o inactiva.

Las articulaciones que causan más problemas son las rodillas, las caderas, los hombros y las muñecas. Si es consciente de este hecho y actúa, podrá evitar problemas graves. Repasaremos algunos consejos dietéticos, estiramientos y ejercicios que pueden servirle como píldora mágica para ayudar a mantener sus articulaciones.

Dieta

Las articulaciones están formadas por ligamentos, cartílagos, huesos y un líquido lubricante espeso llamado líquido sinovial. Las articulaciones son complejas y nos permiten realizar movimientos increíbles. Lo que come puede afectar directamente a sus articulaciones y a su capacidad de movimiento.

El dolor y la rigidez de la mayoría de las articulaciones se deben a la inflamación, que puede estar causada por la dieta, el uso excesivo, una lesión o la edad. Aunque no puede hacer retroceder el reloj, puede introducir los nutrientes adecuados en su cuerpo para engañarlo y que se sienta más joven. Una dieta antiinflamatoria puede ayudar a reducir el dolor articular y aumentar la movilidad. Entre los alimentos que provocan inflamación se encuentran los fritos, los procesados y los ricos en azúcar.

Alimentos antiinflamatorios que puede añadir a su dieta se encuentran:

- Frutos secos.
- Leche.
- Pescado.
- Brócoli.
- Coliflor.
- Aceite de oliva.
- Judías.
- Ajo.
- Chocolate amargo.

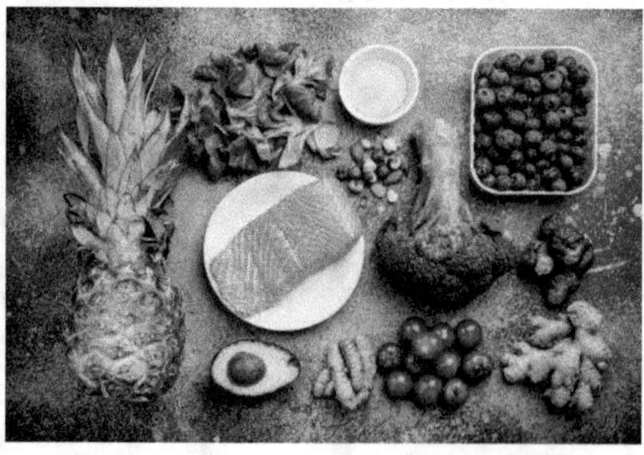

Una selección de alimentos antiinflamatorios

Suplementos

También existen suplementos que pueden ayudar a las articulaciones envejecidas. Los suplementos son añadidos a la dieta, normalmente en forma de pastillas, que pueden aportar al organismo nutrientes adicionales necesarios. Todos estos suplementos pueden adquirirse en la farmacia local, en una tienda de vitaminas o en muchas grandes superficies. Mientras su médico le receta un antiinflamatorio como el ibuprofeno para sus articulaciones, también puede plantearse tomar estos suplementos naturales para obtener mayores resultados. Estos suplementos, a través de sus métodos únicos, le ayudarán a reducir la inflamación a la vez que fortalecen sus articulaciones.

Suplementos para las articulaciones

- Glucosamina.
- Condroitina.
- MSM.
- Omega-3.
- Vitamina D.
- Cúrcuma.

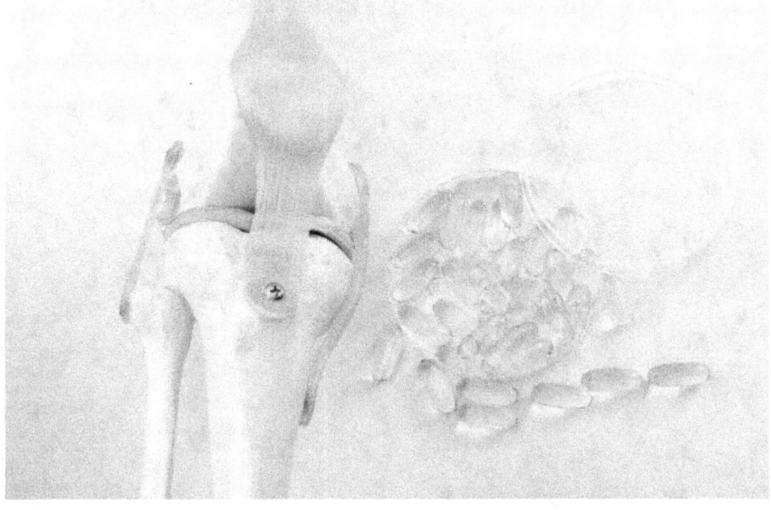

La articulación de la rodilla y los suplementos de omega-3

Estiramientos y ejercicios para las articulaciones

Rodillas

Flexión de rodilla

Para este ejercicio, debe comenzar con una silla o un mostrador delante de usted para apoyarse. Puede avanzar hasta conocer el apoyo una vez establecido el equilibrio.

1. Colóquese delante del mostrador y agárrese a él para mantener el equilibrio.

2. Los pies deben estar juntos. Exhale. Levante el pie derecho y póngalo detrás de usted doblando la rodilla a 90 grados si es posible.

3. Inhale. Baje el pie hasta el suelo enderezando la rodilla.

4. Repita esto durante tres series de 10 repeticiones para cada pierna. Descanse 30 segundos entre las series.

FLEXION AND EXTENSION

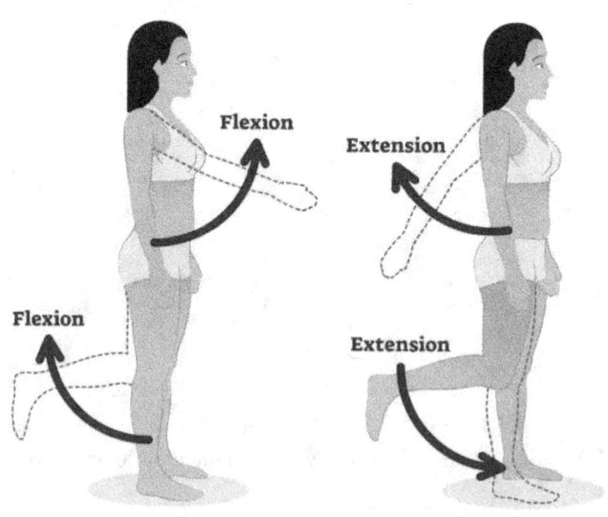

Una mujer demuestra la flexión y extensión de la rodilla

Extensiones de rodilla

1. Siéntese en una silla o sofá lo suficientemente alto como para que las rodillas puedan formar un ángulo de 90 grados con los pies apoyados en el suelo justo debajo de las rodillas. Muévase en la silla si es necesario para lograr una posición en la que la silla apoye los muslos.

2. Siéntese recto en la silla con el pecho erguido y los hombros hacia atrás. Mantenga un cuello neutro. Coloque las manos sobre los muslos para apoyarse. Exhale. Extienda la pierna izquierda por la rodilla. Levante la parte inferior de la pierna hasta que forme una línea recta con el resto de la pierna paralela al suelo.

3. Inhale y baje lentamente la pierna hasta el ángulo de 90 grados, posición inicial.

4. Repita este movimiento durante tres series de 10 repeticiones para cada pierna. Descanse de 30 a 60 segundos entre series.

Pasos laterales

1. Póngase de pie con los pies separados a la anchura de las caderas.

2. Dé un paso hacia la izquierda de forma que los pies queden muy separados.

3. Dé un paso cerca de la pierna izquierda con la pierna derecha.

4. Repita el movimiento hacia el otro lado.

5. Repita esta serie 10 veces durante dos o tres series. Descanse 30 segundos entre series.

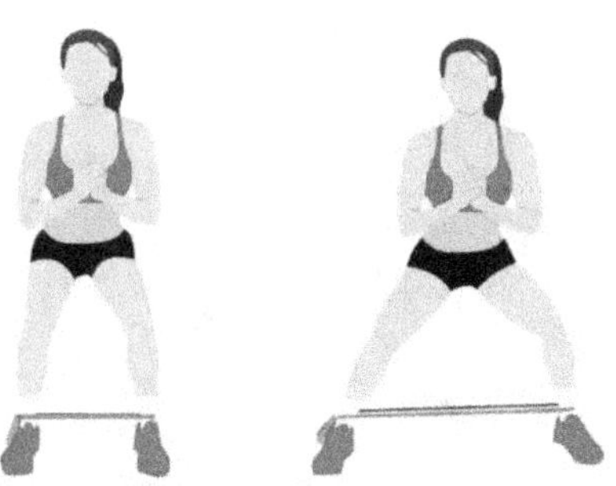

Una mujer demuestra un paso lateral con una banda de resistencia

<u>**Step-Ups**</u>

Para este ejercicio, necesitará una plataforma de step u otra superficie plana y segura sobre la que subirse. Podría utilizar un escalón de porche si está en un lugar seguro y no es demasiado alto.

Nota: Este ejercicio puede hacerse desde múltiples ángulos para ayudar a mejorar el equilibrio en la fuerza al moverse o pisar en varias direcciones. Puede pisar y retroceder, pisar y retroceder, pisar y retroceder lateralmente (paso lateral) o pisar y retroceder lateralmente. También puede empezar en el escalón y bajar y volver a subir. Utilice estos ángulos diferentes para hacer que el entrenamiento sea más desafiante o para mantener el entrenamiento emocionante.

1. Póngase de pie delante del escalón. Sus pies solo deben estar ligeramente separados. Preste atención a dónde está el escalón frente a usted.

2. Exhale y diríjase con el pie derecho; suba al escalón.

3. A continuación, suba el pie izquierdo al escalón. El paso debe ser un movimiento fluido de 1-2.

4. Inhale y baje del escalón liderando con el pie derecho. Siga con el izquierdo.

5. Repita este movimiento durante tres series de 10 a 12 repeticiones. Cambie de pierna y diríjase primero con el pie izquierdo para otras tres series. Descanse 60 segundos entre series.

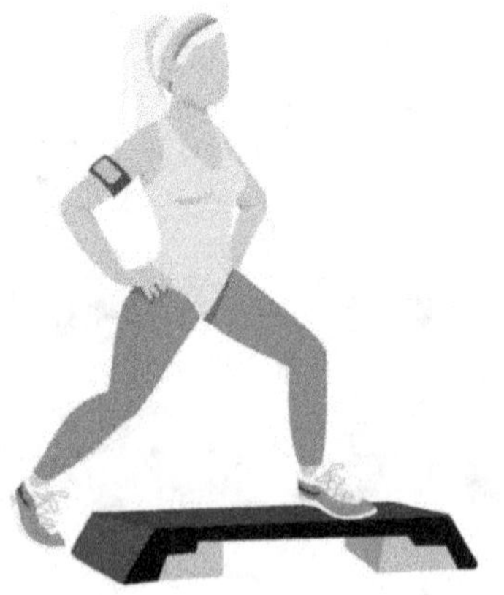

Una mujer sube a una plataforma de step

Elevaciones de pantorrilla

Dependiendo de su nivel de forma física, para este ejercicio necesitará una silla como apoyo, sin equipamiento, o un juego de mancuernas ligeras. Puede empezar utilizando la silla y progresar hasta las mancuernas.

1. Póngase de pie con unas mancuernas ligeras en las manos a los lados. Mantenga los pies juntos.

2. Exhale y empuje hacia arriba a través de las bolas de sus pies. Utilice las pantorrillas para levantar los medios pies y los talones del suelo. Muévase lentamente y no rebote.

3. Exhale y baje lentamente. Una vez que sus pies estén apoyados en el suelo, inclínese ligeramente hacia atrás sobre los talones para levantar los dedos y las puntas de los pies del suelo.

4. Vuelva a poner los pies planos brevemente antes de repetir el movimiento desde el principio.

5. Repita el movimiento durante dos series de 10 repeticiones. Descanse de 30 a 60 segundos entre series.

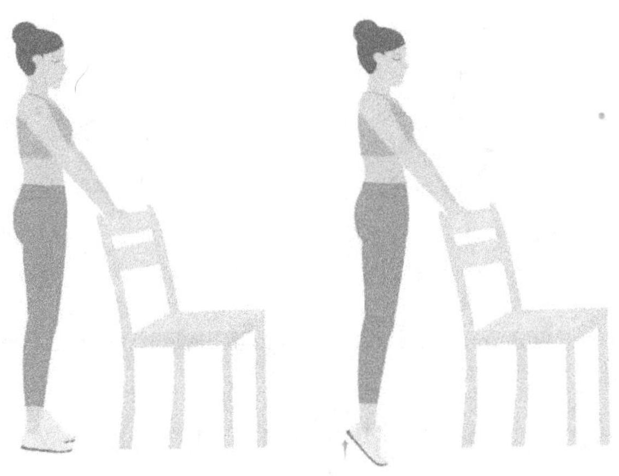

Una mujer demuestra una elevación de pantorrillas con apoyo

Caderas

Flexión de cadera parado

Para este ejercicio, puede agarrarse a un mostrador o a una silla para apoyarse hasta conseguir el equilibrio adecuado.

1. Póngase de pie con las manos en las caderas. Dé un paso grande hacia delante con el pie derecho, de modo que el muslo forme un ángulo de 45 grados.
2. Levante el talón de la pierna izquierda y doble la rodilla.
3. Empuje la pelvis o las caderas hacia delante apretando los glúteos.
4. Mantenga esta posición durante 30 segundos y luego cambie de pierna.
5. Repita este estiramiento de 2 a 3 veces con cada pierna.

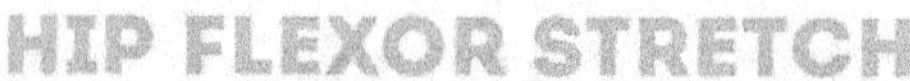
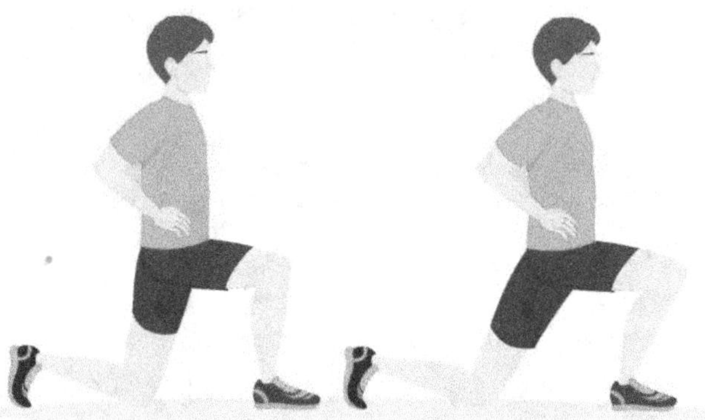

Un hombre demuestra el estiramiento de flexión de cadera de pie

Rodilla al pecho

1. Acuéstese y lleve las rodillas hacia el pecho.
2. Envuelva las rodillas dobladas con los brazos para mantenerlas en su sitio.
3. Tire de las rodillas hacia el pecho y meta la barbilla en el pecho.
4. Mantenga esta posición durante 15 segundos
5. Reléjese extendiendo las piernas hacia atrás. pero manteniéndolas levantadas del suelo.

6. Repita el estiramiento durante tres series.

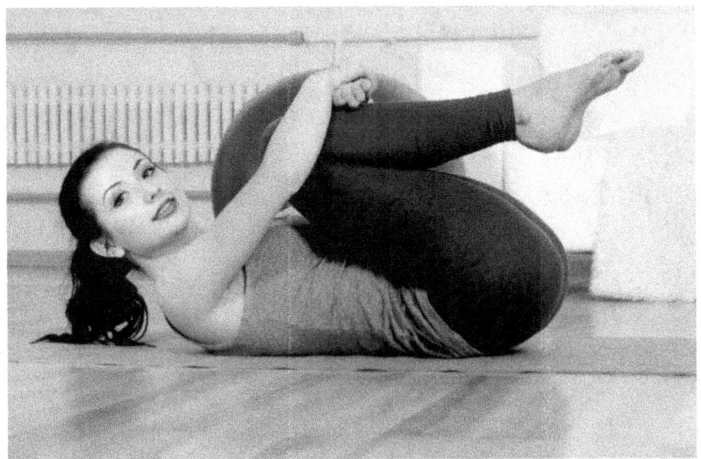

Una mujer realiza un agarre de rodilla al pecho

Círculos de cadera

1. Póngase de pie con los pies ligeramente más anchos que los hombros. Ponga las manos en las caderas y doble las rodillas.

2. Haga grandes círculos en el sentido de las agujas del reloj girando lentamente las caderas. Mantenga el tronco y la parte inferior de las piernas en su sitio.

3. Gire durante 30 segundos antes de cambiar de dirección y girar en sentido contrario a las agujas del reloj durante 30 segundos.

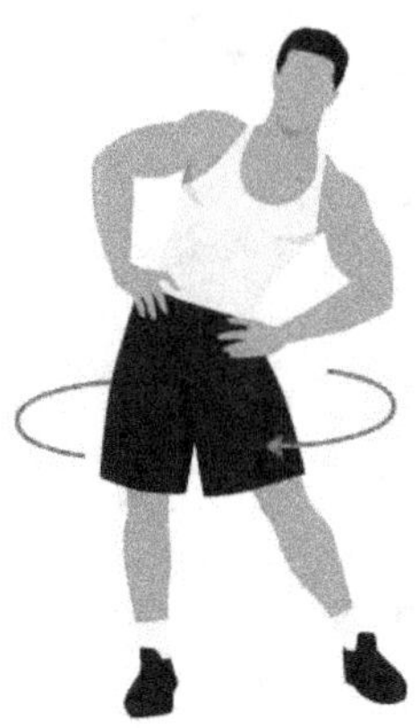

Un hombre realizando círculos de cadera

Elevación de piernas rectas en decúbito prono

1. Acuéstese boca abajo en el suelo.

2. Contraiga el núcleo y apriete los glúteos.

3. Exhale. Levante lentamente una pierna del suelo manteniendo el resto del cuerpo hacia abajo.

4. Aguante 3 segundos en la parte superior antes de inspirar y bajar la pierna.

5. Repita este movimiento durante dos series de 10 repeticiones para cada pierna.

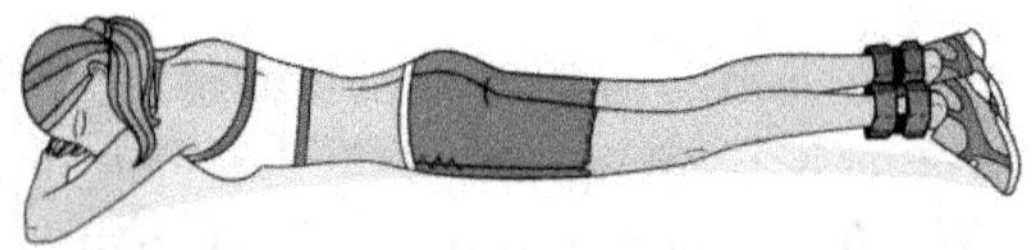

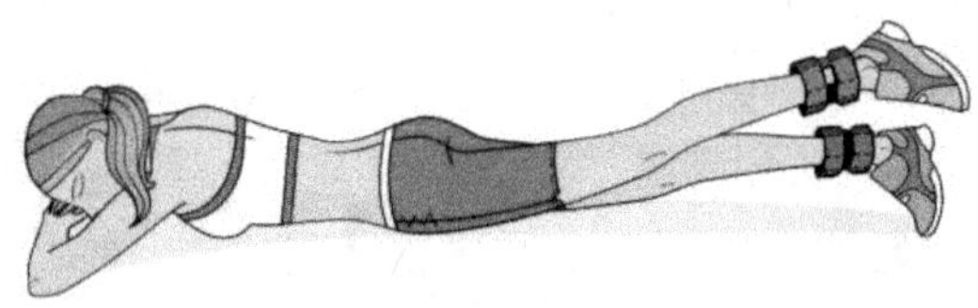

Una mujer realiza una elevación de piernas en decúbito prono

Abductores de cadera

Necesitará una silla de pared resistente o un mostrador para apoyarse para este ejercicio.

1. Póngase de pie con los pies separados a la anchura de las caderas y sujétese a la silla que tiene delante. Mantenga la espalda recta y el cuello neutro.

2. Levante la pierna derecha hacia un lado y hacia atrás (en diagonal). Es un movimiento ligero. Mantenga el pie ahí durante 3 segundos.

3. Vuelva a llevar el pie derecho desde atrás a la posición inicial.

4. Realice este movimiento 5 veces para cada pierna.

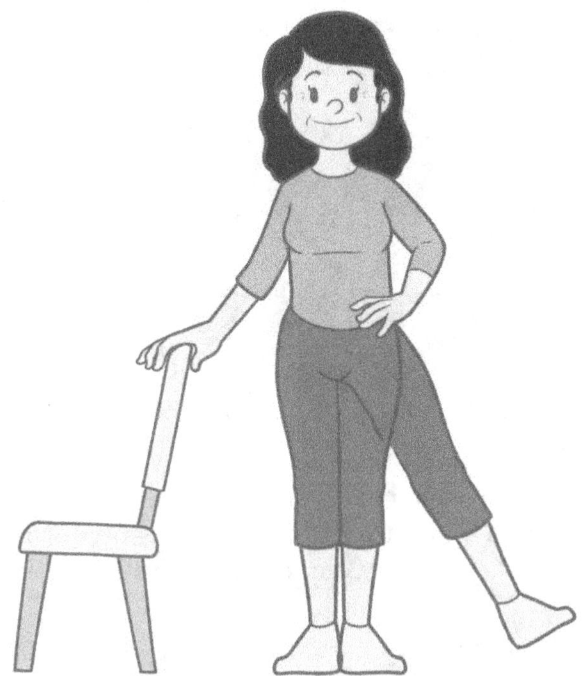

Una mujer realiza un abductor de cadera de pie

Hombros

Estiramiento de hombros

1. Siéntese en una silla. Mantenga la espalda recta y el pecho erguido.

2. Coloque la mano derecha sobre el hombro izquierdo. Utilice la mano izquierda para ayudarse a apoyar el codo. Intente mantener el codo derecho a la altura del hombro.

3. Tire del codo derecho hacia el hombro izquierdo con la mano izquierda y sentirá un ligero estiramiento. Una vez que sienta el estiramiento, mantenga ese punto durante 10 segundos.

4. Cambie de lado. Realice de dos a tres series para cada lado.

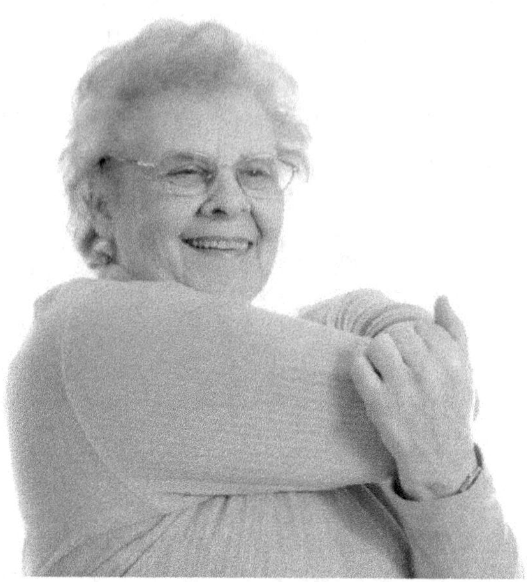

Una mujer realiza un estiramiento de hombros

Giros de hombros

1. Póngase de pie o siéntese con el pecho erguido, la columna vertebral neutra y el núcleo contraído. Sus hombros deben estar hacia atrás y hacia abajo. Mantenga una posición orientada hacia delante.

2. Encoja los hombros lo más alto que pueda hacia las orejas. No encorve la espalda, no sobresalga el cuello ni permita que los hombros se desplomen hacia delante.

3. Apriete los omóplatos y lleve los hombros hacia atrás una vez que haya encogido los hombros lo más alto posible.

4. Tire de los hombros hacia abajo activando la parte media de la espalda.

5. Una vez que haya alcanzado la postura inicial neutra, redondee ligeramente la parte superior de la espalda para presionar los hombros hacia delante manteniendo un núcleo fuerte.

6. Comience un nuevo giro de hombros encogiéndose de nuevo hacia arriba.

7. Realice tres series de 10 a 15 repeticiones. Descanse 30 segundos entre series.

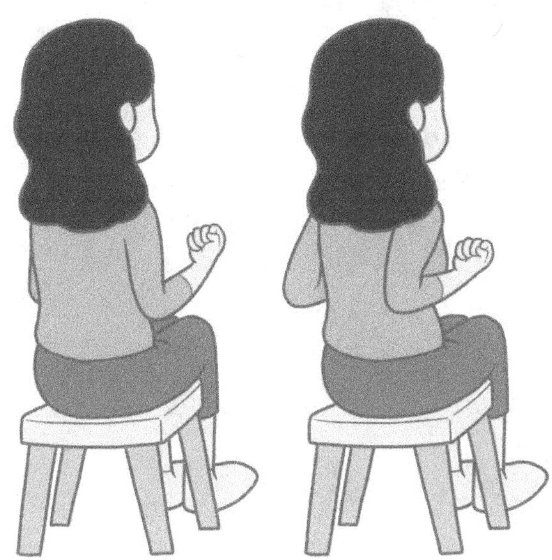

Una persona mayor gira los hombros hacia atrás

Círculos con los hombros

1. Siéntese en una silla. Mantenga la espalda recta y el cuello neutro.

2. Levante las manos y coloque los dedos encima de los hombros.

3. Mientras mantiene los dedos sobre el hombro, haga un círculo con los hombros hacia delante.

4. Repita este movimiento, pero haga círculos hacia atrás.

5. Complete 15 rotaciones hacia delante y 15 rotaciones hacia atrás. Descanse 30 segundos entre cada dirección.

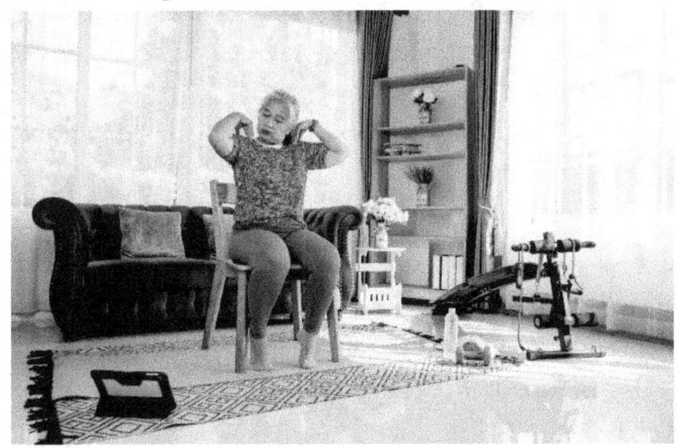

Una mujer mayor realiza círculos con los hombros

Alcance por encima de la cabeza

1. Siéntese en una silla. Mantenga la espalda recta y el cuello neutro.
2. Entrelace los dedos en su regazo.
3. Exhale. Levante los brazos por encima de la cabeza manteniendo los dedos entrelazados.
4. Inhale y baje los brazos de nuevo a su regazo.
5. Repita este movimiento al menos 10 veces.

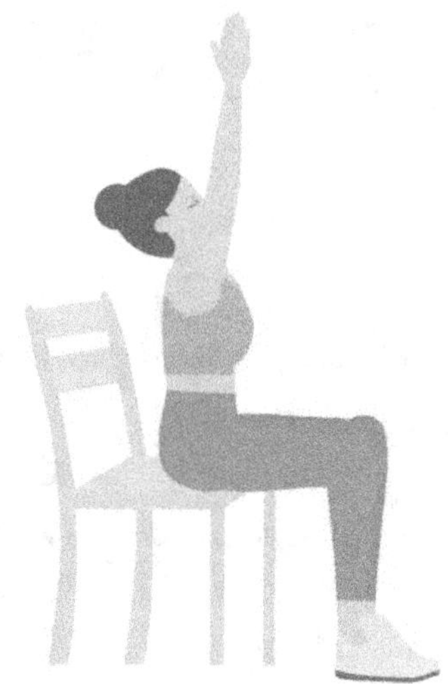

Una mujer realizando un estiramiento de alcance por encima de la cabeza

Estiramiento de la parte superior de la espalda y los hombros

1. Siéntese en una silla. Mantenga la espalda recta, el pecho erguido y el cuello neutro.
2. Junte las palmas de las manos y manténgalas delante del pecho en posición de oración.
3. Exhale y lleve los brazos por encima de la cabeza.
4. Separe las manos y mire con las palmas hacia delante.
5. Inhale y apriete los omóplatos mientras baja los brazos hacia los lados hasta que queden paralelos al suelo.
6. Lleve las manos hacia el regazo y luego hacia arriba para volver a la posición de oración.
7. Repita este movimiento durante 15 repeticiones.

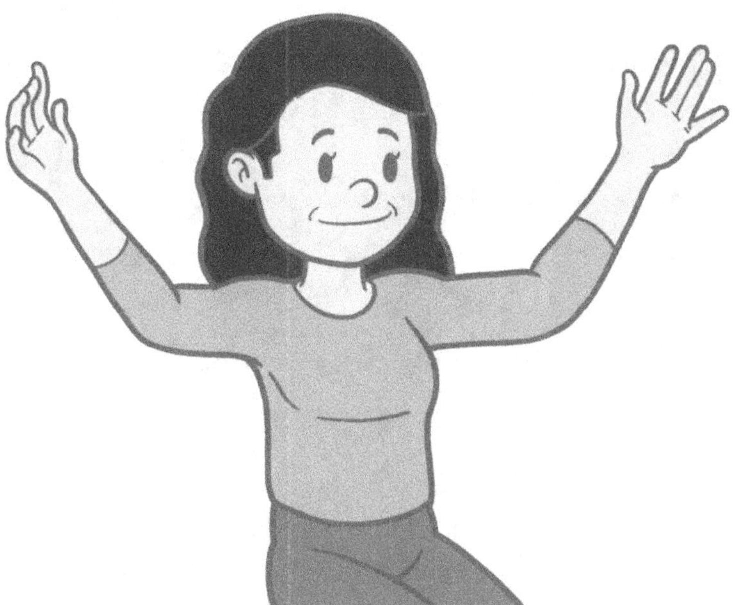

Una mujer realiza un estiramiento de la parte superior de la espalda

Muñecas

Flexión y extensión del brazo

1. Póngase de pie o siéntese en una silla. Mantenga la espalda recta y extienda el brazo derecho hacia delante.

2. Mantenga el brazo a la altura del hombro. Utilice el brazo izquierdo para apoyar el derecho agarrándolo por debajo del antebrazo.

3. Cierre el puño con la mano derecha. Usando solo la muñeca, mueva el puño hacia arriba todo lo que pueda y luego lentamente hacia abajo todo lo que pueda.

4. Continúe llevando la muñeca por todo su rango de flexión y extensión durante al menos 12 segundos

5. Repita con el brazo izquierdo.

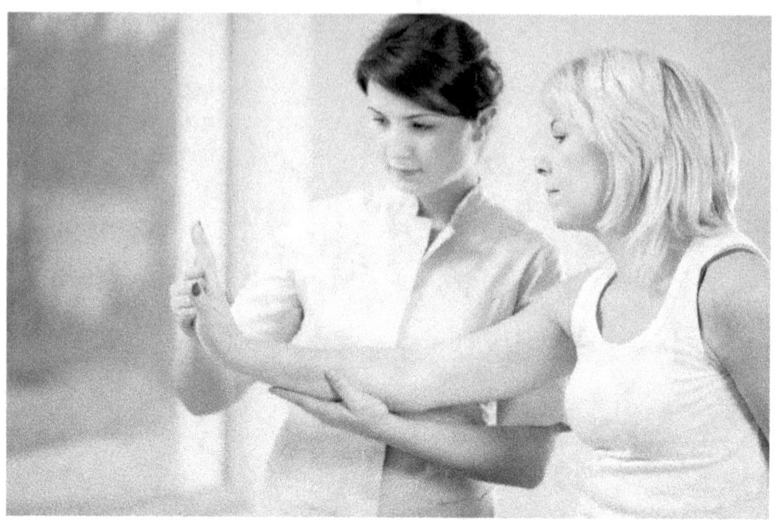
Una mujer estirando la muñeca en flexión con ayuda

Flexión del pulgar

1. Siéntese en una silla o de pie y mantenga la espalda recta y el cuello neutro. Mantenga los hombros hacia abajo.

2. Mantenga las manos separadas a una distancia ligeramente superior a la de los hombros, de forma que las palmas miren hacia delante. Las manos deben estar justo por encima de la altura de los hombros.

3. Mantenga los dedos bien separados.

4. Toque su dedo índice con el pulgar y manténgalo así durante un segundo.

5. Vuelva a abrir bien la mano.

6. Toque con el pulgar los dedos corazón, anular y meñique del mismo modo.

7. Complete 10 series tocando cada dedo una vez.

Círculos en la muñeca

1. Póngase de pie y mantenga los brazos extendidos delante de usted. Mantenga el equilibrio.

Modificación: Si no puede mantener los brazos extendidos, puede mantener los codos a los lados y doblarlos 90 grados para que las manos se mantengan rectas delante de usted. Realice los siguientes pasos desde esta posición.

2. Sin mover los brazos, haga círculos hacia fuera con las muñecas como si estuviera desenrollando una bobina de hilo. A continuación, repita el movimiento haciendo círculos hacia dentro con la muñeca como si estuviera enrollando un hilo alrededor de un carrete.

3. Realice ocho círculos hacia fuera y ocho círculos hacia dentro.

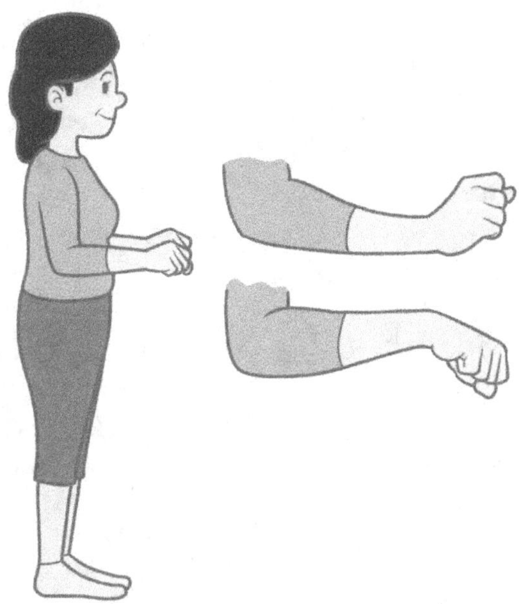

Una mujer realizando círculos con la muñeca

Estiramiento radial y cubital de la muñeca

1. Póngase de pie o siéntese en una silla. Mantenga la espalda recta y el cuello neutro.

2. Extienda el brazo derecho hacia delante con el pulgar apuntando hacia el techo. Intente mantener el brazo a la altura del hombro.

3. Cierre el puño con la mano derecha. Utilice la mano izquierda para apoyar el brazo derecho agarrando el antebrazo derecho justo por debajo del codo.

4. Con la muñeca derecha, baje lentamente el puño todo lo que pueda.

5. Vuelva a tirar lentamente del puño hacia arriba todo lo que pueda.

6. Realice cinco repeticiones de arriba y abajo para cada muñeca.

<u>**Apretón de pelota**</u>

Para este ejercicio de muñeca, necesitará una pelota de ejercicios que pueda apretar, o puede sustituirla por un calcetín enrollado.

1. Siéntese en una silla o póngase de pie. Mantenga la espalda recta.

2. Agarre un calcetín o una pelota para apretar con la mano.

3. Levante la mano hasta por encima y justo por delante del hombro doblando el codo. Mantenga la palma de la mano mirando hacia delante.

4. Apriete la pelota con todos los dedos y manténgala así mientras cuenta hasta 5.

5. Realice tres series de compresiones para cada mano. Descanse 10 segundos entre series.

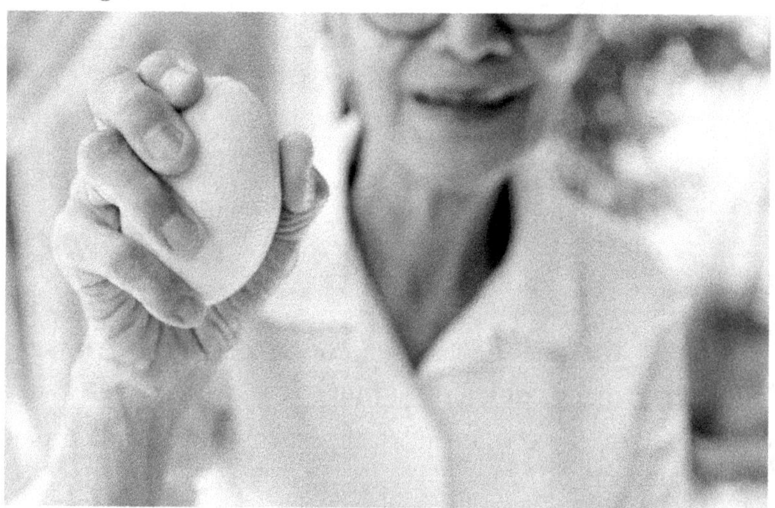

Una persona mayor realiza un apretón de pelota

Descargo de responsabilidad: Aunque las articulaciones suelen doler a medida que envejecemos, no está bien sentir dolor. Si experimenta dolor en las articulaciones, se recomienda que hable con su médico sobre las formas de controlarlo y aliviarlo. Estos estiramientos y ejercicios pueden ayudar a mantener sanas las articulaciones, pero pueden no ser adecuados para todo el mundo. Una vez autorizado por su médico, utilice estos estiramientos como herramienta personal para mantener su independencia.

Capítulo 10: Construir el equilibrio. Yoga y yoga en silla

Mientras que el ejercicio ayuda a mantener la mente, las articulaciones y el cuerpo, el yoga puede ayudar a elevarlos. El yoga es una práctica ancestral que existe desde hace miles de años y se utiliza para centrar la mente y el cuerpo al tiempo que se centra en aportar paz al espíritu.

El yoga ayuda a estirar los músculos y a aflojar las articulaciones a la vez que aumenta la circulación. Los movimientos del yoga ponen peso sobre el cuerpo o lo estiran en diferentes posturas que fortalecen los músculos y las articulaciones. Estas posturas de yoga pueden ayudar a fortalecer los huesos, algo esencial para las personas mayores.

Las personas mayores pueden beneficiarse de la práctica del yoga junto con una rutina de ejercicios completa. El yoga incorpora movimientos que aumentan la flexibilidad, fortalecen y relajan la mente. Los atletas utilizan el yoga con regularidad para mantener su forma física, flexibilidad y concentración para sus deportes. Practicar yoga junto con sus ejercicios puede ayudarle a reducir las posibilidades de sufrir lesiones y el tiempo de recuperación muscular. Mejore su equilibrio y desarrolle fuerza funcional con el yoga

Dado que el yoga utiliza conjuntamente la respiración y los estiramientos, reduce el estrés y puede ayudar a mejorar el sueño. Aunque las personas mayores ya no tengan trabajos a tiempo completo, siguen teniendo estrés, y el yoga puede ayudar a controlarlo. Al reducir el estrés y promover un mejor sueño, puede reforzar su sistema inmunológico y reducir los casos de lesiones. Practicar yoga al día o yoga a diario puede ayudarle a aumentar su capacidad para realizar los ejercicios que necesita para mantenerse en forma, al tiempo que mantiene el ánimo alto.

Ejercicios de yoga

<u>Gato-vaca</u>

Este estiramiento puede realizarse en una silla o en el suelo, dependiendo de su nivel de forma física y de sus restricciones.

1. Colóquese sobre las manos y las rodillas con las palmas planas. Mantenga los hombros sobre las muñecas y las caderas directamente sobre las rodillas. Comience con la espalda recta.

2. Inhale. Baje el vientre, eche los hombros hacia atrás, mire al cielo y levante las nalgas. Esta es la parte "vaca" de la postura.

3. Exhale. Meta la barriga hacia dentro, redondee la espalda, meta la rabadilla, baje la cabeza y mire hacia el vientre. Este es el aspecto "gato" de la postura.

4. Mantenga cada postura brevemente antes de cambiar a la siguiente.

5. Realice tres series de gato-vaca.

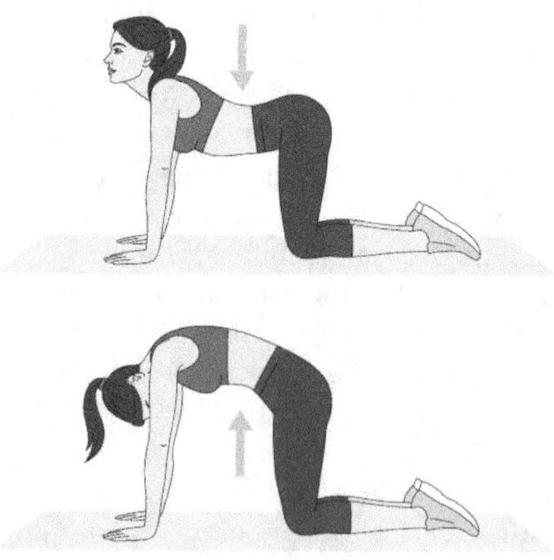

Una mujer demuestra la gato-vaca

Sujeción inversa de brazos

Para este estiramiento necesitará una silla.

1. Siéntese en una silla con la espalda recta. Muévase hacia delante de forma que su espalda no toque el respaldo de la silla.

2. Inhale y extienda los brazos hacia los lados con una ligera flexión en el codo.

3. Mantenga los brazos bajos mientras los rodea por detrás y agarre la muñeca opuesta por detrás de la parte baja de la espalda.

4. Mantenga el pecho y la cabeza erguidos. Arquee ligeramente la espalda mientras mantiene esta posición durante 3 segundos.

5. Vuelva a extender los brazos hacia los lados y colóquelos en el regazo delante de usted.

6. Realice de 3 a 5 series de este movimiento.

Postura de la paloma en silla

Necesitará una silla para este estiramiento.

1. Siéntese en una silla con la espalda recta. Mantenga la espalda alejada del respaldo de la silla.

2. Tire con cuidado del tobillo izquierdo sobre la rodilla derecha.

3. Exhale e inclínese hacia delante por la cintura llevando el pecho hacia la pantorrilla izquierda. Mantenga esta posición durante 5 segundos.

4. Inhale y vuelva a subir el torso a la posición inicial.

5. Cambie de lado y repita.

6. Realice 3 repeticiones de este estiramiento para cada pierna.

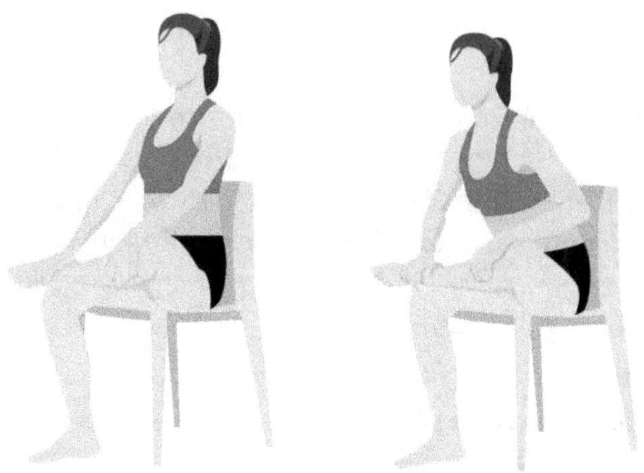

Una mujer demuestra la postura de la paloma en silla

Postura del águila

Necesitará una silla para este estiramiento.

1. Siéntese en una silla y mantenga la espalda recta.

2. Extienda los brazos frente a usted a la altura de los hombros aproximadamente. Dóblelos a 90 grados en el codo, de modo que sus manos queden por encima de los codos.

3. Cruce el brazo derecho sobre el izquierdo y junte los antebrazos. Si no puede cruzar los brazos uno sobre otro, puede cruzar los brazos y agarrar el hombro opuesto.

4. Entrelace los dedos y levante los codos. Arquee ligeramente la espalda.

5. Sentirá un estiramiento en el hombro y en la parte superior de la espalda al elevar los codos juntos.

6. Mantenga el estiramiento durante 5 segundos y cambie de brazo.

7. Repita esto 3 veces para cada brazo.

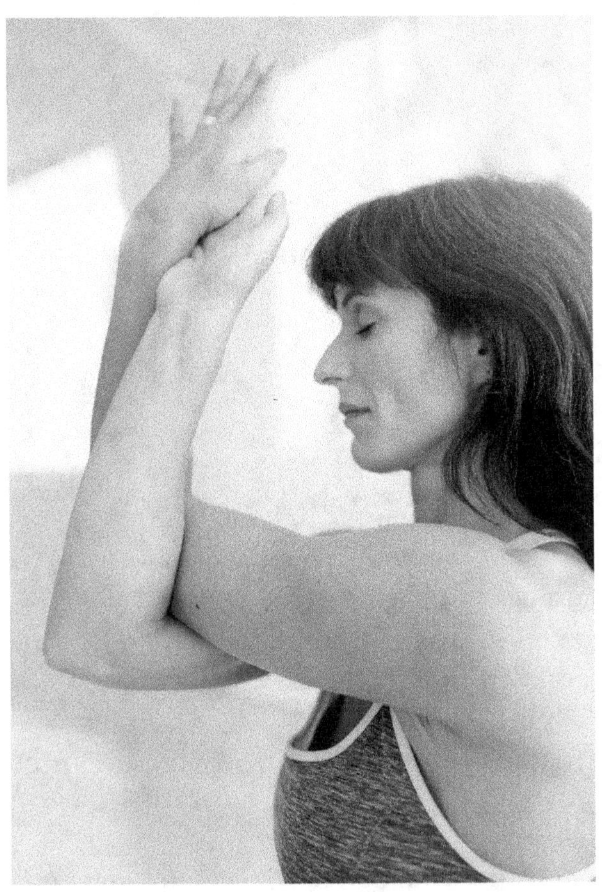

Una mujer demuestra la postura del águila

Postura del árbol

Esta postura puede requerir una silla o un mostrador para mantener el equilibrio.

1. Póngase de pie frente a una silla. Agárrese al respaldo de la silla para apoyarse.

2. Coloque el pie derecho en la cara interna del muslo izquierdo o justo debajo de la rodilla.

3. Tire de la pierna derecha hacia un lado mientras mantiene el pie en el muslo opuesto.

4. Mantenga la posición durante 8 segundos y cambie de pierna. Si no necesita una silla para apoyarse, mantenga las manos delante del pecho en posición de oración.

5. Realice tres series para cada pierna.

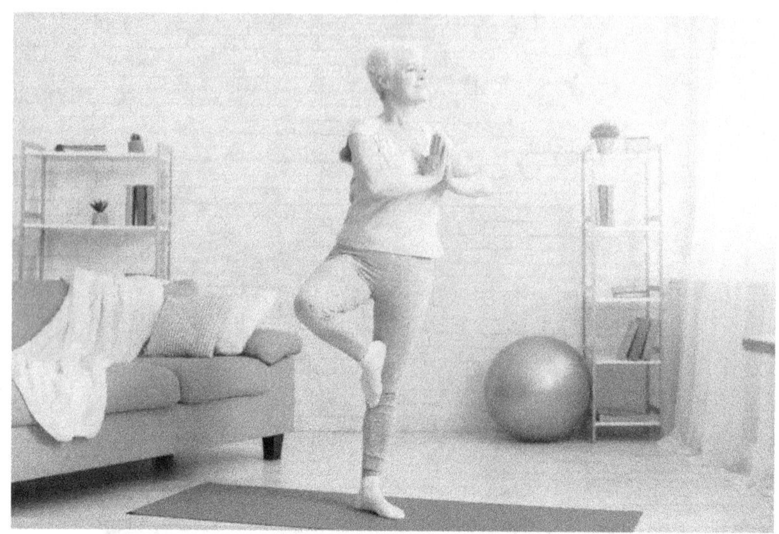

Una persona mayor practica la postura del árbol

<u>Postura del esfinge</u>

1. Acuéstese boca abajo en el suelo. Apoye los antebrazos y las palmas de las manos en el suelo. Los codos deben quedar por debajo de los hombros.

2. Presione hacia abajo con los brazos y tire de los omóplatos hacia atrás para levantar el pecho y la cabeza del suelo. Su estómago y piernas permanecerán en el suelo.

3. Mantenga esta posición durante 8 segundos antes de volver a bajar.

4. Repita esto durante 5 series.

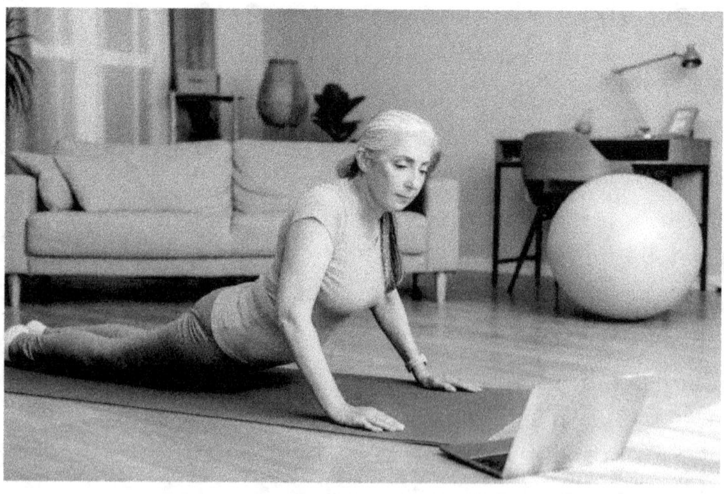

Mujer realizando la pose de la esfinge

Postura del zapatero

1. Siéntese en el suelo y junte las plantas de los pies para que las rodillas se abran hacia los lados.

2. Mantenga los pies juntos con las manos.

3. Exhale. Inclínese hacia delante en dirección a los dedos de los pies hasta que sienta un estiramiento. Intente no redondear la espalda.

4. Aguante 5 segundos e inhale antes de subir lentamente.

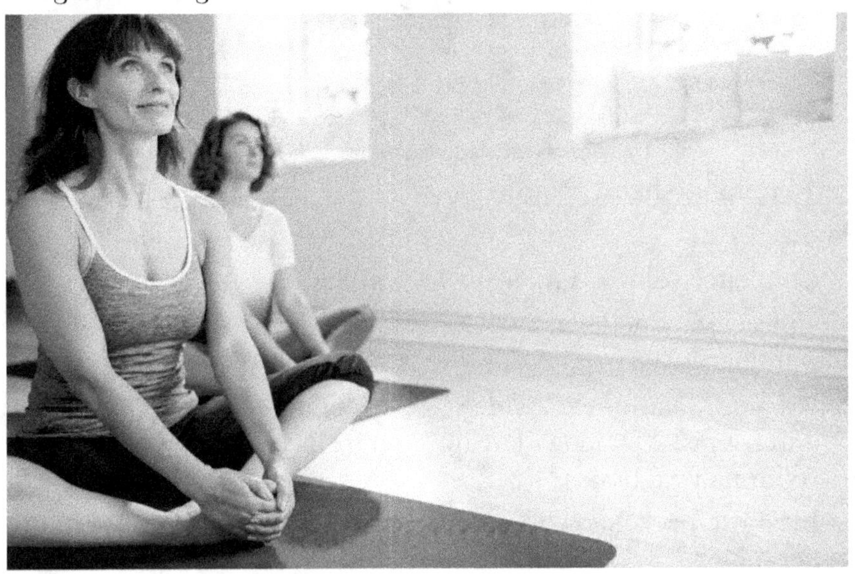

Una mujer sentada en la postura del zapatero

Postura de la montaña

1. Póngase de pie con la espalda recta y el pecho erguido. Mantenga los pies juntos. Abra bien las manos a los lados con las palmas hacia delante.

2. Extienda hacia arriba la columna vertebral y mire hacia arriba mientras mantiene la cabeza alta.

3. Tire de los hombros hacia abajo y hacia atrás. Inhale y exhale.

4. Mantenga la postura durante 8 segundos. Repita esta postura 3 veces.

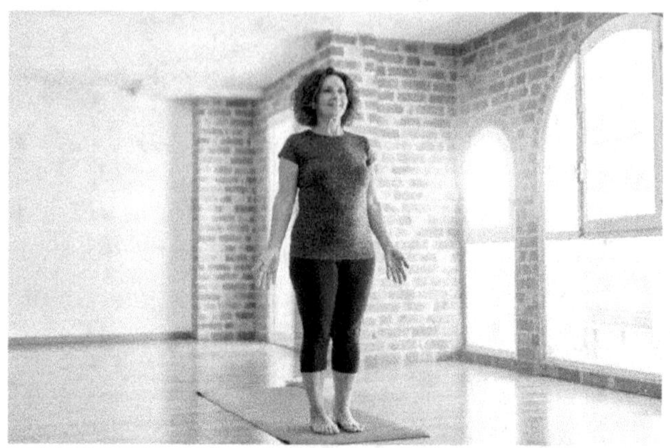

Una mujer realizando la postura de la montaña

<u>Perro mirando hacia abajo</u>

Avanzado

1. Comience sobre las manos y las rodillas.

Modificación: Puede utilizar los antebrazos si la presión es excesiva para las muñecas.

2. Exhale. Meta los dedos de los pies, enderece las rodillas y levante las caderas. Mantenga la cabeza entre los brazos y en línea con la columna vertebral.

3. Inclínese hacia atrás, manteniendo los talones lo más cerca posible del suelo.

4. Mantenga esta posición durante 8 segundos. Inhale y vuelva a bajar hasta las manos y las rodillas.

5. Realice esta postura de 3 a 5 veces.

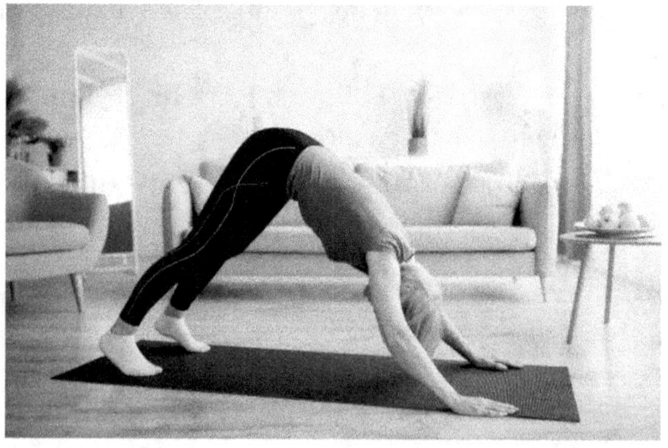

Un adulto realizando la postura del perro mirando hacia abajo

<u>Postura del guerrero 1</u>

Avanzado

Este ejercicio puede realizarse sujetándose a una silla para mayor estabilidad.

1. Póngase de pie junto a una silla con el respaldo cerca de la cadera derecha.

2. Dé un paso adelante con la pierna derecha, pero mantenga la rodilla por encima del tobillo.

3. Dé un paso atrás con la pierna izquierda y gírela ligeramente hacia fuera hasta formar un ángulo de 45 grados.

4. Mantenga las caderas centradas.

5. Inhale y estire la pierna derecha para presionar el cuerpo hacia abajo y sentir un estiramiento. Mantenga la posición durante 3 segundos.

6. Exhale, levante las caderas y doble la rodilla derecha hasta la posición original.

7. Realice tres series de 5 repeticiones para cada pierna. Mueva la silla hacia otro lado cuando cambie de pierna.

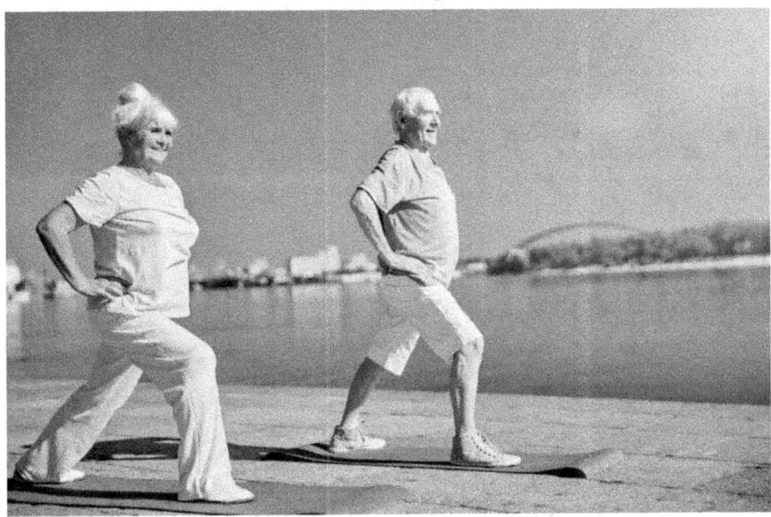

Personas mayores en la postura del guerrero 1

Rutinas de entrenamiento sin pesas

Rutina 1: 6 días por semana

Semana 1

Lunes

Espalda

Calentamiento: Giros de hombros, retracción escapular, balanceo de brazos

Pose de Superman

Ejercicio de buenos días

Elevaciones de brazos de pie

Martes

Bíceps

Calentamiento: Balanceo lateral de brazos, balanceo de brazos, círculos con las muñecas

Press isométrico de bíceps

Curl sin peso

Miércoles

Piernas

Calentamiento: Balanceo de piernas, balanceo lateral de piernas, flexión de rodillas de pie, círculos con tobillos

Sentadilla en silla

Elevaciones de piernas de pie

Puente en el suelo

Extensiones de rodilla

Jueves

Cardio

Calentamiento: Balanceo de piernas, giros de hombros, flexión de rodillas, estiramiento de isquiotibiales sentado

Salir a caminar o a bailar durante 30 minutos

Viernes

Núcleo

Calentamiento: Giros de hombros, retracción escapular, flexión de rodillas de pie

Elevación de brazos

Plancha

Sábado

Yoga

Gato-vaca

Postura del águila

Postura del Guerrero I

Postura de la paloma en silla

Postura del árbol

Domingo

Descanso

Semana 2

Lunes

Pecho

Calentamiento: Balanceo lateral de brazos, retracción escapular, estiramientos de cuello

Flexiones en pared

Flexiones inclinadas

Flexiones

Martes

Tríceps

Calentamiento: Círculos con las muñecas, balanceo de brazos, giros de hombros

Inmersiones

Flexiones con rodilla apoyada

Miércoles

Hombros

Calentamiento: Giros de hombros, retracción escapular, estiramiento de cuello, balanceo de brazos, balanceo lateral de brazos

Elevaciones de brazos de pie

Elevaciones de brazos acostado

Jueves

Cardio

Calentamiento: Balanceo de piernas, giros de hombros, flexión de rodillas, estiramiento de isquiotibiales sentado

Salir a caminar o a bailar durante 30 minutos

Viernes

Núcleo

Calentamiento: Giros de hombros, retracción escapular, flexión de rodillas de pie

Elevación de brazos

Plancha

Sábado

Yoga

Sujeción inversa de brazos

Postura de la montaña

Postura del zapatero

Perro mirando hacia abajo

Postura de la esfinge

Domingo

Descanso

Rutina 2: Empuje (push), tracción (pull) y piernas (leg).

Semana 1

Lunes

Empuje

Calentamiento: Balanceo de brazos, balanceo lateral de brazos, giros de hombros

Flexiones

Inmersiones

Elevación de brazos acostado

Plancha

Martes

Descanso

Miércoles

Cardio

Calentamiento: Balanceo de piernas, giros de hombros, flexión de rodillas, estiramiento de isquiotibiales sentado

Salir a caminar o a bailar durante 30 minutos

Jueves

Tracción

Calentamiento: Retracción escapular, círculos con las muñecas, balanceo de brazos

Elevaciones de brazos de pie

Pose de Superman

Press isométrico de bíceps

Elevación de brazos y piernas

Viernes

Descanso

Sábado

Piernas

Calentamiento: Balanceo de piernas, elevación de caderas, flexión de rodillas de pie, círculos con los tobillos

Sentadilla en silla

Elevaciones de piernas de pie

Puente en el suelo

Extensiones de rodilla

Domingo

Yoga o descanso

Gato-vaca

Postura del águila

Postura del árbol

Postura de la paloma en silla

Postura del Guerrero I

Semana 2

Lunes

Empuje

Calentamiento: Balanceo de brazos, balanceo lateral de brazos, giros de hombros

Flexiones inclinadas

Inmersiones

Flexiones en pared

Plancha

Martes

Descanso

Miércoles

Tracción

Calentamiento: Retracción escapular, círculos con las muñecas, balanceo de brazos

Pose de Superman

Press isométrico de bíceps

Elevaciones de brazos de pie

Jueves

Cardio

Calentamiento: Balanceo de piernas, giros de hombros, flexiones de rodillas, estiramiento de isquiotibiales sentado

Salir a caminar o a bailar durante 30 minutos

Viernes

Yoga o descanso

Sujeción inversa de brazos

Postura de la montaña

Postura del zapatero

Perro mirando hacia abajo

Postura de la esfinge

Sábado

Piernas

Calentamiento: Balanceo de piernas, Balanceo lateral de piernas, Flexión de rodillas de pie

Sentadilla en silla

Elevaciones de piernas de pie

Puente en el suelo

Extensiones de rodilla

Domingo

Descanso

Rutinas de entrenamiento con pesas

Rutina 1: 6 días por semana

Semana 1

Lunes

Pecho

Calentamiento: Círculos con las muñecas, retracción escapular, balanceo lateral de brazos

Press de banca en el suelo

Aperturas con mancuernas

Martes

Tríceps

Calentamiento: Círculos con las muñecas, giros de hombros, estiramientos de cuello

Extensión de tríceps por encima de la cabeza

Inmersiones

Miércoles

Hombros

Calentamiento: Giros de hombros, retracción escapular, círculos con las muñecas

Press por encima de la cabeza

Elevaciones laterales boca abajo

Jueves

Cardio

Calentamiento: Círculos con las muñecas, balanceo de piernas, balanceo lateral de piernas

Caminata con pesas durante 20-30 minutos

Viernes

Núcleo

Calentamiento: Puente en el suelo, flexión de rodillas, estiramiento de isquiotibiales

Elevación de piernas rectas sentado

Estiramiento de oblicuos sentado

Sábado

Yoga

Gato-vaca

Postura del águila

Postura del árbol

Postura de la paloma en silla

Postura del Guerrero I

Domingo

Descanso

Semana 2

Lunes

Espalda

Calentamiento: Giros de hombros, retracción escapular, balanceo de brazos

Remo inclinado

Peso muerto

Martes

Bíceps

Calentamiento: Círculos con las muñecas, retracción escapular, balanceo de brazos

Curl con mancuernas

Tirón de cuerda

Miércoles

Piernas

Calentamiento: Balanceo de piernas, balanceo lateral de piernas, flexión de rodillas, elevación de caderas

Marcha de caderas

Elevaciones de pantorrilla

Sentadilla en silla

Jueves

Cardio

Calentamiento: Balanceo de piernas, balanceo lateral de piernas, flexión de rodillas

Paseo del granjero + Paseo corto al aire libre o baile

Viernes

Núcleo

Calentamiento: Puente en el suelo, flexión de rodillas, estiramiento de isquiotibiales

Elevación de piernas rectas sentado

Estiramiento de oblicuos sentado

Sábado

Yoga

Sujeción inversa de brazos

Postura de la montaña

Postura del zapatero

Perro mirando hacia abajo

Postura de la esfinge

Domingo

Descanso

Rutina 2: Empuje (push), tracción (pull) y piernas (leg).

Semana 1

Lunes

Empuje

Calentamiento: Balanceo de brazos, balanceo lateral de brazos, giros de hombros

Press por encima de la cabeza

Banco de suelo

Extensión de tríceps por encima de la cabeza

Martes

Descanso

Miércoles

Cardio

Calentamiento: Balanceo de piernas, balanceo lateral de piernas, flexión de rodillas

Caminata con pesas 30 Minutos

Jueves

Tracción

Calentamiento: Retracción escapular, círculos con las muñecas, balanceo de brazos

Levantamiento de peso muerto

Remo con banda

Curl de bíceps

Viernes

Descanso

Sábado

Piernas

Calentamiento: Balanceo de piernas, balanceo lateral de piernas, flexión de rodillas

Marcha de cadera

Elevaciones de pantorrilla

Sentadilla en silla

Domingo

Yoga o descanso

Gato-vaca

Postura del águila

Postura del Árbol

Postura de la paloma en silla

Postura del Guerrero I

Semana 2

Lunes

Empuje

Calentamiento: Balanceo de brazos, balanceo lateral de brazos, giros de hombros

Banco de suelo

Aperturas con mancuernas

Elevaciones laterales boca abajo

Martes

Descanso

Miércoles

Tracción

Calentamiento: Retracción escapular, círculos con las muñecas, balanceo de brazos

Tirón de cuerda

Remo inclinado

Curl de bíceps

Jueves

Cardio

Calentamiento: Balanceo de piernas, balanceo lateral de piernas, flexión de rodillas

Caminata del granjero + caminata corta

Viernes

Yoga o descanso

Sujeción inversa de brazos

Postura de la montaña

Postura del zapatero

Perro mirando hacia abajo

Postura de la esfinge

Sábado

Calentamiento: Puente en el suelo, balanceo de piernas, balanceo lateral de piernas, flexión de rodillas

Piernas

Sentadilla en silla

Step Ups

Elevación de pantorrillas

Domingo

Descanso

En el gimnasio

Todos los días

Lunes

Pecho

Calentamiento: Giros de hombros, estiramientos de cuello, retracción escapular, balanceo de brazos

Press de banca en máquina Smith

Prensa con cables

Flexiones

Martes

Calentamiento: Círculos con las muñecas, giros de hombros, balanceo lateral de brazos

Tris

Extensión de tríceps con cable

Patada de tríceps

Miércoles

Hombros

Calentamiento: Giros de hombros, retracción escapular, balanceo lateral de brazos, Círculos con las muñecas

Prensa de hombros en máquina

Elevaciones laterales boca abajo

Jueves

Cardio

Calentamiento: Balanceo de piernas, balanceo lateral de piernas, flexión de rodillas, balanceo de brazos

Máquina elíptica- 30 minutos

Viernes

Núcleo

Calentamiento: Balanceo lateral de brazos, Gato-vaca, balanceos de piernas

Press Pallof

Equilibrios de piernas con pelota de ejercicios

Sábado

Yoga

Sujeción inversa de brazos

Postura de la montaña

Postura del zapatero

Perro mirando hacia abajo

Postura de la esfinge

Domingo

Descanso

Lunes

Espalda

Calentamiento: Balanceo de brazos, balanceo lateral de brazos, retracción escapular, círculos con las muñecas, giros de hombros

Jalón lateral en polea

Remo sentado en polea

Tirones con brazos rectos en polea

Martes

Bíceps

Calentamiento: Balanceo de brazos, retracción escapular, balanceo lateral de brazos, círculos con las muñecas

Curl con cable

Curl de bíceps con mancuernas

Miércoles

Piernas

Calentamiento: Balanceo de piernas, balanceo lateral de piernas, flexión de rodillas, estiramiento de isquiotibiales, círculos con tobillos

Máquina de extensión de piernas

Máquina de curl de piernas

Máquina de prensa de piernas

Jueves

Cardio

Viernes

Núcleo

Calentamiento: Balanceo lateral de brazos, flexiones de rodillas, giros de hombros

Puente en el suelo

Press Pallof

Balanceo de piernas con pelota de ejercicios

Sábado

Yoga

Gato-vaca

Postura del águila

Postura del Árbol

Postura de la paloma en silla

Postura del Guerrero I

Domingo

Descanso

Empuje (push), tracción (pull) y piernas (leg).

Semana 1

Lunes

Empuje

Calentamiento: Círculos con las muñecas, giros de hombros, retracción escapular, balanceo lateral de brazos

Banco en Máquina Smith

Press de hombros en máquina

Patada de tríceps

Elevaciones de brazos y piernas

Martes

Descanso

Miércoles

Cardio

Calentamiento: Balanceo de piernas, flexión de rodillas, estiramiento de isquiotibiales, balanceo de brazos

Máquina elíptica durante 30 minutos

Jueves

Tracción

Calentamiento: Círculos con las muñecas, balanceo de brazos, retracción escapular, giros de hombros

Jalón lateral en polea

Remo con cable sentado

Curl con cable

Plancha

Viernes

Descanso

Sábado

Piernas

Calentamiento: Balanceo de piernas, balanceo lateral de piernas, flexión de rodillas, estiramiento de isquiotibiales, círculos con tobillos

Máquina de extensión de piernas

Máquina de curl de piernas

Máquina de prensa de piernas

Máquina de elevación de pantorrillas

Domingo

Descanso o Yoga

Sujeción inversa de brazos

Postura de la montaña

Postura del zapatero

Perro mirando hacia abajo

Postura de la esfinge

Semana 2

Lunes

Empuje

Calentamiento: Círculos con las muñecas, giros de hombros, retracción escapular, balanceo lateral de brazos

Banco en Máquina Smith

Press de hombros en máquina

Patada de tríceps

Plancha

Martes

Descanso

Miércoles

Tracción

Calentamiento: Círculos con las muñecas, balanceo de brazos, retracción escapular, giros de hombros

Jalón lateral en polea

Remo con cable sentado

Curl con cable

Equilibrios de piernas con pelota de ejercicios

Jueves

Cardio

Calentamiento: Flexión de rodillas, Estiramiento de isquiotibiales, Balanceo de piernas, Elevación de caderas

Bicicleta reclinada durante 30 minutos

Viernes

Descanso o Yoga

Gato-vaca

Postura del águila

Postura del Árbol

Postura de la paloma en silla

Postura del Guerrero I

Sábado

Piernas

Calentamiento: Balanceo de piernas, balanceo lateral de piernas, flexión de rodillas, estiramiento de isquiotibiales, círculos con tobillos

Máquina de extensión de piernas

Máquina de curl de piernas

Máquina de prensa de piernas

Máquina de elevación de pantorrillas

Domingo

Descanso

Conclusión

Ahora tiene toda la información que necesita para empezar y mantenerse en su viaje hacia el fitness. Puede controlar su salud y su futuro utilizando la información proporcionada en este texto. Tome medidas para adoptar un estilo de vida más activo y sentirá los beneficios a diario.

Realice correctamente los calentamientos antes de cada entrenamiento para asegurarse de que los supera sin lesiones. Hacen que la sangre fluya y le aflojan, por lo que el ejercicio resulta más fácil. El objetivo de sus entrenamientos es superarlos y volver mañana a por otro. La constancia y poner un poco de esfuerzo cada día pueden marcar la diferencia.

Al realizar estos movimientos, recuerde centrarse en la tarea que tiene entre manos. Acelerar un entrenamiento y limitarse a mover las pesas puede provocar lesiones, malos resultados y aburrimiento. Dedique de verdad el tiempo y la energía necesarios para sumergirse y haga de sus entrenamientos una parte de su vida. Disfrute del proceso y sienta cómo se hace más fuerte, tiene más energía, duerme mejor por la noche y no se ve frenado en las cosas que quiere conseguir.

El estiramiento es una herramienta valiosa que puede cambiar cómo se siente hoy y mañana. Tómese el tiempo necesario después de los entrenamientos para estirar los músculos utilizados para mejorar sus esfuerzos de entrenamiento y ayudarle a retomar su día. Planifique estirarse todos los días, si es posible, independientemente de su entrenamiento. Los estiramientos le ayudan a mantenerse joven y en el camino hacia una persona más feliz.

No deje que el ejercicio sea una tarea o una carga. Trabaje poco a poco en ello de la forma que desee. No necesita comprar ningún equipo para empezar, pero cuando esté preparado, *le ayudará*. Haga del ejercicio algo divertido y una forma de mantenerse alejado de la consulta del médico. Planifique días de descanso activo y yoga para ayudarle a mantenerse en el buen camino. Estas actividades le harán sentirse mejor mental y físicamente mientras trabaja para acelerar su programa de ejercicio hasta alcanzar el mejor nivel posible.

No olvide compartir su viaje de ejercicio con sus amigos y familiares. Hágales saber los planes que tiene para mejorar su vida y todo el esfuerzo que está realizando. Invitar a algunas de estas personas a que se unan a usted en sus actividades de estilo de vida activo puede hacerlo aún más beneficioso y divertido, ya que se convierte en una aventura social.

Por último, luche por su independencia. El propósito de este libro es recordarle todo lo que puede hacer como persona mayor para ayudarse a sí misma. Márquese un objetivo y utilice este texto repleto de conocimientos como herramienta para conseguirlo. Merece ser feliz como persona mayor, y mantener su independencia le permite hacer lo que desea. Buena suerte en su viaje; ahora, ¡manos a la obra!

Glosario de términos

A

Abductor- 154

Antiinflamatorio 143, 144

Activar - Activar los músculos y mantenerlos tensos apretando hacia abajo y braceando.

Alimentado - Hacer ejercicio después de comer para que el cuerpo tenga suficiente combustible para utilizar como energía.

B

Bíceps 48, 50, 52, 53, 54, 59. 66, 69, 70, 71. 75

C

Condroitina 144

Curl de bíceps 54, 58, 66

Cardio

Cetosis - Estado en el que el cuerpo depende de la quema de grasa para obtener energía cuando no hay carbohidratos disponibles.

Cuádriceps - Los músculos de la parte delantera del muslo que se utilizan para dar fuerza, como al realizar extensiones de pierna.

Cúrcuma - Especia natural e ingrediente del curry que se utiliza a menudo como suplemento por sus propiedades antioxidantes y antiinflamatorias.

Calentamiento - Movimiento utilizado para preparar una zona del cuerpo aumentando la circulación y movilizando los músculos.

D

Descanso - Periodo entre series utilizado para ayudar al cuerpo a recuperarse antes de realizar más trabajo.

E

Electrolitos - Minerales esenciales para el funcionamiento humano que se pierden a través del sudor. Pueden reponerse mediante bebidas o suplementos para hacer ejercicio.

Elíptica - Máquina de ejercicio estacionaria que le obliga a ponerse de pie y a utilizar los brazos y las piernas en movimiento constante como actividad cardiovascular.

Extensión - Alcanzar o estirar un músculo, articulación o extremidad para aumentar el ángulo entre dos partes del cuerpo, como extender la rodilla para enderezar la pierna.

En ayunas - Hacer ejercicio sin haber comido en las últimas 4 a 8 horas previas para tratar de apuntar a la quema de grasas.

Empuje - Grupo de ejercicios que requieren que utilice sus músculos para alejar objetos del cuerpo o alejar el cuerpo de un objeto.

F

Flexión - Doblar un músculo, extremidad o articulación, normalmente hacia dentro, como doblar un brazo extendido por el codo.

G

Glucosamina - Sustancia natural del organismo que ayuda a amortiguar las articulaciones y que suele utilizarse como suplemento.

Glúteos - Los músculos de las nalgas que se utilizan para ponerse en cuclillas, correr y hacer fuerza.

H

HIIT (Entrenamiento a intervalos de alta intensidad) - Una forma de ejercicio que utiliza breves ráfagas de esfuerzo intenso para ayudar a desarrollar potencia, mejorar la salud cardiovascular y quemar grasa.

I

Isquiotibiales - Los músculos de la parte posterior de los muslos que se utilizan para la potencia de las piernas, como en el levantamiento de peso muerto.

M

MSM (metilsulfonilmetano) - Suplemento dietético que se utiliza para contribuir a la salud de las articulaciones gracias a sus propiedades antiinflamatorias.

Máquina Smith - Una máquina tipo press de banca con una barra de pesas conectada a dos barras deslizantes para mayor seguridad y facilidad de uso por una sola persona.

N

Núcleo- El centro del cuerpo que contiene el torso y el abdomen y ayuda a sostener y mover el cuerpo.

Nutrición - El proceso de obtener los alimentos correctos y equilibrados necesarios para una salud y un funcionamiento adecuados.

O

Oblicuos - El músculo plano a ambos lados de los abdominales

Omega-3 - Un ácido graso saludable que se encuentra de forma natural, pero que a menudo se complementa en forma de aceite de pescado por sus potentes beneficios antiinflamatorios y cardiovasculares

P

Piernas - Agrupación de ejercicios que incorpora todos los movimientos de cintura para abajo que utilizan los músculos de las piernas.

Plancha - Ejercicio isométrico que ayuda a fortalecer el tronco y la espalda estabilizando el cuerpo en una posición elevada.

Pelota de ejercicios - Pelota hinchable de gran tamaño capaz de soportar el peso del cuerpo que se utiliza en muchos ejercicios de equilibrio y abdominales.

R

Repetición- Una repetición es una única realización de un ejercicio, como un curl de bíceps.

S

Serie - Una serie es un grupo de repeticiones realizadas seguidas antes del descanso.

Split - Una forma de dividir una rutina de entrenamiento semanal, como empuje, tracción y piernas.

Suplementos - Un añadido a la dieta para ayudar a mejorar la nutrición o el rendimiento.

T

Tríceps - Músculo de la parte posterior de la parte superior del brazo que se utiliza para empujar cosas.

Tracción - Grupo de ejercicios que requieren que utilice los músculos para tirar del peso hacia el cuerpo o tirar del cuerpo hacia un punto fijo.

V

Vitamina D - Una vitamina esencial utilizada para regular el fosfato y el calcio en el cuerpo, crucial para la salud de los huesos y las articulaciones.

Y

Yoga - Una forma de ejercicio que incorpora estiramientos, fuerza, equilibrio y respiración.

Segunda Parte: Estiramientos para personas mayores

Ejercicios de movilidad y estiramientos diarios para aumentar la flexibilidad, mejorar la postura y prevenir lesiones

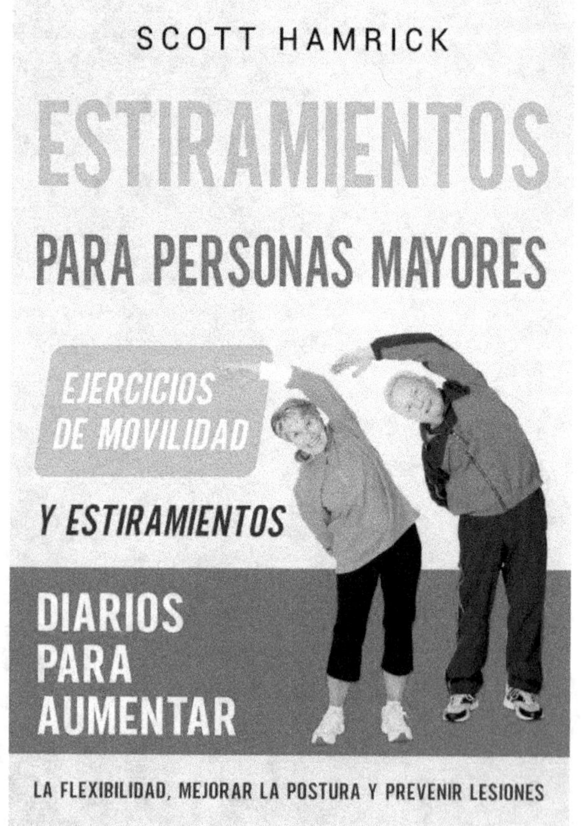

Introducción

Por término medio, las personas de 30 años tienen una amplitud de movimiento del 14 % en sus articulaciones. Pero esa cifra desciende significativamente en los adultos mayores, ¡con una amplitud de movimiento de solo el 5,2 %! La pérdida de flexibilidad se debe al desgaste de las articulaciones y los músculos a medida que el cuerpo envejece.

Realizar tareas se vuelve más difícil y los músculos se sienten tensos y rígidos. Disfrutar de la jubilación (tal y como la había planeado en su cabeza) puede no estar progresando como había pensado. Tiene todo este tiempo, pero siente que su cuerpo le impide hacer las cosas que siempre quiso hacer.

Se hace más difícil mantenerse activo y sentarse en el sofá parece la mejor opción y la menos dolorosa. Pero aquí es donde empieza el bucle sin fin: cuanto menos activo se mantiene, más le encasilla su cuerpo.

Y más difícil es levantarse y disfrutar de la vida. De repente, se da cuenta de que su calidad de vida se ha ido a pique. El enojo se apodera de usted y no puede culpar a otra cosa que *a la maldición de la vejez.*

Pero ¿y si no es la vejez lo que le está haciendo esto? Tomemos a John como ejemplo. A John le encanta la comida, y simplemente no puede evitarlo. Cada mañana, se levanta y decide qué quiere pedir. Por la noche, come otro pedido de comida para llevar.

Después de varios meses, no solo sus comidas se han vuelto lo suficientemente grandes como para alimentar a una familia, sino que John también ha engordado 65 libras. Cuando se da cuenta de esto, se enfada. Enfadado con la comida. La comida ha arruinado su vida y le ha hecho adicto. Si su apetito fuera menos fuerte, su vida sería normal...

Pero John no entiende que, a lo largo de estos meses, ha expandido y entrenado su estómago para contener más comida. También ha entrenado a su cerebro para que envíe señales de hambre con más frecuencia. La comida no es el problema; es un combustible esencial para vivir.

John es el problema. Su cuerpo le está tratando de la misma manera que él está tratando a su cuerpo - lo que no puede ser más cierto para los adultos mayores. No es la edad lo que le mantiene dolorido y rígido, sino cómo se rinde a la vejez, igual que John se rindió a la comida.

Todos nosotros hemos sido bendecidos con una medicina que cura y previene miles de afecciones relacionadas con la edad. Esta medicina se encuentra dentro de nosotros, y se activa *cuanto más la perseguimos.* Se llama actividad física. La gente no se da cuenta de que solo unos minutos de actividad física, incluso la más ligera, cambiarán por completo su vida: desde cómo maneja el estrés hasta cómo socializa e incluso cómo se siente. Recuperar su resistencia puede parecer un tema irrisorio. Pero ¿y si fuera cierto?

¿Y si pudiera volver a sentirse como si tuviera 30 años con solo empezar a añadir unos minutos de estiramientos a su rutina diaria? Puede que se esté riendo de esto o que esté profundamente interesado en saber cómo puede ser posible.

En cualquier caso, no tiene nada que perder. Este libro está enteramente dedicado a cómo puede conseguir el control total de su vida estirando su cuerpo. Los siguientes capítulos les ofrecerán una amplia introducción a los estiramientos y cómo puede utilizarlos para aliviar el dolor muscular, la rigidez, las molestias y el cansancio, y simplemente disfrutar de las cosas que siempre quiso hacer sin pensar demasiado en su salud.

Recordatorio: Este libro pretende educar a los lectores sobre los beneficios de los estiramientos. NO tome el contexto de este libro como una forma de curar enfermedades o diagnósticos médicos. No se aconseja al lector que utilice este libro como una forma de autodiagnosticarse o autotratarse. Hable con su médico sobre la posibilidad de añadir estiramientos a su rutina diaria, cambiar su dieta o si cree que padece una enfermedad no diagnosticada.

Capítulo 1: ¿Por qué debo estirar?

El estiramiento se practica desde hace miles de años, empezando por los practicantes de artes marciales y yoga. A principios del siglo XX, se promovió como una forma de mantener al personal militar físicamente en forma durante el entrenamiento. También ha sido practicado para mejorar la flexibilidad por bailarines y gimnastas. En la actualidad, el estiramiento se ha convertido en una parte aceptada de los regímenes de acondicionamiento físico. También se ha incorporado a las prácticas terapéuticas destinadas a aliviar el dolor.

Es una de las mejores maneras de mejorar su salud y bienestar. Estirar el cuerpo reduce la rigidez de las articulaciones, ayuda a mantener la movilidad y la flexibilidad, alivia las molestias musculares, mejora la circulación sanguínea y alivia el estrés. También es una forma excelente de preparar su cuerpo para el ejercicio. Los ejercicios de estiramiento pueden ayudar a mejorar la postura, el equilibrio y la fuerza, así como a reducir la sensación de rigidez. Esta práctica forma parte de los regímenes de entrenamiento de los atletas desde hace décadas.

Un estudio publicado en el *Journal of Aging Research* descubrió que las personas mayores físicamente activas tienen una mejor función física que las inactivas. También descubrieron que los ejercicios de estiramiento ayudaban a mejorar el equilibrio, algo esencial para prevenir las caídas entre los adultos mayores. Si usted es una persona mayor, añadir ejercicios de estiramiento a su rutina diaria podría mejorar significativamente su calidad de vida.

Los estiramientos aumentan la amplitud de movimiento de sus articulaciones alargando las fibras musculares sin causar lesiones ni dolor. Esto ayuda a mantener la flexibilidad a medida que envejece y reduce el riesgo de artritis y otros problemas articulares más adelante. Los estiramientos también mejoran la salud del corazón y son vitales para realizar tareas cotidianas y actividades atléticas como correr o saltar.

Los estiramientos regulares aumentan el flujo sanguíneo a través de las venas y las arterias, lo que mejora la circulación en todo el cuerpo y ayuda a eliminar los productos de desecho de las células. El aumento de la circulación también incrementa la oxigenación de los músculos, lo que ayuda a prevenir los calambres musculares durante el ejercicio o las tareas cotidianas como subir escaleras o llevar la compra del automóvil a casa después de hacer la compra.

El estudio, publicado en la revista *Journal of Strength and Conditioning Research,* se centró en el efecto de los estiramientos antes y después del ejercicio. La flexibilidad es importante para todas las personas, pero especialmente para los adultos mayores.

El estudio asignó aleatoriamente a 40 mujeres de entre 65 y 77 años a un grupo de estiramiento o a un grupo de control que no participó en ningún ejercicio adicional. Ambos grupos recibieron sesiones de entrenamiento supervisadas tres veces por semana durante 24 semanas. El grupo de estiramientos realizó estiramientos estáticos antes de cada sesión de entrenamiento. En cambio, el grupo de control no realizó ningún estiramiento extra antes de comenzar su programa de entrenamiento.

Los resultados mostraron que ambos grupos mejoraron su flexibilidad con el tiempo; sin embargo, los del grupo de estiramientos aumentaron su flexibilidad más que los del grupo de control (un aumento medio del 2 %).

Los músculos que no son tan flexibles pueden volverse tensos por el uso repetitivo o por permanecer sentados en una misma posición durante largos periodos. Los estiramientos ayudan a aliviar esta tirantez, permitiéndole moverse con más facilidad y comodidad. Un estudio publicado en *Medicine & Science in Sports & Exercise* descubrió que las personas que hacían entrenamiento de equilibrio y estiramientos se caían menos veces que las que no lo hacían al cabo de seis meses.

Otro fantástico beneficio de los estiramientos es que le ayudan a relajarse liberando endorfinas en su cuerpo. Se ha demostrado que estas endorfinas ayudan a reducir los niveles de estrés y mejoran el bienestar general. Un estudio realizado por el Dr. Herbert Benson de la Facultad de Medicina de Harvard demostró que las personas que practicaban meditación y estiramientos a diario mostraban una disminución de la frecuencia cardiaca, de la presión arterial y de los niveles de cortisol (la hormona del estrés). También se produjo una mejora de la función inmunitaria, una mejor calidad del sueño y una menor sensibilidad al dolor.

Los estiramientos pueden ayudar incluso a controlar el dolor. Ayuda a reducir el dolor asociado a los espasmos musculares o a las agujetas provocadas por un entrenamiento demasiado duro o una práctica deportiva demasiado agresiva.

Una buena postura, por otra parte, es esencial para mantener sanos los músculos de la espalda y las articulaciones - especialmente a medida que envejece - pero a menudo es difícil de conseguir a diario debido a factores como el estrés en el trabajo o la vida doméstica, los malos hábitos de sueño y los hábitos de nutrición inadecuados (por ejemplo, comer alimentos ricos en grasas). Estirar el cuerpo puede ayudarle a mejorar su postura.

Si tiene problemas para dormir por la noche, estirarse antes de acostarse puede ayudarle a relajarse y conciliar el sueño más rápidamente. También es bueno para su corazón porque puede bajar la tensión arterial y reducir el riesgo de desarrollar una enfermedad cardiaca o un derrame cerebral. Puede estirarse en cualquier momento, pero es mejor hacerlo antes o después de un entrenamiento, a la hora de acostarse o a primera hora de la mañana. He aquí algunos de los tipos de estiramientos más comunes:

Estiramientos estáticos

El estiramiento estático es una forma de estiramiento en la que se mantiene el estiramiento durante un cierto periodo de tiempo. La persona que realiza el estiramiento estático mantiene una posición extendida mientras sus músculos se estiran hasta su límite. Suelen mantenerse entre 10 y 30 segundos.

Este tipo de estiramiento se denomina a veces estiramiento pasivo porque se realiza de forma relajada y no con mucho movimiento. Esto puede reducir el riesgo de lesiones y facilitar las actividades cotidianas.

También ayuda a relajar los músculos tensos y los tejidos conjuntivos, lo que mejora la circulación y reduce el dolor en las articulaciones. Incluso aumenta la elasticidad de sus músculos, lo que les permite estirarse más de lo que normalmente podrían sin lesionarse. Esto puede mejorar el rendimiento durante el ejercicio o el deporte y hacer que las actividades cotidianas sean más fáciles para su cuerpo.

Los estiramientos estáticos también son útiles para alargar sus músculos y tendones de modo que no se acorten demasiado cuando los mueva por toda su amplitud de movimiento. Cuanto menos le duela moverse a través de estos rangos, ¡mejor le irá!

Estiramientos dinámicos

El estiramiento dinámico es un entrenamiento de la flexibilidad que utiliza movimientos suaves y continuos para mejorar el rendimiento diario del cuerpo. Puede ayudar a prevenir lesiones al calentar los músculos antes del ejercicio y aumentar el flujo sanguíneo a los músculos. También ayuda a mejorar el rendimiento al relajar las articulaciones rígidas.

El estiramiento dinámico es diferente del estiramiento estático, que se centra en la longitud de los músculos (hasta dónde pueden estirarse), ya que también se centra en la capacidad del músculo para contraerse a través de un rango completo de movimiento. El estiramiento dinámico es una forma estupenda de que las personas mayores entren en calor antes de cualquier tipo de actividad física.

He aquí algunos de los beneficios de los que disfrutará cuando realice estos estiramientos:

Aumento del flujo sanguíneo: Aumenta el flujo sanguíneo a sus músculos y articulaciones, lo que les ayuda a funcionar correctamente.

Mejora del equilibrio y la coordinación: Los estiramientos dinámicos mejoran su equilibrio y coordinación al aumentar la fuerza, potencia y resistencia de sus músculos. Esto puede ayudar a prevenir caídas y otros accidentes en los adultos mayores que tienen el equilibrio reducido debido a la edad o a una enfermedad.

Mejora el rendimiento: Mejora el rendimiento atlético al aumentar la coordinación general del cuerpo, la flexibilidad y la velocidad, al tiempo que mejora el control muscular.

Estiramiento balístico

El estiramiento balístico es un tipo de estiramiento activo que utiliza el impulso para alargar el músculo. Se realiza rebotando o lanzando el cuerpo hacia el estiramiento, lo que suele crear tensión en el músculo.

El estiramiento balístico es un tipo de estiramiento activo aislado. No debe confundirse con ejercicios balísticos como la pliometría. Este estiramiento implica realizar un movimiento explosivo al estirar un músculo o grupo de músculos. Esto contrasta con el estiramiento estático, que consiste en mantener un estiramiento de 10 a 30 segundos.

Los estiramientos balísticos son especialmente útiles para aumentar la amplitud de movimiento en los flexores de la cadera y los cuádriceps, a menudo más flojos en las personas mayores debido a la falta de uso. Además, los estiramientos balísticos pueden ayudar a mejorar la flexibilidad articular y la elasticidad muscular y a reducir la rigidez muscular causada por permanecer sentado durante largos periodos.

Debe realizarse después de calentar el cuerpo mediante ejercicios dinámicos como trotar en el sitio o hacer saltos de tijera. Realice cada estiramiento lenta y suavemente hasta que sienta la resistencia del grupo muscular objetivo. A continuación, estire explosivamente ese músculo hasta que sienta que sus músculos vuelven a relajarse.

La gran mayoría de los estudios sobre estiramientos se han realizado sobre estiramientos estáticos. Aunque el estiramiento estático tiene algunos beneficios, también puede ser perjudicial y causar lesiones. Un estudio publicado en el *Journal of Strength and Conditioning Research* descubrió que los estiramientos estáticos antes de hacer ejercicio reducían la potencia de rendimiento en un 8,3 % durante los ejercicios de piernas. El estiramiento estático también disminuyó la fuerza muscular entre un 3 y un 5 por ciento en estos ejercicios.

Este tipo de estiramiento no suele recomendarse antes del ejercicio porque puede reducir la capacidad de realizar la actividad física a pleno rendimiento, según otro estudio publicado en *The International Journal of Sports Sciences and Medicine (IJSSM).* El estudio descubrió que los estiramientos solo estáticos causaban más daño muscular que no realizar estiramientos antes de los entrenamientos de alta intensidad, como los sprints en bicicleta o el entrenamiento de resistencia.

El estiramiento dinámico es una forma de calentamiento más eficaz que el estiramiento estático porque prepara sus músculos para el movimiento sin disminuir su potencia ni sus niveles de fuerza. También le permite moverse con más facilidad en los ejercicios sin forzarse ni arriesgarse a sufrir una lesión.

Es importante tener en cuenta que estirar no es exactamente lo mismo que calentar. El calentamiento ayuda a preparar el cuerpo para la actividad física aumentando el flujo sanguíneo y preparando los músculos para trabajar más. El estiramiento es una actividad más pasiva que se centra en alargar los músculos, tendones, ligamentos y otros tejidos conectivos antes del entrenamiento.

Aun así, ambas son muy similares y se confunden constantemente. Se recomienda calentar primero el cuerpo y después realizar una serie de estiramientos dinámicos antes de hacer ejercicio.

He aquí cinco consejos para mantener a salvo sus estiramientos a medida que envejece:

1. Evite los estiramientos por encima de la cabeza en los que levante los brazos por encima de la altura de los hombros. Esto puede causar compresión en la columna cervical, provocando pinzamientos nerviosos en el cuello y los hombros.

2. Evite los movimientos de torsión que impliquen girar la cabeza manteniendo el torso inmóvil. Girar el torso demasiado puede causar lesiones por tensión en la parte baja de la espalda y en las articulaciones de la cadera, mientras que girar demasiado la cabeza puede dañar los nervios del cuello.

3. No se esfuerce demasiado al estirar: esto podría provocar desgarros musculares y otras lesiones que incluso podrían requerir cirugía más adelante. Es mejor empezar despacio y aumentar gradualmente su flexibilidad que precipitarse en ejercicios que podrían perjudicarle a largo plazo.

4. Los estiramientos no deben doler. Si siente algún dolor al estirarse, deténgase inmediatamente y consulte a un médico antes de volver a intentarlo (o pruebe con otro estiramiento por completo). El dolor es señal de que algo no va bien.

5. Caliente antes de estirar. Un calentamiento le ayudará a aumentar el flujo sanguíneo a sus músculos y a reducir el riesgo de lesiones durante el estiramiento. Pruebe a caminar por la casa durante cinco minutos antes de estirarse, y empiece haciendo algunos estiramientos ligeros antes de realizar movimientos más avanzados.

Los ejercicios de estiramiento deben hacerse con regularidad (a diario) porque nuestros cuerpos cambian constantemente a lo largo de la vida. A medida que envejecemos, nuestro cuerpo cambia de forma con el tiempo debido a la gravedad, el estrés y otros factores. Al mantener nuestros músculos flexibles y sueltos mediante estiramientos, podemos prevenir lesiones y mejorar la circulación hacia nuestra columna vertebral, ¡lo que nos ayuda a mantenernos sanos en general!

Yoga versus estiramientos: ¿Cuál es la diferencia?

El yoga y los estiramientos son dos actividades físicas que a menudo se confunden. Ambas prácticas mejoran la flexibilidad, alivian el estrés y fortalecen el cuerpo. Sin embargo, las diferencias entre ambas prácticas hacen que cada una de ellas sea única.

El yoga es una ciencia milenaria que se practica desde hace miles de años. Es un sistema de superación personal y crecimiento espiritual a través del desarrollo del cuerpo, la mente y el espíritu. El yoga implica técnicas de respiración consciente, posturas físicas (asanas) y meditación (dhyana).

La palabra *yoga* procede del sánscrito Yuj, que significa "unir" o "juntar". El yoga nos enseña a unir nuestro cuerpo, mente y espíritu para vivir en armonía con nosotros mismos y con los demás.

La palabra *asana* procede de la raíz sánscrita *asan*, que significa "asiento", refiriéndose a sentarse en posturas de meditación. Las asanas de yoga son ejercicios que ayudan a desarrollar la fuerza, la flexibilidad, el equilibrio y la concentración. Le hacen sentirse bien tanto física como mental y espiritualmente.

Las posturas de yoga no son solo movimientos físicos, sino también ejercicios mentales que provocan relajación y calma ayudándonos a concentrarnos en una cosa cada vez en lugar de en muchas cosas a la vez. Esto nos ayuda a alcanzar niveles superiores de conciencia en los que podemos experimentar paz interior y tranquilidad, ¡que es de lo que realmente trata el yoga!

Se cree que esta práctica se compuso ya en el siglo III a. C. El texto más famoso del yoga clásico son los Yoga Sūtras de Patañjali, pero muchos otros textos también contribuyen a su formación. El yoga también puede considerarse una filosofía promovida por los grupos religiosos hindúes como elemento esencial de su religión.

Los yoguis creen que se puede experimentar un mayor crecimiento espiritual cuando se está relajado física y mentalmente. Los estiramientos suelen centrarse en los aspectos físicos de sus entrenamientos, por lo que no siempre logran este tipo de relajación mental.

El yoga lleva años ganando popularidad en Estados Unidos, pero parece que en estos días se está convirtiendo en una práctica aún más generalizada. Hay estudios de yoga por todas partes, y cada ciudad tiene al menos un estudio que ofrece clases para todos los niveles.

El yoga es una forma estupenda de desestresarse, ponerse en forma y estirar el cuerpo. También tiene muchos beneficios para la salud mental, como reducir la ansiedad y la depresión, hacerle más feliz y mejorar la memoria. La popularidad del yoga ha crecido tanto que la gente ha empezado a practicarlo también fuera de su horario normal de clase. La tendencia parece llamarse "yoga sobre la marcha" o "yoga en cualquier lugar". Esto significa que la gente suele hacer saludos al sol u otras posturas fuera de su clase o estudio de yoga habitual.

Aunque esto no parece gran cosa a primera vista, en realidad es bastante peligroso porque algunas posturas requieren la supervisión de un instructor para hacerlas con seguridad sin lesionarse. Además, muchos matices solo pueden ser mostrados por un instructor que sabe lo que está haciendo, así que, si no tiene cuidado, podría acabar haciéndose daño al intentar hacer algo por su cuenta sin ninguna guía de alguien que sepa cómo debe hacerse correctamente.

El estiramiento, por otro lado, es una forma de ejercicio diseñada para aumentar la flexibilidad muscular alargando los músculos más allá de su rango normal de movimiento. Los estiramientos suelen mantenerse durante unos 30 segundos antes de soltar el músculo y repetir el estiramiento varias veces durante un largo periodo de tiempo (normalmente varios minutos). Los estiramientos nunca deben causar dolor o molestias - si siente dolor durante cualquier estiramiento, ¡deténgase inmediatamente antes de que se produzca un daño mayor!

Una similitud entre el yoga y los estiramientos es que ambos implican una actividad física que puede realizarse en casa o en el gimnasio. Ambos tipos de ejercicio existen desde hace siglos y han sido utilizados por muchas culturas diferentes en todo el mundo.

Los antiguos griegos realizaban ejercicios similares al yoga durante la meditación para relajar sus cuerpos y mentes. Los estiramientos también se han utilizado desde la antigüedad como una forma de que las personas se mantengan flexibles a lo largo de su vida para realizar tareas más fácilmente sin sufrir lesiones o dolores más adelante.

Otra similitud entre estos dos ejercicios es que existen muchos tipos diferentes de cada uno, por lo que puede elegir el que mejor se adapte a sus necesidades, tanto si desea más flexibilidad como relajación. El estiramiento es una forma estupenda de calentar para un entrenamiento y de enfriarse después del ejercicio. Pero ¿funciona tan bien como el yoga?

La respuesta depende de lo que esté buscando.

El yoga es algo más que estiramientos. Es una práctica ancestral que también incluye la respiración profunda, la meditación y técnicas de relajación como enfoque principal. En resumen, el yoga tiene mucho que ofrecer, pero puede que no sea la mejor opción si desea centrarse en los estiramientos.

El yoga también requiere tiempo para aprenderlo. Necesitará varios meses antes de estar preparado para realizar muchas de las posturas que forman parte de la práctica del yoga. Algunas personas, sin embargo, creen que el yoga es superior a otras formas de ejercicio porque utiliza formas de estiramiento tanto activas como pasivas. Tal vez quiera probar primero una clase para principiantes o preguntar a su médico si cree que el yoga sería bueno para usted.

¿En resumidas cuentas? Tanto el yoga como los estiramientos son buenas opciones para mejorar la flexibilidad y reducir el dolor muscular de los músculos y las articulaciones; sin embargo, si está interesado en mejorar su rendimiento atlético o prevenir lesiones durante un entrenamiento de fuerza, ¡los estiramientos pueden ser su mejor opción!

Estire cada parte de su cuerpo

¿Sabía que la mayoría de la gente pasa al menos un tercio del día con el cuello flexionado hacia delante? Este hábito postural provoca dolor crónico de cuello y contribuye a disminuir la movilidad. Los estiramientos cervicales pueden ayudarle a mejorar su postura y a reducir la tensión en los hombros, el cuello y la parte superior de la espalda.

Con la edad, los músculos del cuello tienden a perder flexibilidad. Esto hace que sea más difícil mantener una buena postura, lo que provoca dolor de cuello y de la parte superior de la espalda. Los estiramientos de cuello se recomiendan a menudo como parte de un programa de ejercicios en casa para las personas que padecen dolor o rigidez crónicos de cuello. Estos estiramientos pueden realizarse sentado o de pie. En algunos casos, puede que necesite utilizar una toalla o una almohada para ayudar a mantener la cabeza en su sitio durante el estiramiento.

Los músculos del cuello están unidos a la cabeza en la base del cráneo y controlan el movimiento de la cabeza. Hay siete tipos diferentes de músculos del cuello, pero no todos intervienen en todos los movimientos. Cuando estira el cuello, está intentando aumentar la distancia que puede mover la cabeza en cada dirección. Hacer esto aumenta la flexibilidad general de su cuello, ¡lo que siempre es bueno!

Los estiramientos de cuello pueden hacerse en cualquier momento del día en que le apetezca, quizá justo antes de levantarse de la cama o después de estar demasiado tiempo sentado en el sofá. Los estiramientos de cuello son una de las mejores formas de mantener una buena salud de la columna vertebral porque ayudan a contrarrestar todo el tiempo que pasamos encorvados frente al televisor o los smartphones.

Si lo piensa, utiliza el cuello casi cada vez que se mueve o gira la cabeza. Como resultado, los músculos de su cuello trabajan constantemente para sostenerle. La tensión que soportan puede provocar problemas como tensión, dolores de cabeza y espasmos musculares.

Los estiramientos pueden ayudar a aliviar estos síntomas y a mantener su cuello sano. Pero ¿cuándo es el momento ideal para estirarlo? He aquí algunos momentos en los que tiene sentido tomarse unos minutos para estirar el cuello:

Antes de acostarse. Estirarse antes de irse a dormir le ayudará a relajar los músculos del cuello, reduciendo el dolor y mejorando su capacidad para conciliar el sueño.

Después de despertarse. Estirar el cuello después de despertarse ayuda a contrarrestar los efectos de dormir con la cabeza en posición flexionada toda la noche.

Después de sentarse o realizar una actividad durante demasiado tiempo. Si pasa la mayor parte del día sentado, trabajando en el jardín o limpiando, es importante que haga pausas en lo que esté haciendo y estire el cuello durante unos 2 a 3 minutos cada vez.

Para los dolores de cabeza crónicos, los estiramientos ayudan a aliviar la tensión muscular en los músculos del cuello y la parte superior de la espalda. También reduce la presión sobre los nervios que pueden estar causando dolor. Estirar el cuello también se recomienda a las personas con artritis y otras afecciones que causan rigidez articular e inmovilidad de las articulaciones del cuello.

La regla general es que nunca debe estirar el cuello ni ninguna articulación justo después de haberse lesionado. Por ejemplo, si se da un latigazo cervical en un accidente, no debe intentar estirarlo hasta que desaparezca el dolor.

El hombro, por otra parte, es una articulación esférica, y es una de las articulaciones más móviles del cuerpo. Esto significa que puede moverse en casi cualquier dirección: arriba y abajo, de lado a lado, de delante hacia atrás.

Pero esa movilidad tiene un coste: La articulación del hombro también está hecha de algunos de los tejidos menos duraderos de su cuerpo. Si pasa demasiado tiempo sentado con los hombros redondeados hacia delante, o si practica posturas de yoga que le obligan a realizar amplitudes de movimiento extremas, es probable que experimente dolor en la parte delantera del hombro.

El hombro está formado por tres articulaciones: la articulación glenohumeral (donde la parte superior del brazo se une al hombro), la articulación acromioclavicular (donde la clavícula se une al hombro) y la articulación esternoclavicular (donde la clavícula se une al esternón).

Cuando estas articulaciones se vuelven rígidas o inmovilizadas, pueden causar molestias en los músculos que las rodean. Los músculos del manguito rotador son especialmente vulnerables a este tipo de lesiones porque atraviesan dos articulaciones.

Ahí es donde entran en juego los estiramientos del hombro. El estiramiento ayuda a disminuir la tensión muscular alrededor de la articulación y mejora la movilidad. También disminuye la tensión en tendones y ligamentos y mejora la circulación sanguínea en toda la zona.

Los estiramientos no son solo para atletas o devotos del yoga; son una parte importante de cualquier rutina de ejercicios para cualquiera que desee prevenir lesiones o mantener la flexibilidad con el paso del tiempo. El estiramiento de los hombros es una forma estupenda de aliviar la tensión, mejorar la postura y reducir el dolor de hombros.

Los estiramientos pueden ayudar a aliviar el dolor derivado de una mala postura, que es especialmente común entre quienes tuvieron un trabajo de oficina en el pasado. Cuando se está sentado todo el día, los músculos se vuelven rígidos y tensos, lo que provoca dolor de espalda e incluso problemas articulares. Los estiramientos de hombros también pueden ayudarle a lograr una mejor postura. Al fortalecer la parte superior de su cuerpo, podrá mantenerse erguido durante largos periodos.

Cuando los músculos están tensos, restringen el flujo sanguíneo e impiden el paso de los nutrientes, lo que hace que se sientan doloridos y tensos. Estirar los hombros aumenta el flujo sanguíneo en la zona abriendo el tejido muscular para que pueda circular por él más sangre rica en oxígeno. Esto mejora la circulación por los hombros, dándole más energía y aliviando la fatiga muscular.

Estos estiramientos también benefician a las personas que sufren lesiones en los hombros y a las que quieren prevenirlas. También puede utilizar los estiramientos para aliviar el estrés y aliviar el dolor crónico de hombros.

El mejor momento para estirar los hombros es después de un entrenamiento o de cualquier actividad física que cause dolor muscular. Esto se debe a que los estiramientos ayudan a relajar los músculos que han estado trabajando duro y pueden estar tensos o rígidos.

Simplemente ponerse de pie y estirar los brazos hacia atrás puede ser suficiente para relajar los músculos tensos de la parte posterior del omóplato. Si esto no funciona, pruebe a tumbarse sobre una esterilla de yoga, colocar una almohada bajo la cabeza y estirar los brazos con las palmas hacia el suelo.

Pero los hombros no son ni de lejos tan problemáticos como el dolor de espalda para los adultos mayores. De hecho, el dolor de espalda es la segunda razón más común por la que la gente acude al médico, y es la principal causa de discapacidad en todo el mundo. Puede estar causado por lesiones o traumatismos, pero en la mayoría de los casos se debe al uso excesivo y al sobreestiramiento muscular.

El dolor de espalda también puede deberse a una mala postura o a desequilibrios musculares. Nuestros cuerpos pueden soportar este tipo de abuso cuando somos jóvenes porque tenemos mucho tiempo para recuperarnos de las lesiones y desarrollar fuerza muscular. Pero a medida que envejecemos, el dolor de espalda se vuelve más frecuente y difícil de tratar.

Estirarse no solo beneficia a su salud física, también puede ayudar a mejorar su salud mental al reducir los niveles de estrés y mejorar su estado de ánimo. Estirar la espalda puede ayudar a aliviar el dolor de espalda, mejorar la postura y aumentar la flexibilidad.

Cuando fortalece los músculos de la espalda, los está acortando. Para mantener un equilibrio entre la fuerza y la flexibilidad de los músculos de la espalda, es importante estirarlos con regularidad.

Estirar la espalda ayuda a mantener la columna vertebral flexible y libre de rigidez. Si pasa mucho tiempo sentado sin estirar los músculos de la espalda, puede que se vuelvan tensos y rígidos. Esto puede provocar dolor en la zona lumbar al ponerse de pie o caminar.

Estirar la espalda con regularidad también le ayudará con la postura de la columna al mejorar el tono muscular de todo el cuerpo y aumentar la flexibilidad de la columna y los músculos circundantes. Estirar la espalda también ayudará a mejorar la circulación, lo que reduce la hinchazón en la zona lumbar. Esto puede causar dolor o rigidez en la región lumbar al ponerse de pie o al caminar después de estar sentado durante un largo periodo.

Debe estirar la espalda siempre que la sienta tensa o dolorida. Pero también hay algunos momentos específicos en los que los estiramientos son especialmente beneficiosos. La respuesta depende de sus objetivos. Pruebe los estiramientos básicos si está intentando relajar los músculos agarrotados antes de hacer ejercicio. Es una forma ideal de preparar su cuerpo para cualquier actividad que implique agacharse, como la jardinería o el golf.

Si su objetivo es mejorar la flexibilidad y prevenir lesiones, pruebe un estiramiento más avanzado como la postura de la cobra. Esta postura ayuda a alargar los músculos tensos de la parte superior de la espalda y los hombros a la vez que fortalece los músculos de la zona lumbar. Para muchas personas, estirar la espalda es una forma estupenda de relajarse después del trabajo o el ejercicio. Puede ayudar a aliviar la tensión en la espalda y los hombros causada por estar sentado todo el día o cargar objetos pesados.

Es posible que los estiramientos no ayuden con el dolor agudo, pero pueden aliviar el dolor crónico causado por afecciones como la artritis o la estenosis espinal. "Los ejercicios de estiramiento parecen útiles para las personas con dolor lumbar crónico", afirma el doctor Timothy Griffin, profesor asociado de Medicina Física y Rehabilitación en el Centro Médico de la Universidad de Duke en Durham, Carolina del Norte. Estos ejercicios también ayudan a mejorar la fuerza y el equilibrio a la vez que reducen la tensión articular.

Una de las zonas del cuerpo más descuidadas que los adultos mayores no estiran: las piernas. La razón principal para estirar las piernas es mejorar su movilidad. Esto es importante porque cuando tiene los músculos rígidos, puede provocar dolor de espalda y otros problemas. Al aumentar la flexibilidad de la parte inferior de su cuerpo, puede reducir los problemas en otras zonas de su cuerpo y aumentar su comodidad.

El estiramiento de las piernas también puede ayudar con el dolor muscular después del ejercicio u otras actividades al aumentar el flujo sanguíneo a la zona. Esto ayuda a eliminar el exceso de ácido láctico que se acumula durante el ejercicio, reduciendo las agujetas y acelerando el tiempo de recuperación tras el ejercicio. Por último, el estiramiento de piernas también mejorará la fuerza en la parte inferior de su cuerpo al ayudar a aumentar la masa muscular en estas zonas.

Cuando estira las piernas, aumenta la amplitud de movimiento de las rodillas, los tobillos y las caderas. Esto mejora la coordinación y el equilibrio, que son importantes para prevenir lesiones. Los estiramientos de piernas también mejoran la circulación de sus extremidades inferiores, lo que puede ayudar a prevenir la hinchazón de pies y piernas.

Si es usted principiante en esto de los estiramientos, es importante que sepa cuándo debe estirar las piernas y cuándo no. Las personas mayores deben estirar las piernas dos veces al día, una por la mañana y otra antes de acostarse. Sin embargo, si le apetece hacerlo durante el día, adelante.

Los estiramientos deben formar parte de su rutina si es más activo o simplemente le gusta hacer ejercicio. Puede empezar despacio con algunos estiramientos básicos al principio. Sin embargo, a medida que se sienta más cómodo, puede aumentar la intensidad de sus estiramientos y el número de repeticiones que hace cada vez.

Para mantener su cuerpo sano y en funcionamiento, debe encontrar formas de entrenar sus músculos. Un buen punto de partida son unos estiramientos ligeros. No se preocupe, no tendrá que excederse ni cansarse. Continúe leyendo los próximos capítulos y ¡siga adelante!

Capítulo 2: Estiramientos matutinos

Cuando se despierta, está entrando en un nuevo día. Su cuerpo y su mente están al máximo rendimiento. Despertarse es un proceso complejo en el que intervienen muchas partes diferentes del cerebro. Comienza con los ojos, que indican al cerebro que es hora de despertarse. A continuación, el cerebro envía señales a los músculos y órganos para que se preparen para la vigilia.

La señal más evidente de que se está despertando es cuando abre los ojos. Pero incluso antes de eso, hay señales de que está empezando a volver en sí: parpadeo, espasmos y darse la vuelta en la cama.

Una vez abiertos los ojos, empezará a notar otros movimientos musculares como parte de la fase de "predespertar" de su rutina matutina: esto le prepara para salir de la cama, ir al baño, cepillarse los dientes, etc.

Estos movimientos están controlados por una parte de la formación reticular (FR) de su cerebro. La FR es responsable de mantenerle dormido si no hay ninguna razón para que esté despierto. Si ocurre algo que requiera su atención - por ejemplo, suena una alarma - entonces la FR enviará señales a otra parte de su cerebro llamada tálamo, que despierta otras partes de su sistema nervioso para que puedan responder adecuadamente.

Cuando se despierta, su temperatura también aumenta. Su cerebro desencadena un proceso llamado termogénesis que eleva de nuevo su temperatura interna. Por eso se siente tan caliente en su cama justo antes de salir de ella.

Su tensión arterial se eleva ligeramente al despertarse del sueño y luego desciende unos 10 minutos después de despertarse definitivamente. Esto se debe a que el sistema nervioso parasimpático vuelve a tomar el control y empieza a calmar las cosas después de haber estado inactivo durante las fases de sueño profundo.

Su ritmo cardíaco también se acelera. Para satisfacer la mayor demanda de oxígeno, los vasos sanguíneos de sus pulmones se dilatan y el flujo sanguíneo aumenta para llevar más oxígeno a su sistema. Los latidos de su corazón se aceleran para que pueda bombearse más sangre a través de estos vasos. Este flujo sanguíneo adicional explica por qué la gente experimenta a menudo palpitaciones cuando se despierta por primera vez - ¡o incluso en mitad de la noche si ha estado dando muchas vueltas en la cama!

Mientras su cuerpo se adapta por completo al día, un estiramiento matutino es una forma estupenda de despertarlo adecuadamente. A medida que envejece, su cuerpo se vuelve menos flexible y es importante mantenerlo ágil. Estirarse por la mañana puede marcar una gran diferencia en lo bien que se sienta a lo largo del día, tanto mental como físicamente.

"Estirarse ayuda a mejorar la circulación y hace que los músculos sean más flexibles", dice la fisióloga del ejercicio Michele Olson, PhD., autora de Las nuevas reglas del levantamiento de pesas para mujeres. "También ayuda a despertar el cuerpo y mejora el estado de ánimo".

Un estiramiento matutino puede ayudarle a mejorar su postura y a reducir cualquier tensión muscular que pueda estar presente en su cuerpo a lo largo de ese día en particular. Esto le ayudará a reducir cualquier dolor de espalda o rigidez que pueda estar experimentando. También aumenta los niveles de energía a lo largo del día al incrementar el flujo sanguíneo a través de su cuerpo. Esto significa que todas las zonas de su cuerpo recibirán más oxígeno y nutrientes, lo que ayuda a aumentar los niveles de energía.

Estar sentado durante largos periodos de tiempo puede causar tensión en sus músculos y articulaciones, provocando dolores y molestias. Realizar un estiramiento por la mañana le ayudará a aliviar parte de esta tensión para que no se acumule a lo largo del día. Los estiramientos también aumentan la producción de sustancias químicas naturales en el cerebro que producen sensaciones de placer porque provocan una leve molestia a la que sigue un alivio cuando se estira más de lo habitual, un fenómeno conocido como "el principio dolor-placer".

Se recomienda estirarse de 5 a 10 minutos al día. Puede hacerlo por la mañana o por la noche, pero a algunos adultos mayores les resulta más eficaz hacerlo por la mañana. Si no es una persona madrugadora, puede que le resulte difícil empezar con los estiramientos y otras formas de ejercicio nada más despertarse. Pero merece la pena intentarlo: las investigaciones demuestran que empezar el día con actividad física puede mejorar su estado de ánimo, sus niveles de energía y su concentración.

Estirarse inmediatamente después de despertarse no es una buena idea porque es probable que esté rígido por haber estado en una misma posición toda la noche. En su lugar, espere hasta que lleve despierto unos 10 a 20 minutos antes de estirarse - esto le dará tiempo a su cuerpo para calentarse después de haber estado inactivo toda la noche.

Suponga que tiene problemas para empezar a hacer estiramientos u otra forma de ejercicio por la mañana. En ese caso, puede poner la alarma entre 15 y 30 minutos antes de despertarse normalmente. O prográmela un fin de semana en el que tenga tiempo libre para no sentirse apurado. Un truco que siempre funciona es salir de la cama en cuanto suene la alarma y cepillarse los dientes o hacer la cama antes de empezar a estirarse. Aquí tiene 5 estiramientos matutinos que pueden ayudarle a despertarse, llenarse de energía y estar listo para empezar el día.

Postura del gato - vaca

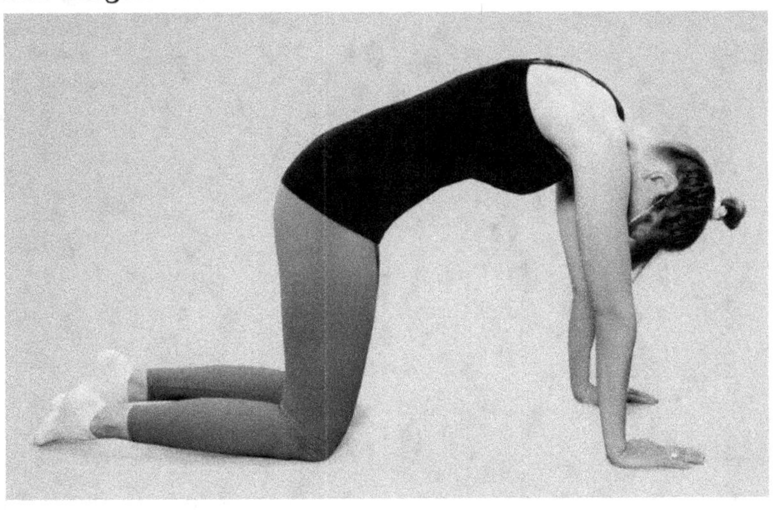

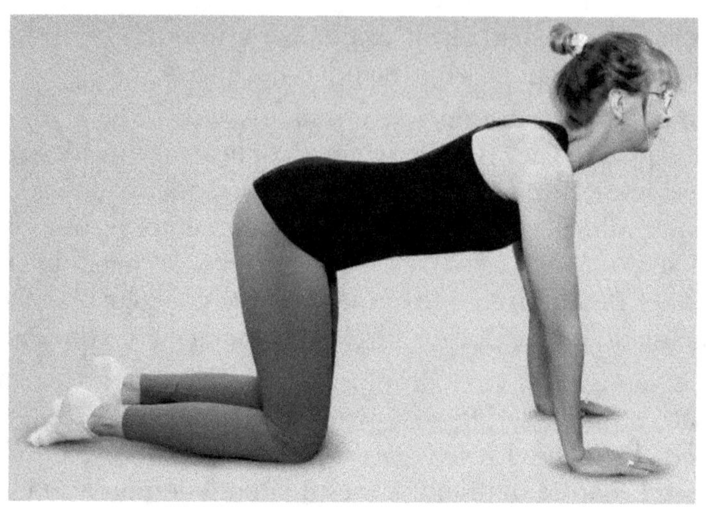

Esta es una forma estupenda de despertar su cuerpo y su mente. Empiece poniéndose a cuatro patas con los hombros sobre las muñecas, las rodillas sobre los tobillos y las manos directamente bajo los hombros. Inhale mientras levanta la cabeza, el coxis y el pecho hacia el techo a la vez que tira del ombligo hacia la columna.

Exhale mientras gira los hombros hacia delante al tiempo que arquea suavemente la espalda y baja la cabeza entre los brazos hasta que toque el suelo o la esterilla (no se recomienda si tiene algún problema de cuello). Repita esto de 5 a 10 veces hasta que se sienta más alerta y con más energía.

Perro hacia abajo

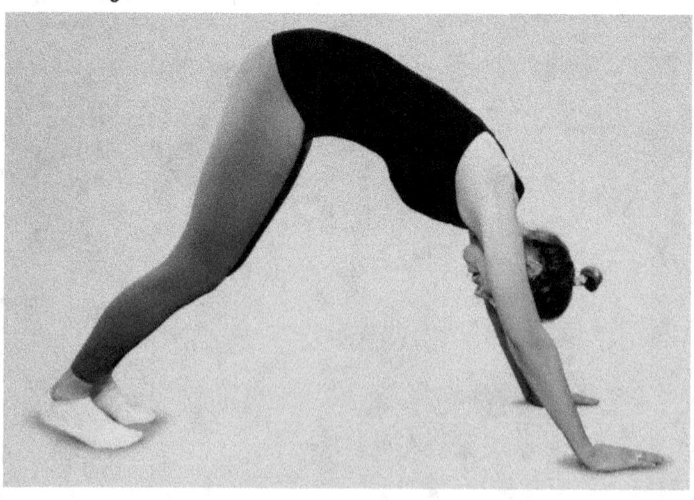

Permanezca a cuatro patas, como en la postura del gato - vaca. Con una inhalación, levante las rodillas del suelo y estire las piernas todo lo posible manteniéndolas paralelas entre sí (los talones pueden o no tocar el suelo). Con una exhalación, flexione los codos y empuje hacia atrás en una posición de perro hacia abajo (las manos apoyadas en el suelo con las muñecas alineadas directamente debajo de los hombros). Siga presionando firmemente en las cuatro esquinas de cada mano mientras se extiende por la coronilla.

Estiramiento del cuello

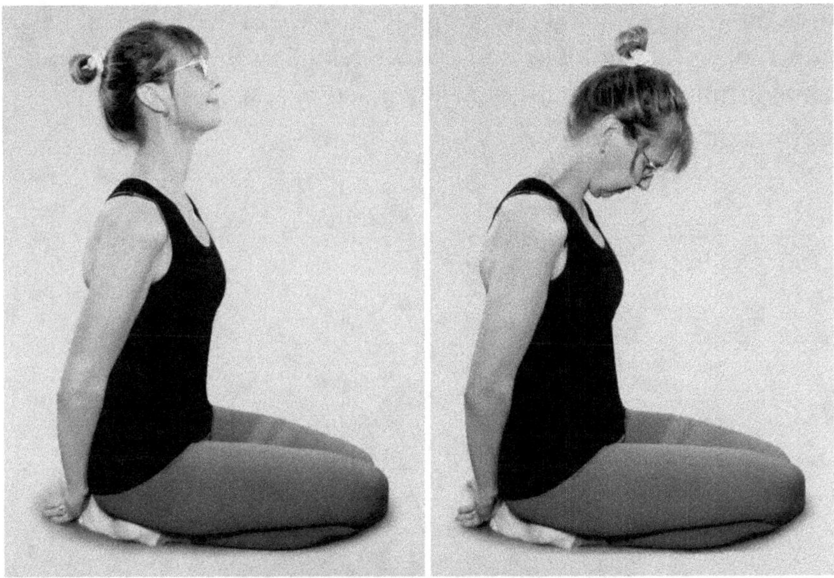

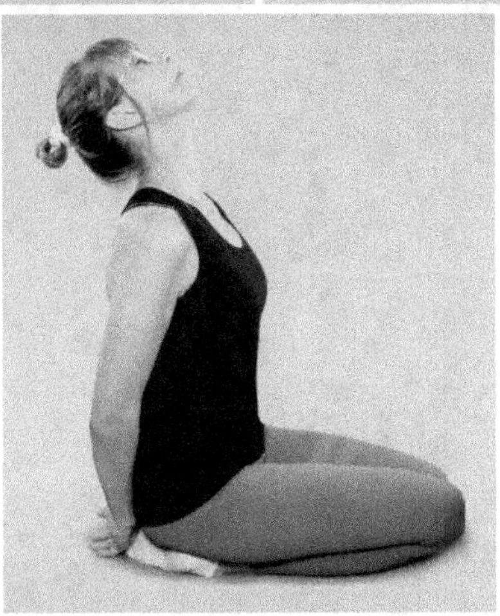

Se puede realizar un estiramiento del cuello por la mañana para ayudar a mejorar la circulación, aliviar la tensión muscular y prevenir lesiones. Los siguientes estiramientos del cuello pueden utilizarse para liberar la tensión de los músculos del cuello y aumentar la flexibilidad.

Flexión del cuello: Siéntese o párese derecho con la cabeza nivelada mirando al frente. Incline lentamente la cabeza hacia delante hasta que sienta un suave estiramiento en la nuca. Mantenga la posición durante 10 segundos y repita cinco veces.

Extensión del cuello: Siéntese o párese derecho con la cabeza mirando al frente. Incline lentamente la cabeza hacia atrás hasta que sienta un suave estiramiento en la parte delantera del cuello. Mantenga la posición durante 10 segundos y repita cinco veces.

Estiramiento del pecho

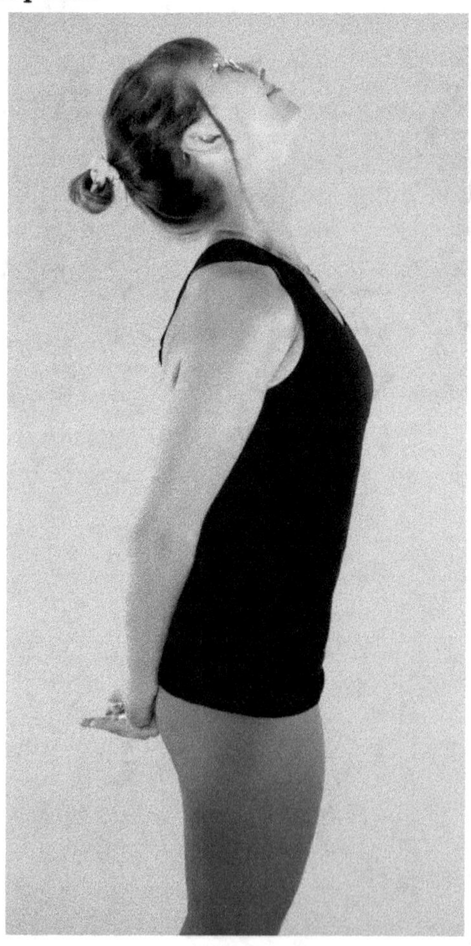

Los estiramientos de pecho son una forma estupenda de relajar los músculos pectorales y los de la parte superior de la espalda. El pecho está formado por dos grupos musculares diferentes: el pectoral mayor y el pectoral menor. El pectoral mayor cubre gran parte de la parte superior del pecho, mientras que el pectoral menor se encuentra debajo. Estirar estos músculos ayuda a mejorar la flexibilidad de los hombros, lo que puede provocar menos lesiones con el tiempo.

Párese con los pies separados unos centímetros, con los dedos hacia delante. Inhale, coloque los brazos detrás de la espalda e inclínese lentamente hacia delante por la cintura hasta que sienta un suave estiramiento en la parte delantera del pecho (también puede inclinarse de lado a lado). Mantenga la posición durante 10 segundos o el tiempo que desee, después vuelva a la posición inicial y repita varias veces a cada lado.

Giros de hombros

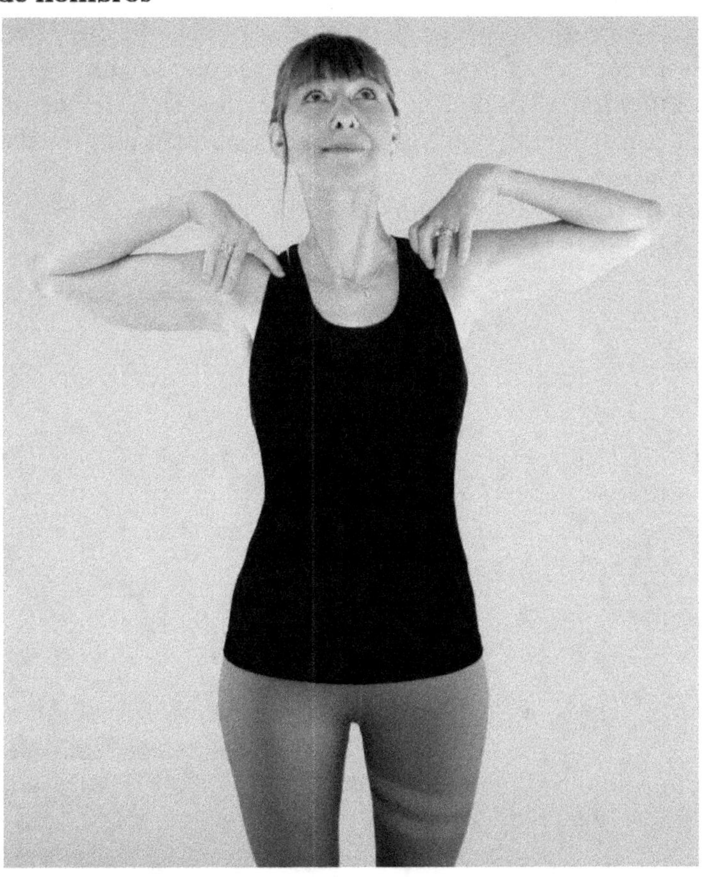

Los giros de hombros son una forma estupenda de relajar la parte superior del cuerpo. Pueden hacerse en muchas variaciones diferentes. El giro de hombros más básico consiste simplemente en girar los hombros hacia delante y hacia atrás. También puede añadir algo de variedad realizando los giros de hombros con los brazos doblados por los codos y luego estirados de modo que se asemeje a un movimiento ondulatorio.

Unos sencillos estiramientos pueden ayudarle a sentirse con más energía, menos estresado y simplemente más feliz en general. Tanto si es una persona madrugadora como si no, estirarse es una de las mejores formas de empezar el día. Le proporciona una sensación inmediata de calma y ayuda a despertar su cuerpo y su mente.

Pero ¿sabía que los estiramientos le ayudan con su salud mental? Estirarse ayuda a mejorar el estado de ánimo y a reducir los niveles de estrés. Ayuda a aliviar la depresión, la ansiedad y la fatiga debido a la cantidad de oxígeno con la que llena su cuerpo. Esto conduce a una mejor oxigenación del cerebro. Un estudio publicado en *The Journal of Sports Medicine & Physical Fitness* descubrió que estirarse con regularidad mejoraba la salud mental al reducir los niveles de ansiedad en un 18 % en comparación con los que no se estiraban con regularidad.

Capítulo 3: Estiramientos nocturnos

Su cuerpo se ve afectado por lo que hace durante el día, así que, si permanece sentado todo el día, estará menos cansado y puede que le resulte más difícil conciliar el sueño. Si es activo durante el día, se sentirá más relajado por la tarde.

A medida que el sol se pone, su cuerpo empieza a cambiar. La tensión arterial baja, el ritmo cardíaco disminuye y la digestión se detiene. Los músculos se relajan y el cerebro libera hormonas que le producen sueño.

Puede notar que su respiración se vuelve más profunda y lenta a medida que su cuerpo se prepara para dormir. El sistema nervioso parasimpático se activa y ralentiza el sistema nervioso central para que pueda descansar. Las glándulas suprarrenales liberan hormonas del estrés en el torrente sanguíneo para ayudarle a calmarse antes de acostarse.

Por la noche, el cuerpo entra en modo de reparación. El sistema inmunitario empieza a reconstruirse tras haber combatido infecciones y enfermedades al cabo de un día. El flujo sanguíneo aumenta en la piel, lo que ayuda a eliminar las toxinas de nuestras células. Los tejidos de todo nuestro cuerpo también se reparan, incluidos los músculos que podrían haberse dañado durante el ejercicio o el movimiento durante el día.

Durante la noche, nuestro cuerpo también se calienta porque nos movemos y generamos calor con el ejercicio o la actividad. Pero en cuanto dejamos de movernos, nuestra temperatura desciende, sobre todo si estamos dentro de un edificio con aire acondicionado, como un centro comercial o un cine.

Cuando eso ocurre, empezamos a sentirnos cansados porque no estamos generando suficiente calor para mantenernos calientes. La temperatura corporal suele bajar aproximadamente 1 grado Fahrenheit por hora después de la puesta de sol, lo que significa que, si había 100 grados al mediodía, habría 99 grados a las 7 p. m., 98 grados a las 8 p. m. y 97 grados a las 9 p. m.

Un buen momento para estirarse es justo antes de acostarse. Los estudios han descubierto que hacerlo mejora la calidad del sueño al reducir los niveles de estrés y ansiedad, que pueden interferir en un sueño reparador. Estirarse alivia el estrés, mejora la calidad del sueño y reduce la ansiedad. También puede ayudarle a relajarse después de un largo día y a preparar su cuerpo para la hora de acostarse.

También se ha demostrado que los estiramientos ayudan a conciliar el sueño más rápidamente y a permanecer dormido durante más tiempo. Esto es especialmente beneficioso para las personas que tienen problemas para conciliar el sueño o permanecer dormidas por la noche. Si tiene problemas de insomnio, los estiramientos son una forma sencilla de mejorar la calidad de su sueño sin hacer grandes cambios en su vida ni alterar sus horarios.

Un estudio publicado en *The Journal of Sports Medicine* descubrió que los estiramientos antes de acostarse mejoraban significativamente la calidad del sueño en personas que tenían problemas para conciliar el sueño por la noche. Los estiramientos utilizados en este estudio se diseñaron específicamente para atletas, pero cualquier tipo de estiramiento le ayudará a mejorar la calidad del sueño si se realiza antes de acostarse.

Los estiramientos nocturnos aumentan el flujo sanguíneo en todo el cuerpo, incluso en zonas como las caderas y los tobillos, que pueden no recibir suficiente oxígeno cuando se está sentado todo el día o viendo la televisión en casa. Esto ayuda a reducir la rigidez y el dolor en esas zonas, por lo que se sentirá mejor durante el día (¡y la noche!).

Estirarse antes de acostarse también puede ayudar a prevenir las molestias musculares por la mañana. El problema es que la mayoría de la gente no estira lo suficiente durante el día, por lo que es más probable que experimente molestias. Estirarse antes de acostarse ayuda a mantener los músculos sueltos y flexibles durante toda la noche, por lo que es menos probable que se tensen mientras duerme y se resientan al despertarse.

Si no se estira con regularidad, puede que se despierte con los músculos agarrotados o las articulaciones doloridas. Estos problemas pueden ser especialmente molestos si ocurren en mitad de la noche mientras intenta volver a dormirse después de despertarse brevemente o de dar vueltas en la cama durante horas.

También puede mejorar su salud física. Se relaciona con una presión arterial más baja, un menor riesgo de enfermedades cardiacas y derrames cerebrales y un menor riesgo de diabetes tipo 2. La razón de esto no está clara, pero una teoría sugiere que los estiramientos pueden aumentar el flujo sanguíneo a través de las arterias y las venas, lo que ayuda a reducir la presión arterial con el tiempo.

La ansiedad nocturna es el problema de salud mental más común del mundo y afecta a unos 40 millones de adultos solo en los Estados Unidos. También es una de las razones más comunes por las que la gente visita a su médico de cabecera, que puede recetarle medicación para ayudar a controlar los síntomas.

Pero también hay otras formas de hacer frente a la ansiedad. Se ha demostrado que estirarse reduce los niveles de estrés y ansiedad. Esto puede deberse a que el ejercicio ayuda a mejorar la calidad del sueño, lo que a su vez reduce el estrés y mejora el estado de ánimo.

Si busca una forma eficaz de relajarse por la noche antes de acostarse, pruebe a estirarse antes de irse a dormir en lugar de coger el teléfono o el mando a distancia de la televisión.

Un estudio publicado en el *Journal of Bodywork and Movement Therapies* descubrió que los estiramientos nocturnos pueden reducir los niveles de ansiedad. Los investigadores descubrieron que los estiramientos reducen la ansiedad al aumentar los niveles de serotonina en el cerebro, que es importante para los sentimientos de calma, felicidad y relajación.

La serotonina también se conoce como la "sustancia química de la felicidad" porque contribuye a crear estados de ánimo positivos y sentimientos de bienestar general. No es de extrañar que la serotonina sea uno de los ingredientes clave de los antidepresivos como el Prozac y el Zoloft.

Para aliviar la ansiedad, comience su rutina de estiramientos practicando la respiración profunda. La respiración es la más fundamental de todas las funciones fisiológicas del cuerpo. Al respirar, el aire entra y sale de los pulmones, proporcionándonos oxígeno y eliminando dióxido de carbono. El centro respiratorio del tronco encefálico controla nuestra frecuencia y profundidad respiratorias.

Durante el estrés, la respiración se vuelve rápida y superficial. Esto es el resultado de una mayor actividad del sistema nervioso simpático que desencadena una respiración más rápida, una respuesta protectora para preparar el cuerpo para la acción (lucha o huida). Este patrón puede convertirse en habitual cuando un individuo experimenta estrés crónico.

La práctica de la respiración profunda se ha utilizado durante siglos para reducir la ansiedad mediante el control de los patrones de respiración rápida. La respiración profunda nos ayuda a ralentizar el ritmo respiratorio para calmar y relajar el cuerpo y la mente.

Para practicar la respiración profunda, busque un lugar tranquilo donde no le molesten. A continuación, siéntese cómodamente con la columna recta pero relajada y los hombros también relajados (no encorvados hacia delante). Cierre los ojos o concéntrese en un punto situado frente a usted para eliminar de su mente cualquier otra distracción.

A continuación, concéntrese en su respiración. Inhale por la nariz durante cinco segundos, manténgala así durante dos segundos y después exhale lentamente a través de los labios fruncidos durante seis segundos (o hasta que sienta que el aire ha abandonado su cuerpo). Repita este ciclo cuatro veces (cinco respiraciones en total). Preste atención a cómo se siente. Sienta cómo el aire entra en su nariz a medida que pasa por sus fosas nasales y luego llena sus pulmones de oxígeno desde lo más profundo de su cuerpo. Esto ayudará a que, entre más oxígeno en su cuerpo, ¡lo que le ayudará a calmarse aún más! Combinando la respiración profunda con estiramientos nocturnos puede obtener resultados aún mejores.

Aquí tiene algunos estiramientos que puede hacer y que le ayudarán a conciliar mejor el sueño:

Estiramiento de espalda

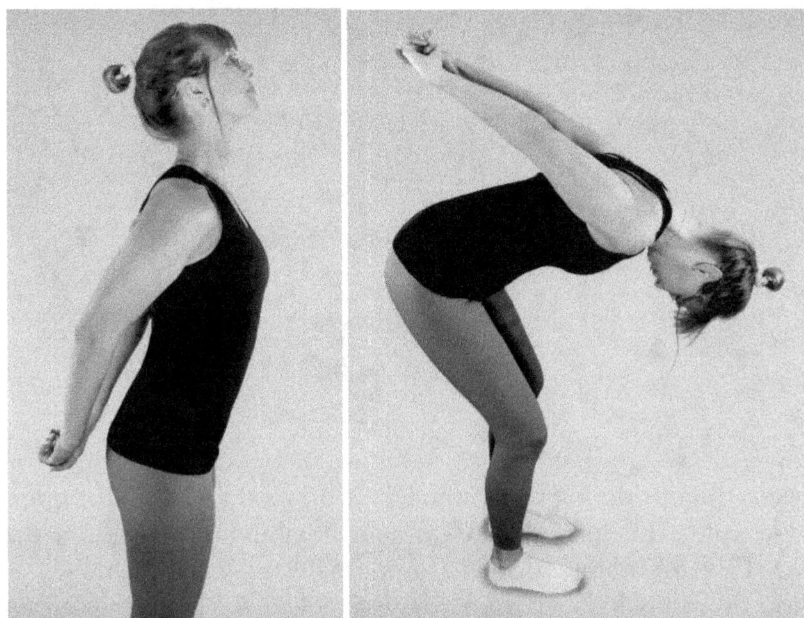

Un estiramiento de espalda elimina la tensión muscular de la parte superior del cuerpo. Antes de empezar cualquier estiramiento de espalda, asegúrese de que no tiene ninguna lesión o problema de salud en la espalda. El estiramiento de la espalda relaja los músculos tensos. También ayuda a mejorar la postura y a aliviar el estrés.

Para hacer este estiramiento, párese con los pies separados unos 90 cm. Inclínese hacia delante por la cintura hasta que la parte superior del cuerpo quede paralela al suelo. Mantenga la cabeza alta y mire hacia delante mientras se dobla con las manos estiradas detrás de usted. Mantenga la posición de 10 a 30 segundos y luego enderécese lentamente. Repita el ejercicio 5 veces para cada pierna.

Este ejercicio es especialmente bueno para las personas que pasan mucho tiempo sentadas o de pie en un mismo lugar. Si pasa la mayor parte del tiempo en un escritorio o conduciendo un coche, regálese unos minutos extra antes de acostarse para hacer este sencillo ejercicio. ¡Se sentirá mucho mejor después!

Estiramiento de isquiotibiales

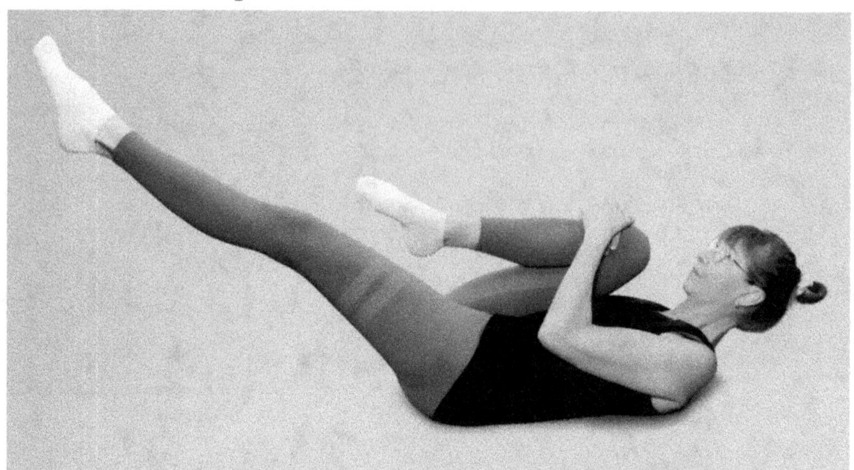

El estiramiento de los isquiotibiales es un ejercicio sencillo que puede realizarse antes de dormirse. Mejora la flexibilidad y ayuda a prevenir lesiones. El estiramiento de los isquiotibiales es probablemente el más conocido de todos los estiramientos y se utiliza para aliviar la tirantez en la parte posterior de la pierna. El grupo muscular que se estira se llama isquiotibiales, que son tres músculos situados en la parte posterior de la parte superior de la pierna.

Acuéstese boca arriba con los pies apoyados en el suelo y las rodillas rectas. Levante una rodilla hacia arriba mientras mantiene el otro pie ligeramente elevado del suelo. Tire suavemente de la pierna flexionada hasta que empiece a sentirla en el muslo. Mantenga la posición de 15 a 20 segundos antes de cambiar de lado.

Estiramiento lateral

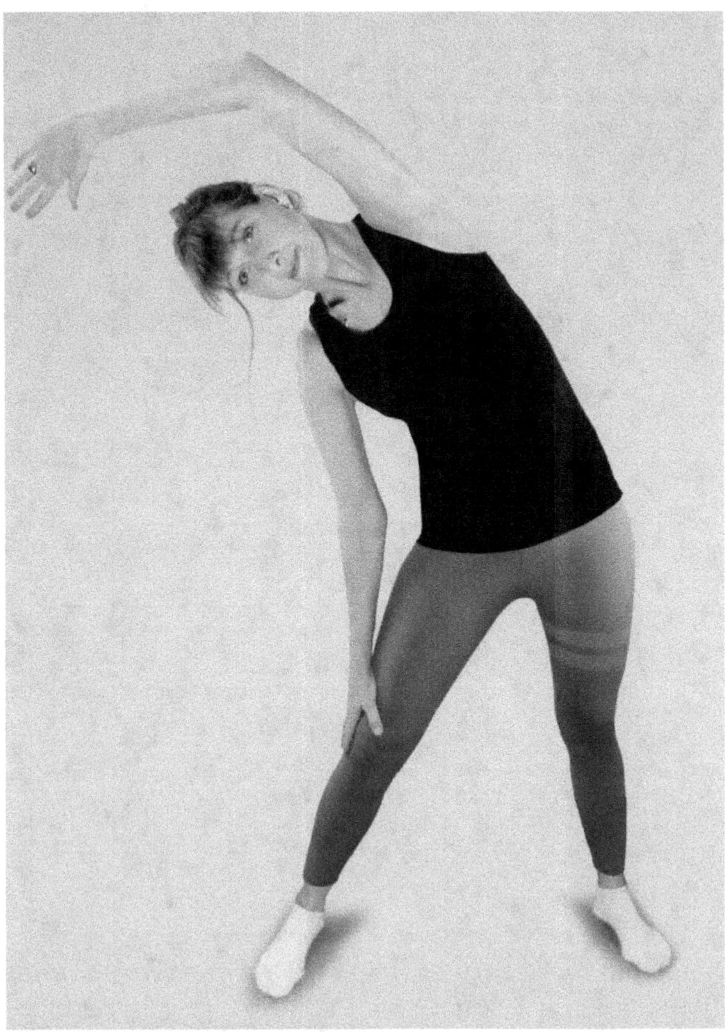

El estiramiento lateral es una forma fácil de estirar el grupo muscular que va desde la columna vertebral hasta el núcleo. Este grupo muscular ayuda a sostener la columna vertebral, por lo que es importante mantenerlo flexible.

Párese con los pies bien separados. Inclínese hacia los lados y estire la mano en la dirección en la que está estirando el núcleo. Exhale mientras baja lentamente hasta que sienta un suave tirón en la zona lumbar y abdominal. Mantenga esta posición de 10 a 30 segundos antes de volver lentamente a la posición inicial enderezándose de nuevo mientras inspira por la nariz y espira por los labios fruncidos mientras lo hace.

Inclinación pélvica

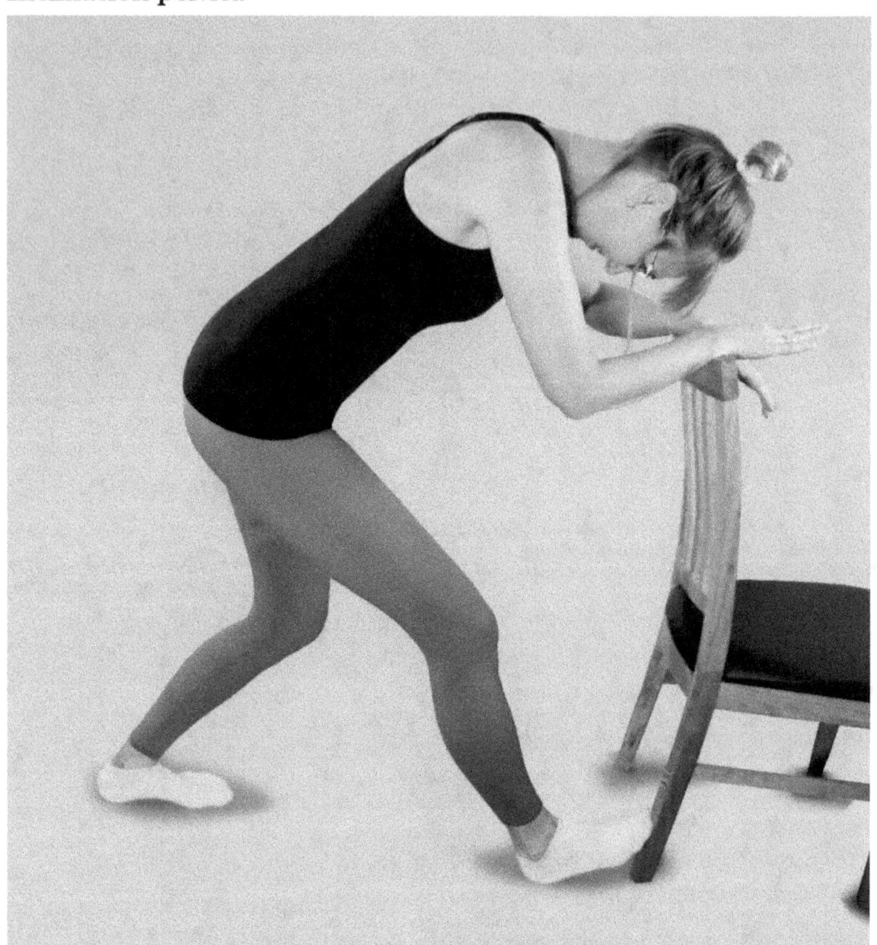

El estiramiento de la inclinación pélvica es una forma estupenda de estirar la parte baja de la espalda y los flexores de la cadera. También trabajará su postura manteniendo el pecho erguido.

Para hacer este ejercicio, solo necesita una superficie plana (puede utilizar el borde de un banco o una mesa). Apoye un pie en el suelo y las manos en el banco o mesa. A continuación, inclínese hacia delante hasta que sienta un estiramiento en los glúteos y los isquiotibiales. Mantenga esta posición durante 10 segundos y luego vuelva a subir.

Repita esto 5 veces en cada lado. Si desea que el estiramiento sea más intenso, puede inclinarse hacia delante con más peso sobre las manos y los pies, pero se recomienda quedarse solo con el peso del cuerpo por ahora para no correr el riesgo de hacerse daño.

La postura del niño

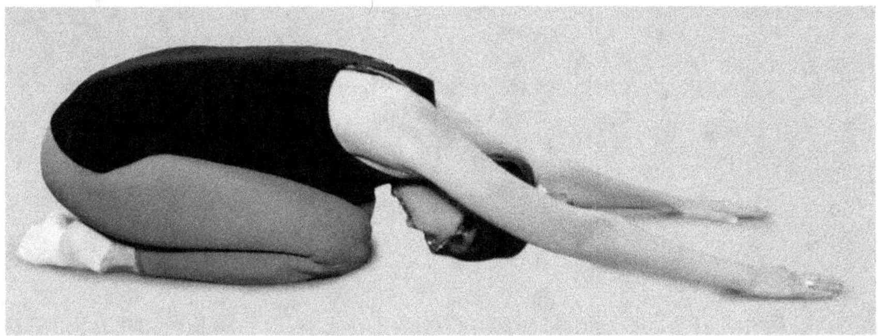

La postura del niño alivia el dolor de espalda, estira las caderas y los hombros y calma la mente. La postura del niño estira los muslos, la ingle, los hombros y el pecho, la columna vertebral, el cuello, las caderas y los tobillos. Puede ayudar a liberar la tensión en estas zonas estirando suavemente el cuerpo.

Siéntese en el suelo con las piernas estiradas hacia delante. Doble las rodillas si le resulta más cómodo. Coloque las manos en el suelo detrás de usted con las palmas apoyadas en el suelo. Presione hacia abajo con las manos y levante las nalgas del suelo de modo que solo sus pies lo toquen - esto le dará a la parte superior de su cuerpo apoyo tanto desde abajo como desde arriba (si no tiene mucha flexibilidad en los isquiotibiales).

Con las rodillas dobladas o estiradas hacia delante, bájese a cuatro patas y apóyese en los antebrazos o los codos. Si arrodillarse le resulta demasiado incómodo, pruebe en su lugar a sentarse sobre los talones o apoyarse en una pared.

Investigadores de la Universidad de California en Berkeley descubrieron que estirarse antes de acostarse ayudaba a mejorar el estado de ánimo de las personas y reducía sus niveles de ansiedad. En el estudio participaron 33 personas divididas en dos grupos: un grupo realizó una rutina de estiramientos de 15 minutos antes de acostarse, mientras que el otro grupo no hizo nada. A continuación, se pidió a ambos grupos que rellenaran encuestas sobre cómo se sentían y que dieran muestras de saliva para que los investigadores pudieran medir sus niveles de estrés.

Después de siete días, los que habían practicado yoga tenían niveles más bajos de cortisol - una hormona relacionada con el estrés - así como menos depresión y ansiedad que los que no hicieron nada previamente.

Capítulo 4: Ejercicios para el núcleo y estiramientos

También se ha demostrado que el ejercicio regular reduce los síntomas de depresión en las personas mayores. Puede ayudar a prevenir la demencia en los adultos mayores con deterioro cognitivo leve (DCL). Los estudios demuestran que los adultos físicamente activos tienen un menor riesgo de desarrollar la enfermedad de Alzheimer y otras formas de demencia en etapas posteriores de su vida. Los expertos creen que la actividad física puede proteger el cerebro mejorando el flujo sanguíneo o estimulando nuevas conexiones neuronales entre las neuronas del centro de la memoria del cerebro (hipocampo).

Los beneficios del ejercicio son numerosos, y son aún mayores si tiene 60 años o más. La actividad física regular puede mejorar su salud y su calidad de vida, reducir el riesgo de muchas enfermedades crónicas y ayudarle a mantener su independencia.

"El ejercicio es una de las herramientas más poderosas que tenemos para promover la salud y el bienestar", afirma el doctor Scott Rodeo, profesor clínico de medicina en la Facultad de Medicina de la Universidad de Stanford, en California. "Y no hay mejor momento que éste para empezar".

Además de ayudarle a mantener un peso saludable y prevenir la enfermedad arterial coronaria (EAC), el ejercicio para personas mayores también ayuda a mejorar la salud mental, la calidad del sueño, el equilibrio y la fuerza, todos ellos factores importantes para prevenir las caídas. Éstos son algunos de los beneficios a los que le ayudan los ejercicios para el núcleo y los estiramientos:

Mejora la salud ósea

A medida que envejecemos, nuestro cuerpo también empieza a perder densidad ósea, y esta pérdida de hueso nos hace más propensos a las fracturas si nos caemos. Por esta razón, las personas mayores necesitan fortalecer sus huesos, ya que les ayuda a no volverse demasiado frágiles. Esto puede provocar osteoporosis, una enfermedad en la que los huesos se vuelven débiles y quebradizos.

La función principal del esqueleto es sostener el cuerpo, proteger los órganos internos y servir de sujeción a los músculos. Los huesos están formados por células llamadas osteoblastos y osteoclastos que trabajan conjuntamente para crear una red de proteínas. Además, los huesos están formados por vasos sanguíneos y nervios que les permiten funcionar correctamente.

La osteoporosis se produce cuando hay una pérdida de calcio de los huesos, lo que hace que se vuelvan quebradizos y se rompan con facilidad. A medida que el cuerpo envejece, pierde masa ósea más rápido de lo que puede ser sustituida por tejido óseo nuevo, lo que conduce a huesos debilitados que son más susceptibles a las fracturas. Es importante tener en cuenta que, aunque las personas con osteoporosis pueden sufrir fracturas debido al debilitamiento de los huesos, es posible que no presenten ningún síntoma hasta que ya hayan sufrido una o más fracturas.

El ejercicio puede mejorar la salud ósea al aumentar la densidad y la fuerza de los huesos. También aumenta la masa muscular, lo que ayuda a mantener unos huesos sanos. Cuando hace ejercicio, sus músculos se contraen y se relajan, y es esta contracción y relajación lo que aumenta la densidad ósea.

El ejercicio también aumenta el flujo sanguíneo a los huesos, lo que ayuda a eliminar los productos de desecho del organismo. Esto mantiene los huesos sanos y fuertes. También puede ayudar a reducir el riesgo de osteoporosis al prevenir la pérdida ósea a medida que se envejece. Lo hace aumentando la masa muscular, lo que ayuda a compensar la pérdida ósea debida a procesos de envejecimiento como la disminución de los niveles hormonales o la menopausia.

El Colegio Americano de Medicina del Deporte recomienda que los adultos mayores de 65 años realicen al menos 2 horas y 30 minutos a la semana de actividad aeróbica de intensidad moderada o 1 hora y 15 minutos a la semana de actividad aeróbica vigorosa - como caminar a paso ligero o trotar - más dos días a la semana de entrenamiento de fuerza que trabaje todos los grupos musculares principales (piernas, caderas, espalda, abdomen).

Si tiene más de 65 años o le han diagnosticado osteoporosis o baja densidad ósea, hable con su médico antes de empezar un programa de ejercicios. Su médico puede decirle si algún ejercicio es adecuado para usted en función de su estado de salud actual.

Mejora la fuerza cardiovascular

El ejercicio mejora la fuerza cardiovascular al aumentar la frecuencia cardiaca y la presión sanguínea, lo que mejora el flujo de oxígeno por todo el cuerpo. Esto es especialmente importante para las personas con enfermedades cardiacas, que para empezar tienen menos sangre rica en oxígeno.

El ejercicio también reduce la inflamación y las hormonas del estrés, que pueden dañar los vasos sanguíneos, afirma el Dr. Stanley Goldfarb, profesor de medicina de la Facultad de Medicina de la Universidad de Pensilvania. El ejercicio ayuda a las personas a mantener un peso saludable y a reducir el riesgo de diabetes y colesterol alto, factores de riesgo de las enfermedades cardiacas.

Además de mejorar la fuerza cardiovascular, el ejercicio aumenta la capacidad pulmonar y la masa muscular, lo que mejora la respiración y reduce la fatiga durante la actividad física. Un estudio descubrió que las personas que hacían ejercicio durante al menos 150 minutos a la semana tenían un menor riesgo de morir por todas las causas que las que no hacían ejercicio o solo realizaban una actividad ligera como caminar o trabajar en el jardín. Otro estudio realizó un seguimiento de 28.000 hombres durante 14 años y descubrió que los que hacían ejercicio de intensidad moderada tenían menos probabilidades de morir por cualquier causa que los hombres que no hacían ejercicio.

Reduce el riesgo de demencia

El ejercicio es una de las mejores formas de mantener sano el cerebro. Puede mejorar la memoria, reducir el estrés y retrasar la aparición de la demencia y la depresión. También es una forma estupenda de mantener el cerebro activo y facilitar el aprendizaje de cosas nuevas.

Las investigaciones han demostrado que la actividad física ayuda a proteger contra la demencia al aumentar el flujo sanguíneo al cerebro, reducir la inflamación y mejorar la sensibilidad a la insulina. El ejercicio también aumenta la producción de proteínas protectoras de los nervios en el cerebro.

Las personas que hacen ejercicio con regularidad tienen menos probabilidades que otras de desarrollar signos tempranos de deterioro cognitivo, como problemas de memoria o escasa capacidad de razonamiento. E incluso si las personas ya padecen un deterioro cognitivo leve (DCL), que es una fase temprana de la demencia, la actividad física regular podría evitar que progresara a una enfermedad de Alzheimer (EA) en toda regla u otras demencias.

Los estudios sugieren que las personas que hacen ejercicio aeróbico - como caminar a paso ligero en una cinta - tienen un menor riesgo de desarrollar EA que las que no hacen ejercicio o no practican una actividad aeróbica con suficiente regularidad. Sin embargo, no está claro si esto se debe a que el ejercicio aeróbico reduce el riesgo de EA o a que mantiene a las personas más sanas en general. Tienen menos probabilidades de desarrollar otros problemas de salud que conducen a la demencia.

Otro estudio publicado en enero de 2017 descubrió que las personas que hacían ejercicio con regularidad tenían un menor riesgo de desarrollar deterioro cognitivo leve. El estudio realizó un seguimiento de 1.237 personas de 70 años o más durante una media de 4 años. Los que declararon hacer ejercicio con regularidad tenían un riesgo de DCL un 39 % menor que los que no lo hacían.

Previene las caídas

Las caídas son la principal causa de muerte y hospitalización relacionadas con lesiones en Estados Unidos. Además, las caídas se asocian a un mayor riesgo de pérdida de movilidad, depresión y otros resultados adversos para la salud. El riesgo de caídas es una gran preocupación para los adultos mayores, pero es algo que puede trabajar para minimizar.

Según los Centros para el Control de Enfermedades, las caídas son una de las principales causas de muerte por lesiones entre los adultos mayores. Los CCE descubrieron que uno de cada tres adultos mayores de 65 años se cae anualmente, y uno de cada cinco sufre lesiones de moderadas a graves.

El ejercicio es una de las formas en que las personas mayores pueden ayudar a prevenir las caídas. El Consejo Nacional sobre el Envejecimiento (NCOA, por sus siglas en inglés) recomienda que las personas mayores realicen al menos 30 minutos de actividad física cinco días a la semana para reducir el riesgo de caídas. El NCOA también sugiere participar en actividades como caminar o bailar que requieran habilidades de equilibrio y coordinación.

La buena noticia es que incluso pequeñas cantidades de ejercicio pueden mejorar su salud general y ayudar a reducir el riesgo de caídas. Si hace tiempo que no hace ejercicio, empiece despacio con caminatas u otras actividades aeróbicas ligeras. Luego aumente gradualmente la intensidad de sus entrenamientos para poder obtener los mayores beneficios del ejercicio.

Cuando la gente piensa en la prevención de las caídas, a menudo se centra en los medicamentos y otras intervenciones médicas que pueden ayudar a reducir su riesgo de caídas. Pero el ejercicio también es una parte importante de la prevención de caídas. Y cuando se hace correctamente, el ejercicio puede ser tan eficaz como la medicación para prevenir las caídas entre los adultos mayores que corren un alto riesgo de caerse o que ya se han caído una o dos veces antes.

En un estudio publicado en el Journal of Bone and Joint Surgery, los investigadores descubrieron que las personas que hacían ejercicio al menos dos veces por semana tenían un menor riesgo de caídas que las que lo hacían con menos frecuencia o no lo hacían en absoluto. Si ya padece osteoartritis o le han diagnosticado osteoporosis, es posible que este estudio no se aplique a usted porque el ejercicio puede aumentar su riesgo de caídas.

Si se cae una o dos veces, no tiene por qué ser motivo de preocupación, pero si ocurre con frecuencia o si las caídas provocan lesiones (como fracturas óseas), es importante acudir al médico para determinar la causa y cómo prevenir futuras caídas.

Mejor calidad del sueño

El ejercicio es una forma estupenda de que las personas mayores combatan los problemas de sueño. El ejercicio puede ayudar a las personas mayores a conciliar el sueño más fácilmente, a permanecer dormidas más tiempo y a tener un sueño más reparador. Los beneficios del ejercicio son bien conocidos y están demostrados. Sin embargo, no se trata solo de los beneficios físicos, sino también de los mentales.

Además de calmar la mente y el cuerpo, el ejercicio también aumenta las endorfinas cerebrales (hormonas del bienestar). Investigadores del Centro de Ciencias de la Salud de la Universidad de Oklahoma examinaron cómo afecta el ejercicio a la calidad del sueño, la somnolencia y la fatiga entre adultos sedentarios. Descubrieron que la actividad física regular mejoraba la calidad del sueño y reducía los síntomas del insomnio.

"Nuestros hallazgos ponen de relieve la importancia del ejercicio aeróbico regular como medio para promover patrones de sueño saludables", dijo la autora principal Elizabeth Loder, PhD., profesora asociada de neurología en la Escuela de Medicina de Harvard. "Basándonos en esta investigación, los adultos sedentarios que busquen formas de mejorar su sueño podrían considerar la adopción de una rutina de ejercicio regular".

Para este estudio, los investigadores reclutaron a 72 adultos sedentarios de entre 18 y 65 años que declararon tener dificultades para conciliar el sueño o permanecer dormidos al menos una vez por semana en el último mes. Los participantes fueron asignados aleatoriamente a un grupo de ejercicio o a un grupo de control que no participó en ninguna intervención durante las nueve semanas de participación en el estudio. El grupo de ejercicio participó en tres sesiones de ejercicio supervisadas a la semana durante nueve semanas, mientras que el grupo de control no participó en ninguna intervención durante este periodo. Los que añadieron una rutina de ejercicio se durmieron más rápido y tuvieron niveles de ansiedad más bajos que el grupo de control.

Desarrolla la masa muscular

A medida que envejecemos, nuestros músculos empiezan a perder masa. Esta pérdida de masa muscular se denomina sarcopenia y puede verse acelerada por enfermedades crónicas, la inmovilidad y la disminución de la actividad física. La sarcopenia es un problema grave para las personas mayores porque provoca debilidad, caídas y fracturas, con el resultado de hospitalización o muerte.

La sarcopenia suele denominarse "atrofia relacionada con la edad" porque afecta a todos los músculos, desde los de los brazos y las piernas hasta los del corazón y los pulmones. A medida que envejecemos, nuestro cuerpo no reconstruye el tejido muscular tan bien como antes. La persona media pierde entre un 5 y un 10% de su tejido muscular magro cada década después de los 40 años. Esto puede provocar con el tiempo una disminución de la fuerza y la movilidad.

La buena noticia es que puede ralentizar los efectos de la sarcopenia manteniéndose activo, comiendo bien y durmiendo lo suficiente. La sarcopenia difiere de otros tipos de pérdida muscular relacionada con la edad porque se produce independientemente de otras comorbilidades como la osteoporosis o la obesidad.

La prevalencia de la sarcopenia se estima en un 30 % entre las personas mayores que viven en la comunidad. La sarcopenia se ha asociado a malos resultados para la salud, como el aumento de la mortalidad y la morbilidad, la reducción de la calidad de vida y de la independencia funcional. Además de los factores relacionados con la edad, otros factores pueden contribuir a la sarcopenia, entre los que se incluyen los siguientes:

Inactividad: La falta de ejercicio puede provocar con el tiempo una pérdida de masa muscular y de fuerza.

Medicamentos: Algunos medicamentos, como los esteroides, pueden provocar un aumento de peso en algunas personas, lo que incrementa el riesgo de sarcopenia debido a que las libras de más son transportadas por los músculos esqueléticos en lugar de por el tejido adiposo. Otros medicamentos, como las estatinas, pueden reducir demasiado los niveles de colesterol y causar efectos secundarios como debilidad o fatiga, lo que provoca una disminución de la movilidad y dificultades para realizar tareas que requieren esfuerzo físico, como cocinar o limpiar la casa.

Hábitos alimentarios: Unos malos hábitos alimentarios pueden afectar a su metabolismo y aumentar la grasa corporal al tiempo que disminuye la masa corporal magra (músculo), lo que contribuye al desarrollo de sarcopenia.

El músculo se construye a través de un proceso llamado hipertrofia, que significa "agrandamiento". Puede encontrar ejemplos de hipertrofia a su alrededor en la naturaleza: piense en el tronco de un árbol que crece cuanto más se alimenta la planta o en un globo que se expande cuando se infla. Los músculos de su cuerpo están formados por largas hebras de proteínas llamadas actina y miosina. Estas proteínas trabajan juntas para tirar unas de otras y crear movimiento. Cuando usted hace ejercicio, estas hebras se rompen, haciendo que los músculos aumenten de tamaño con el tiempo.

La principal forma de que el músculo aumente de tamaño es añadiéndole más proteínas. Esto sucede durante el periodo de recuperación tras el ejercicio, cuando su cuerpo está reparando el tejido dañado y fabricando nuevas fibras musculares más fuertes que antes.

Para conseguir músculos más grandes con el ejercicio, necesita ejercitarse lo suficiente como para causar daño a sus músculos. Este daño desencadena una respuesta inflamatoria en la que su cuerpo repara el daño haciendo nuevas fibras más fuertes que antes.

Nuestros músculos están formados por proteínas, y las proteínas están formadas por aminoácidos. Cuando hacemos ejercicio, nuestros músculos empiezan a descomponer sus proteínas para construir nuevo tejido muscular (y reparar el músculo dañado). Los aminoácidos de las proteínas descompuestas se reciclan a través del torrente sanguíneo para fabricar nuevas proteínas musculares.

Nuestro cuerpo depende de nuestros tejidos para el reciclaje de aminoácidos durante el ejercicio para compensar el déficit de proteínas alimentarias. Cuando hacemos ejercicio, nuestro cuerpo libera hormonas como el cortisol y la adrenalina en el torrente sanguíneo. Estas hormonas estimulan a nuestro cuerpo para que libere más insulina de lo habitual con el fin de absorber más azúcar de nuestro torrente sanguíneo hacia nuestras células (para alimentar la producción de energía).

Cuando tenemos más insulina de lo normal en el torrente sanguíneo, se produce un cambio en el transporte de aminoácidos a través de las membranas celulares. Los aminoácidos salen de las células y entran en los vasos sanguíneos con más facilidad de lo normal cuando los niveles de insulina son altos porque hay menos proteínas transportadoras disponibles en las membranas celulares.

Ejercitar el núcleo no es solo para los fanáticos del fitness y los culturistas. Pueden ser muy útiles para todos, desde las personas mayores hasta los más jóvenes, para reducir el riesgo de lesiones y mejorar la salud en general. Los ejercicios para el núcleo implican a muchos grupos musculares y ayudan a fortalecer el cuerpo de la cabeza a los pies. Los ejercicios para el núcleo son uno de los elementos más importantes de cualquier programa de puesta en forma.

Un ejercicio para el núcleo es cualquier tipo de ejercicio que se centre en fortalecer los músculos de su sección media. Estos músculos incluyen los del abdomen, la zona lumbar, los flexores de la cadera, los isquiotibiales y los glúteos. Un núcleo fuerte ayuda a prevenir lesiones al permitirle mantener una buena postura mientras realiza otras actividades como caminar o trabajar en el jardín.

También ayuda a proteger su columna vertebral proporcionándole apoyo en la mayoría de los movimientos cotidianos, como agacharse o levantar objetos del suelo. Un núcleo fuerte también mejorará el equilibrio, que es esencial para prevenir las caídas entre los adultos mayores. Fortalecer su núcleo es una parte importante del mantenimiento de un estilo de vida saludable. Puede ayudarle a mantener un peso saludable, mejorar su estado de ánimo y sus niveles de energía, reducir el estrés, reforzar su sistema inmunológico y prevenir enfermedades.

Si tiene más de 65 años, este ejercicio también puede ayudarle a controlar afecciones crónicas como la artritis y la diabetes. Y nunca es demasiado tarde para empezar a hacer ejercicio, ¡incluso si ha sido sedentario toda su vida! El ejercicio ayuda a mantener su metabolismo funcionando al máximo, lo que puede ayudarle a mantener un peso saludable durante toda la vida. También le ayuda a desarrollar tejido muscular, lo que aumenta aún más su tasa metabólica. Y como el tejido muscular quema más calorías que el tejido graso, su cuerpo utiliza más grasa como combustible cuando tiene más tejido muscular.

He aquí algunos ejercicios y estiramientos para fortalecer su núcleo:

Estiramiento en la pared

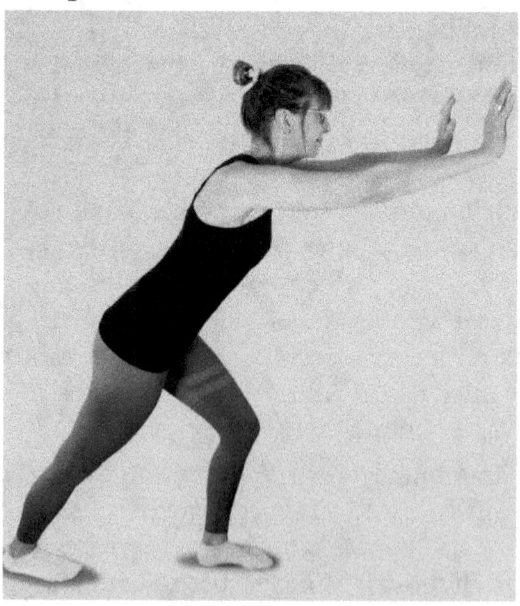

El estiramiento en la pared es una forma fácil de trabajar toda la pared abdominal, así como los músculos de la parte inferior de la espalda. Es un buen estiramiento para hacer antes o después de un entrenamiento porque aumenta la flexibilidad sin ejercer ninguna presión sobre la columna vertebral.

Párese con la espalda contra una pared, los pies separados a la anchura de las caderas y los brazos a los lados. Flexione las rodillas hasta que sienta un estiramiento en los músculos isquiotibiales (la parte posterior de los muslos). Mantenga la posición durante 30 segundos o hasta que sienta que la tensión se alivia en los isquiotibiales. No debe sentir tensión en la parte baja de la espalda ni en los abdominales durante este estiramiento. Repita 3 veces en cada lado.

Plancha

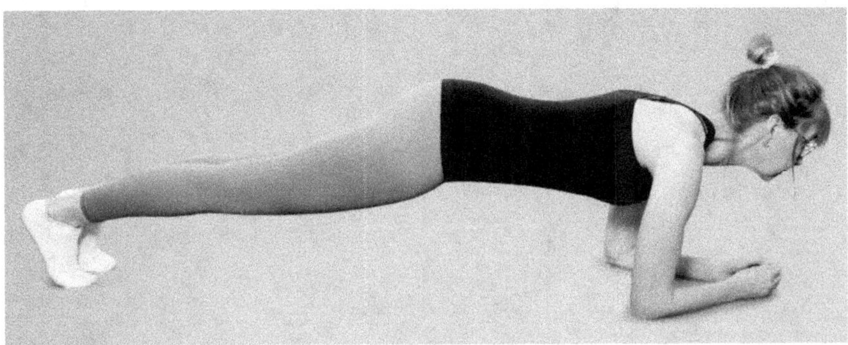

La tabla es un gran ejercicio para las personas mayores porque trabaja varios músculos a la vez. La plancha trabaja el núcleo, la zona lumbar, los glúteos, los isquiotibiales y los hombros. La mejor manera de hacer este ejercicio es ponerse en posición de flexión de brazos con los codos en el suelo y las manos directamente debajo de los hombros.

Luego baje lentamente hasta apoyarse en los antebrazos. Mantenga esta posición el mayor tiempo posible - respire profundamente mientras la mantiene. Sentirá un ardor en los abdominales, glúteos y músculos de la espalda cuando mantenga esta postura durante más de 10 segundos. Si le resulta difícil conseguirlo, puede hacer la plancha con las rodillas en el suelo.

Crunch invertido

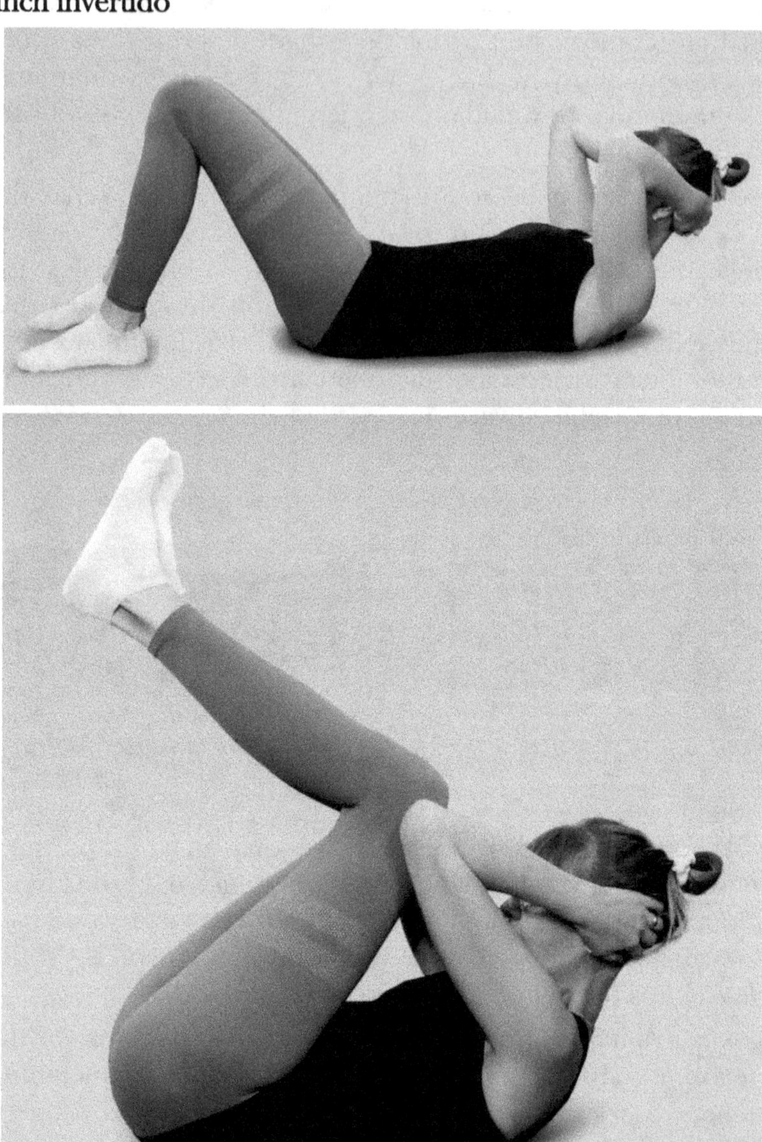

Este ejercicio se dirige a sus abdominales inferiores, lo que le ayudará a crear un vientre más plano y unos músculos del núcleo más fuertes en general. Para hacer este ejercicio Acuéstese boca arriba con las rodillas dobladas hacia el pecho; coloque las manos detrás de la cabeza o junto a las caderas (lo que le resulte más cómodo).

Levante los pies del suelo manteniendo las piernas juntas; levante las caderas del suelo hasta que formen una línea recta con el cuerpo (no deje que las rodillas se doblen más allá de los dedos de los pies). Vuelva a bajar lentamente hasta justo antes de que las plantas de los pies toquen el suelo - ¡no deje que se toquen todavía!

Sentadillas

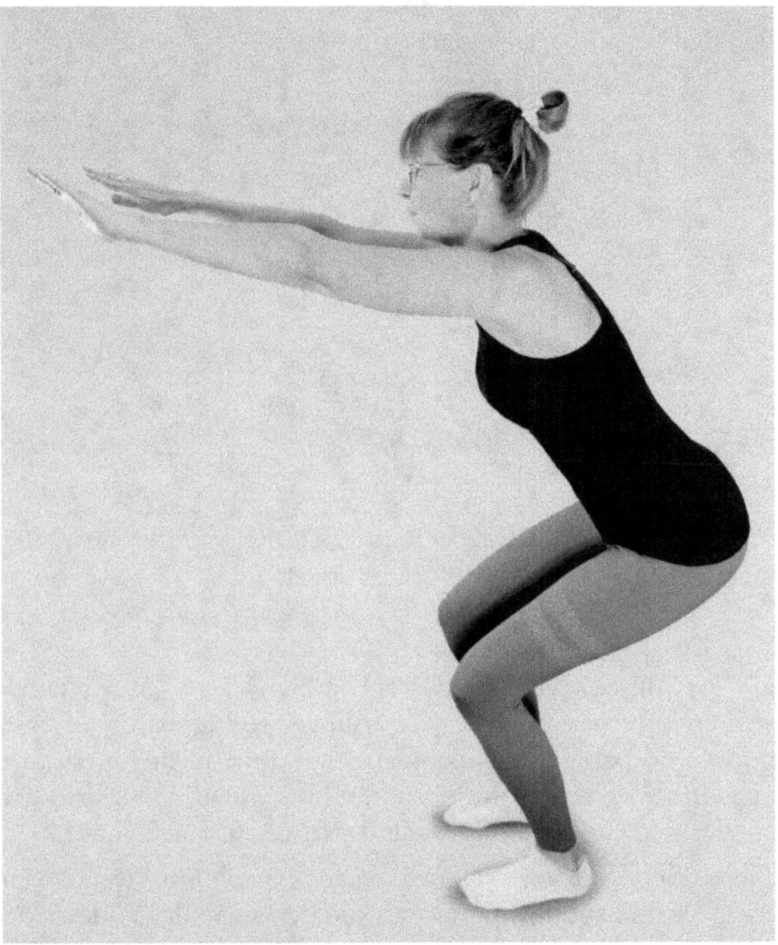

Las sentadillas hacen trabajar las piernas y los músculos lumbares al tiempo que fortalecen los músculos del núcleo. Puede hacer sentadillas agarrándose a una silla o encimera para mantener el equilibrio si es necesario. Si desea aumentar la intensidad de este ejercicio, sujete pesas en cada mano o póngase pesas alrededor de los tobillos mientras hace sentadillas, así como durante otros ejercicios que requieran levantar objetos del suelo (como levantar la compra).

Ejercicio pájaro-perro

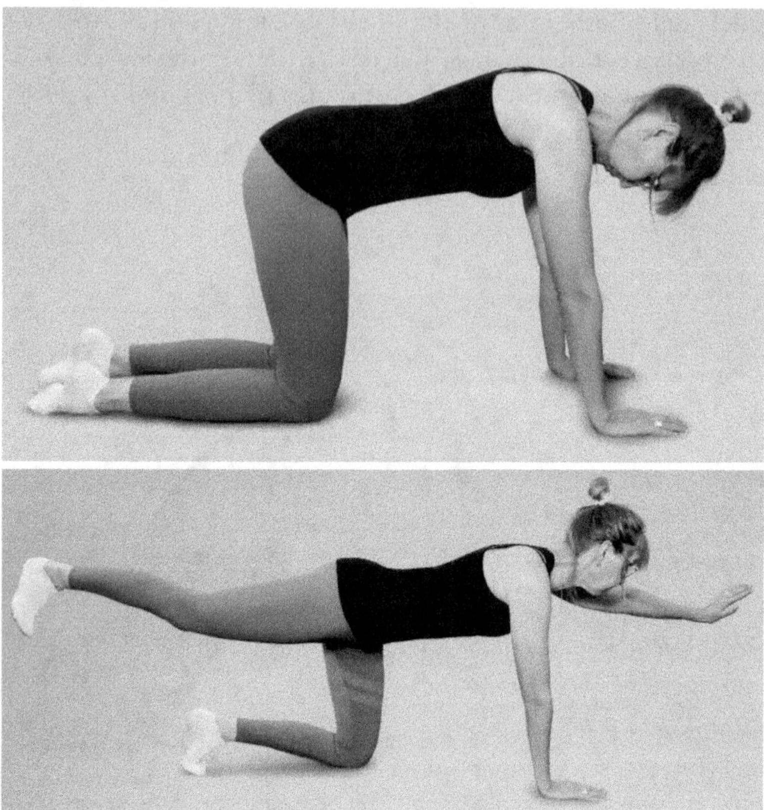

Los pájaro- perro son un gran ejercicio para poner en forma su espalda y los músculos del núcleo. También es un gran ejercicio para ayudarle a mejorar su equilibrio y coordinación. El pájaro- perro se utiliza a menudo como parte de los programas de rehabilitación para personas que han sufrido una lesión, pero también puede utilizarlo cualquier persona interesada en mejorar su salud y forma física en general.

Empiece colocándose a cuatro patas. A continuación, levante una pierna cada vez de modo que ambas queden estiradas con los dedos de los pies apuntando hacia fuera. Ahora levante el brazo opuesto al mismo tiempo de modo que esté haciendo equilibrio sobre un brazo y una pierna a la vez. Repita este ejercicio tantas veces como pueda antes de volver a descansar.

Abdominales

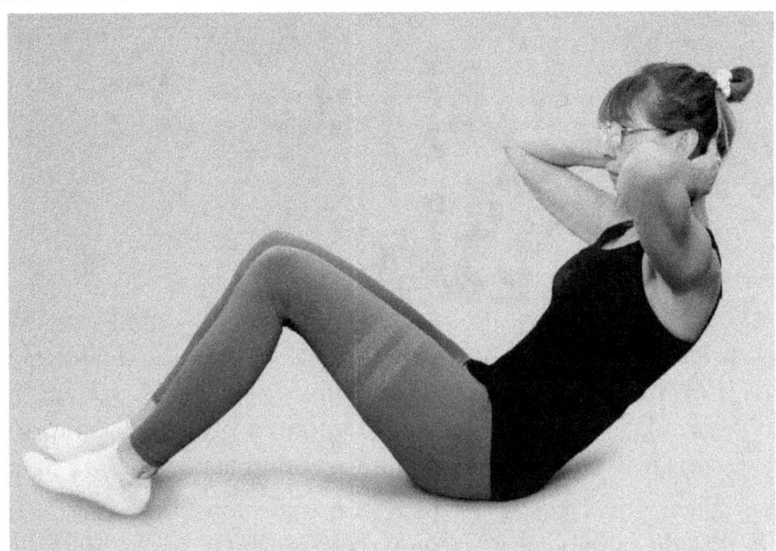

Las abdominales son uno de los ejercicios para el núcleo más conocidos. Para realizar un abdominal, acuéstese boca arriba con las rodillas flexionadas y los pies apoyados en el suelo. Coloque las manos detrás de la cabeza, con los dedos entrelazados y los codos abiertos. Contraiga los músculos abdominales y levante el torso hasta que esté casi perpendicular al suelo. Vuelva a bajar lentamente hasta quedar plano de nuevo. Repita 5 veces, trabajando hasta tres series.

Crunch de bicicleta

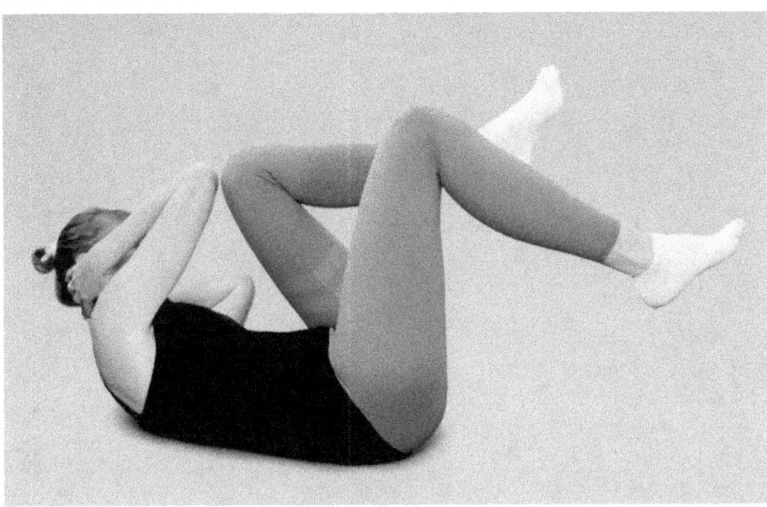

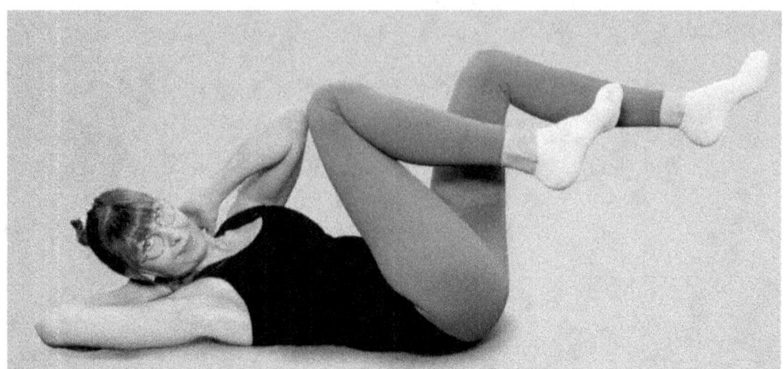

Los crunch de bicicleta son otra forma estupenda de fortalecer los músculos del núcleo y el tejido conjuntivo que los rodea; también mejoran la circulación en estas zonas y ayudan a prevenir las hemorroides al fortalecer los músculos pélvicos que sostienen las venas de esta zona.

Para realizar los crunch de bicicleta, acuéstese boca arriba con las manos detrás de la cabeza y las piernas extendidas hacia fuera de modo que queden paralelas al suelo; mantenga las piernas juntas durante todo el ejercicio. Tire de la rodilla derecha hacia el pecho mientras extiende la mano izquierda hacia la rodilla derecha; sin descansar baje la pierna hasta la posición inicial mientras vuelve a colocar la mano detrás. Repita 6 veces con cada pierna.

Capítulo 5: Rutinas para la actividad diaria

Los estiramientos son esenciales para ayudar a su cuerpo a recuperarse de cualquier actividad física. Cuando realiza cualquier tipo de actividad física, incluido el ejercicio o el trabajo doméstico, sus músculos se contraen para producir energía y mover las partes del cuerpo.

En cuanto deja de hacer ejercicio o de trabajar, sus músculos vuelven a relajarse. Sin embargo, si no se estira después de la actividad física, sus músculos permanecen contraídos hasta que se liberan de forma natural por sí solos, ¡lo que puede tardar hasta 30 minutos!

Muchas personas no se dan cuenta de lo importantes que son los estiramientos para su salud hasta que sufren una lesión que podría haberse evitado con ejercicios de estiramiento regulares. Cuando la gente se lesiona, muchas veces es porque no calentaron adecuadamente o no estiraron después. Para prevenir lesiones en actividades como la jardinería, la limpieza - o incluso caminar - es importante estirar siempre el cuerpo primero.

Jardinería

Una sesión de jardinería puede ser una forma estupenda de hacer algo de ejercicio y disfrutar del aire libre. Sin embargo, si no tiene cuidado, podría acabar lesionándose por excederse. No solo eso, sino que la jardinería es una actividad que provoca dolores musculares y molestias debido a la naturaleza repetitiva del trabajo. Tiene muchos beneficios, y uno de los mejores es que puede ayudar a reducir el estrés.

Al ensuciarse las manos y trabajar en el jardín, está participando en una forma de meditación activa. Los estudios han demostrado que las personas que se dedican a la jardinería tienen una presión arterial y unos niveles de colesterol más bajos que los no jardineros. La jardinería también le ayuda a conectar con la naturaleza y mejora su estado de ánimo al aumentar la producción de serotonina.

Cuando trabaja en el jardín, utiliza varios grupos musculares diferentes simultáneamente. Cuando levanta objetos pesados o camina largas distancias, sus piernas trabajan duro para mantener su cuerpo erguido y estable. Los músculos de la espalda ayudan a soportar el peso de los objetos que se mueven y estabilizan su cuerpo cuando se agacha o levanta algo pesado.

Sus brazos cargan cubos llenos de tierra u otros materiales para transportarlos de un lugar a otro. Al escardar en hileras, utilizará los brazos para arrancar las malas hierbas de raíz y echarlas en montones para su posterior eliminación. Si le duelen los músculos, pruebe estos estiramientos para aliviar el dolor causado por la jardinería:

Estiramiento lateral del pecho

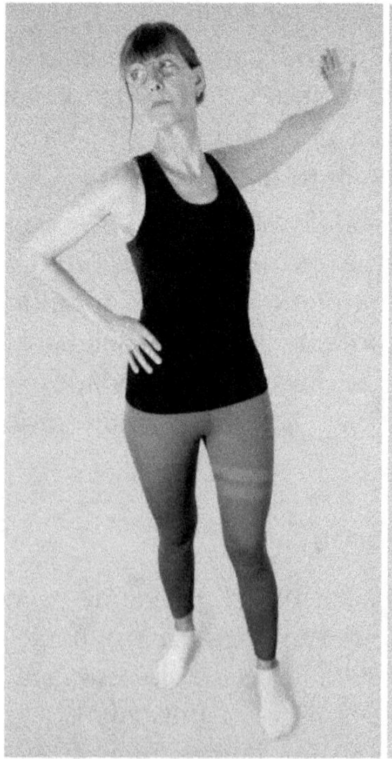
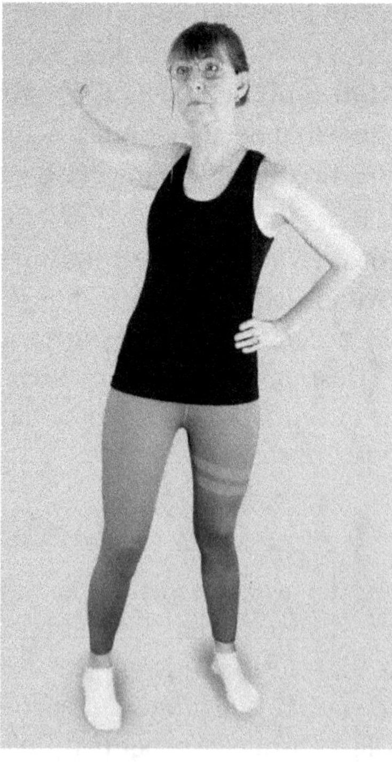

Este estiramiento ayuda a aliviar el dolor de espalda y hombros al estirar los músculos tensos del pecho. Párese con los pies separados a la anchura de los hombros, las rodillas ligeramente flexionadas, los brazos estirados con las palmas hacia los lados. Respire hondo y estire suavemente el brazo derecho hacia atrás hasta que sienta un ligero estiramiento en los músculos del pecho. Mantenga la posición durante cinco segundos y luego vuelva lentamente a la posición inicial antes de repetir en el otro lado. Repita de 3 a 4 veces en cada lado.

Estiramiento del brazo

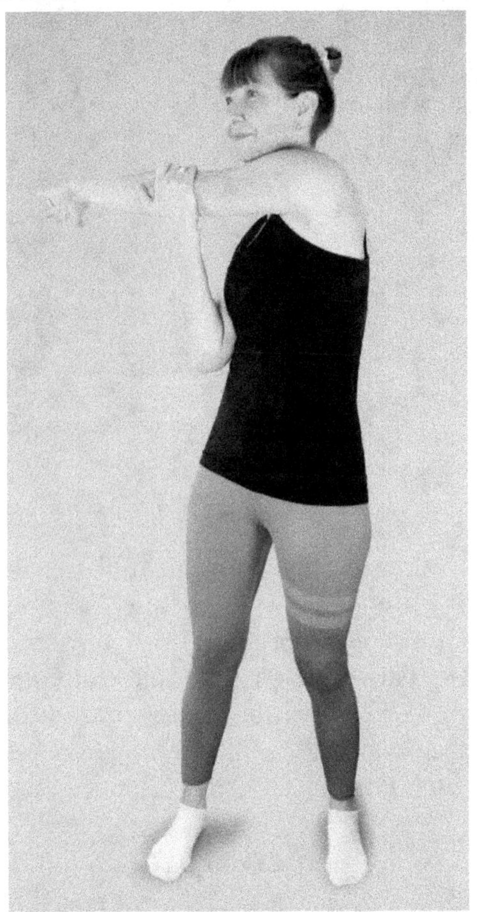

Párese con los pies juntos, los brazos a los lados y las palmas hacia adentro. Levante el brazo derecho hacia el techo e inclínese hacia la derecha hasta que sienta un estiramiento en la parte posterior del hombro derecho. Mantenga la posición durante 20 segundos y repita con el otro lado.

Estiramiento de hombro

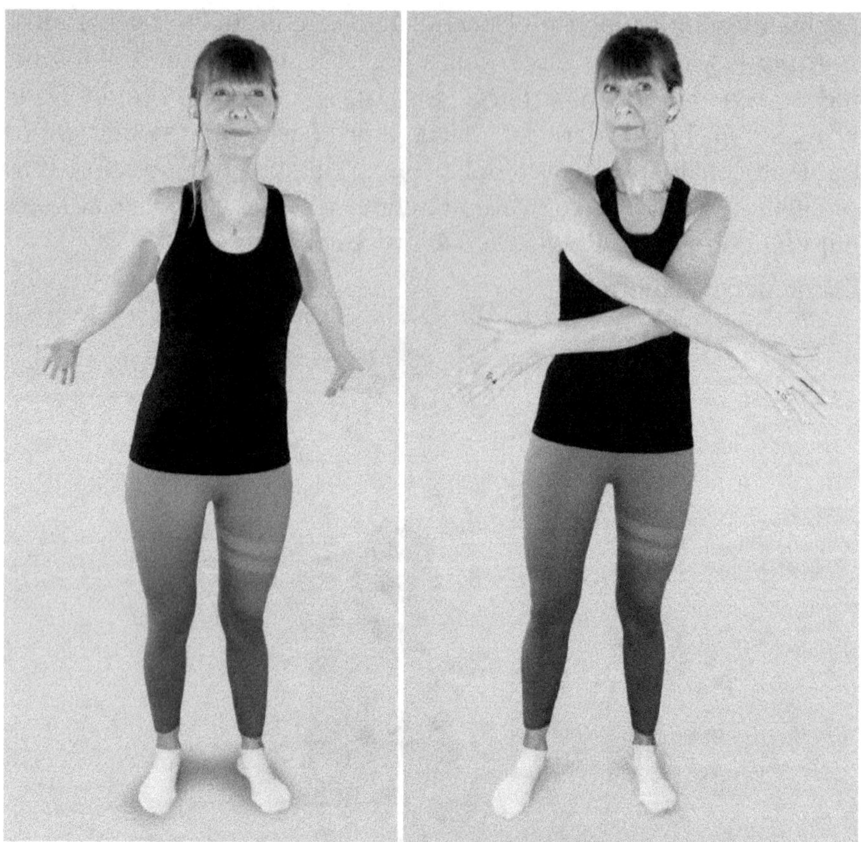

Los hombros soportan la mayor parte del peso de nuestro cuerpo mientras trabajamos en el jardín, por lo que es importante mantener la flexibilidad de estos músculos, para que no se tensen demasiado y causen dolor más adelante. Para realizar este ejercicio, párese con los pies separados a la anchura de los hombros y los brazos colgando sueltos a los lados. Cruce los brazos delante de usted antes de estirarlos detrás de la espalda. Haga esto unas cuantas veces para sentir el tirón en los hombros.

De compras

Cuando va de compras, sus músculos trabajan duro. Un viaje al supermercado puede considerarse un entrenamiento. Los carros de la compra pueden pesar hasta 50 libras, y no están hechos para la comodidad. Los mangos están a menudo por encima de la altura de los hombros, y no están diseñados ergonómicamente. Pero ir de compras es también una oportunidad para fortalecer sus músculos - si está dispuesto a hacer el esfuerzo.

Si nunca ha tenido motivos para pensar en lo duro que es empujar un carrito lleno por una tienda, considere esto: Un estudio publicado en 2008 descubrió que las personas con lesiones medulares que utilizaban sillas de ruedas quemaban de forma rutinaria más de 500 calorías al día simplemente haciendo su vida cotidiana, casi la mitad de sus necesidades energéticas diarias totales.

"El mayor reto al empujar un carrito es mantener la espalda recta y los hombros relajados para poder utilizar los músculos de las piernas en lugar de los de la espalda", afirma Daniel Wibbelsman, jefe de investigación del Instituto Lewis de Medicina de Rehabilitación. Cuando va de compras, sus músculos se ven sometidos a un gran esfuerzo. Sus piernas tienen que soportar la pesada carga, y sus brazos se utilizan para llevar todas las bolsas. Esto puede hacer que le duelan los brazos y las piernas cuando vuelva a casa.

Ir de compras también puede afectar a su postura porque puede verse obligado a inclinarse hacia delante para agacharse y coger los artículos que están en los estantes más bajos de las tiendas o almacenes. Si esto ocurre con regularidad, podría provocarle problemas de espalda en años posteriores.

Cuando vaya de compras, sus pantorrillas y cuádriceps estarán trabajando duro, al igual que su glúteo mayor. Esto se debe a que la mayoría de nuestros movimientos son hacia delante o hacia atrás, por lo que su cuerpo está trabajando constantemente contra la gravedad. De hecho, si lleva una bolsa pesada, sus hombros también trabajarán duro durante el día.

Descubrirá que sus isquiotibiales se estiran con bastante rapidez si no están acostumbrados a llevar cargas pesadas durante todo el día. Es posible que le empiecen a doler los hombros después de llevar demasiado peso sobre el cuerpo durante mucho tiempo, pero esto se puede remediar fácilmente utilizando una mochila con correas fuertes. Los músculos de su espalda también lo van a notar, ¡especialmente si no adopta una postura adecuada mientras carga con objetos en un centro comercial o en unos grandes almacenes!

Si sufre dolor de espalda después de ir de compras, no está solo. Se calcula que el 80 % de las personas sufrirá dolor de espalda en algún momento de su vida. Para ayudar a prevenir este dolor y rigidez, pruebe estos ejercicios de estiramiento antes de salir:

Estiramiento de la espalda

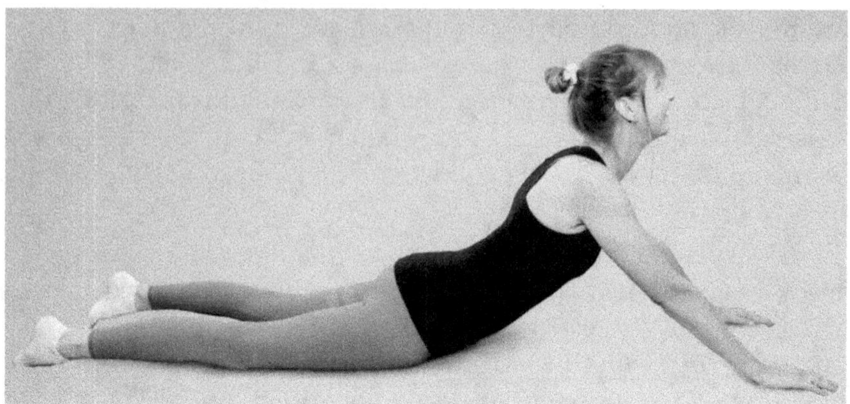

Acuéstese boca abajo y coloque las manos detrás de la cabeza. Aleje suavemente la cabeza del suelo todo lo que pueda mientras mantiene los codos rectos. Mantenga esta posición de 15 a 20 segundos y luego relájese.

Estiramiento de los rotadores de la cadera

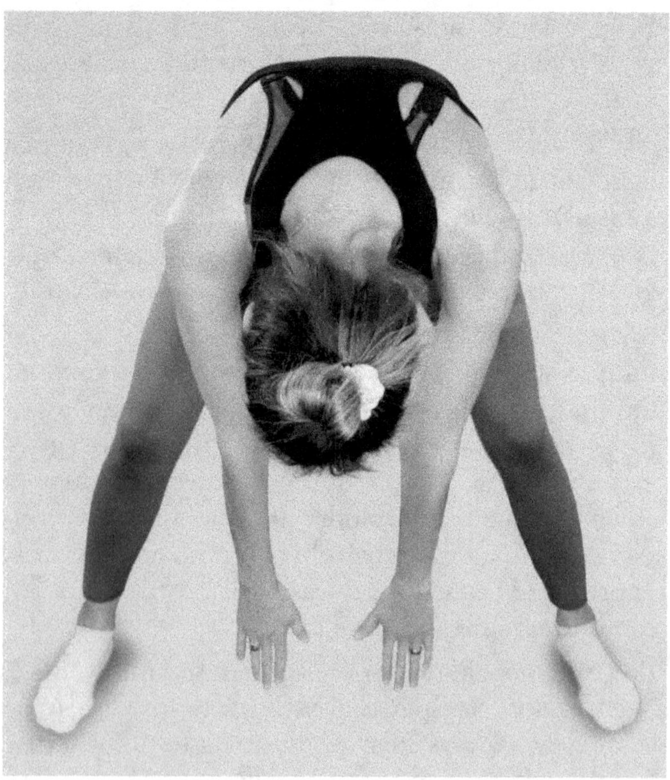

Párese con los pies separados a la anchura de los hombros, inclínese sobre las caderas con los brazos colgando, alcanzando los dedos de los pies o hasta que sienta un estiramiento en la zona inguinal de una pierna. Mantenga esta posición de 15 a 20 segundos, luego relájese antes de repetir con la otra pierna.

Estiramiento de la parte superior de la espalda

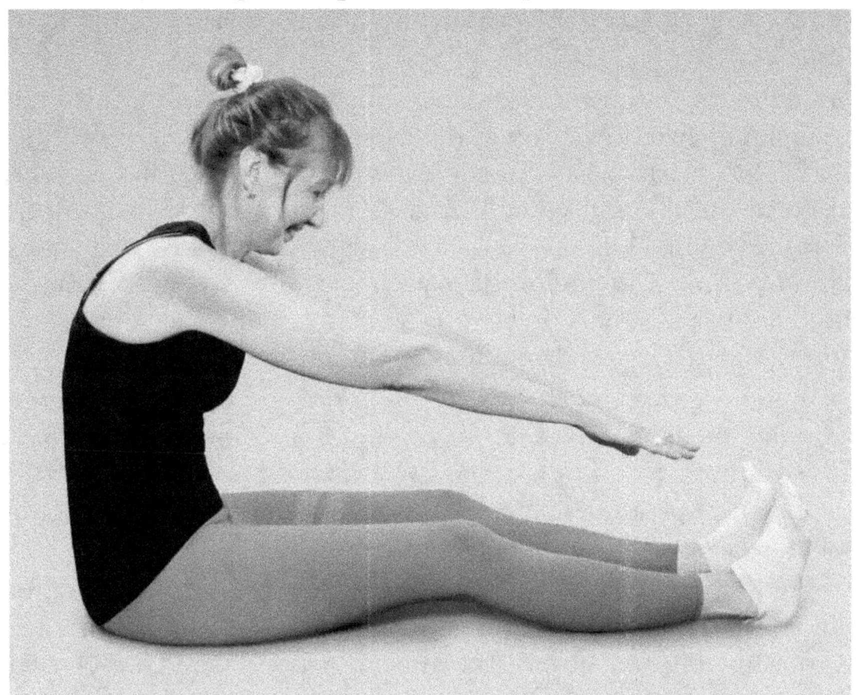

Siéntese recto, mantenga las piernas estiradas hacia delante y busque los dedos de los pies hasta que sienta un estiramiento en el músculo isquiotibial de ese lado del cuerpo; mantenga esta posición de 15 a 20 segundos y relájese antes de repetirla una vez más.

Limpieza

La limpieza puede ser duro para el cuerpo. Después de todo, gran parte de la limpieza se realiza sobre las manos y las rodillas, lo que puede resultar incómodo y doloroso si no está acostumbrado. Pero ¿cómo afecta la limpieza a sus músculos?

Aunque muchas personas son conscientes de que limpiar puede ser duro para la espalda y las rodillas, quizá no se den cuenta de lo mucho que puede afectar a otras partes del cuerpo. Limpiar sobrecarga significativamente la parte superior de su cuerpo.

Para evitar el dolor de espalda mientras realiza las tareas domésticas, asegúrese de mantener una buena postura al agacharse o arrastrarse por el suelo. Por ejemplo, si está fregando salpicaduras o fregando suelos, inclínese desde las caderas en lugar de inclinarse hacia delante por la cintura. Esto le ayudará a mantener alejada la tensión de la parte baja de la espalda, así como a evitar cualquier dolor innecesario durante su sesión de limpieza.

La limpieza también requiere mucho trabajo de los brazos, especialmente cuando se trata de aspirar o quitar el polvo de las superficies de su casa. Esto puede causar tensión en ambos brazos, así como en los hombros si está alcanzando por encima de la altura de los hombros mientras limpia. También requiere buenas habilidades de equilibrio porque a menudo está haciendo equilibrios sobre una pierna mientras alcanza la altura con la otra - similar a lo que hacen los gimnastas cuando se suben a la viga de equilibrio o al caballo con arcos.

Un estudio realizado en Japón descubrió que las tareas domésticas queman una media de 100 calorías por hora - no tanto como correr a 10 km/h o caminar a 5 km/h (unas 225 calorías por hora), pero sí lo suficiente como para quemar unas 2 1/2 libras de grasa con el tiempo si limpia todos los días.

El estudio sugiere que la limpieza es una de las causas más comunes de dolor de espalda. El peso de los muebles, los electrodomésticos y otros objetos puede sobrecargar mucho su espalda con el tiempo. Cuando levanta objetos pesados o se agacha para recoger un objeto del suelo, puede lesionarse o hacer que empeore una lesión ya existente. La limpieza también ejerce mucha presión sobre las rodillas porque tienen que soportar el peso de su cuerpo mientras está de pie sobre ellas realizando diversas tareas en la casa. Esto puede provocar dolor de rodillas si se hace con demasiada frecuencia o sin un descanso adecuado entre las sesiones de limpieza.

Si adopta una postura incorrecta mientras limpia, esto también puede provocar tensión en los hombros. Siempre debe mantenerse erguido al realizar cualquier tarea, ¡ya sea limpiar o no! Para aliviar el dolor muscular después de limpiar, pruebe estos estiramientos:

Estiramiento de hombros

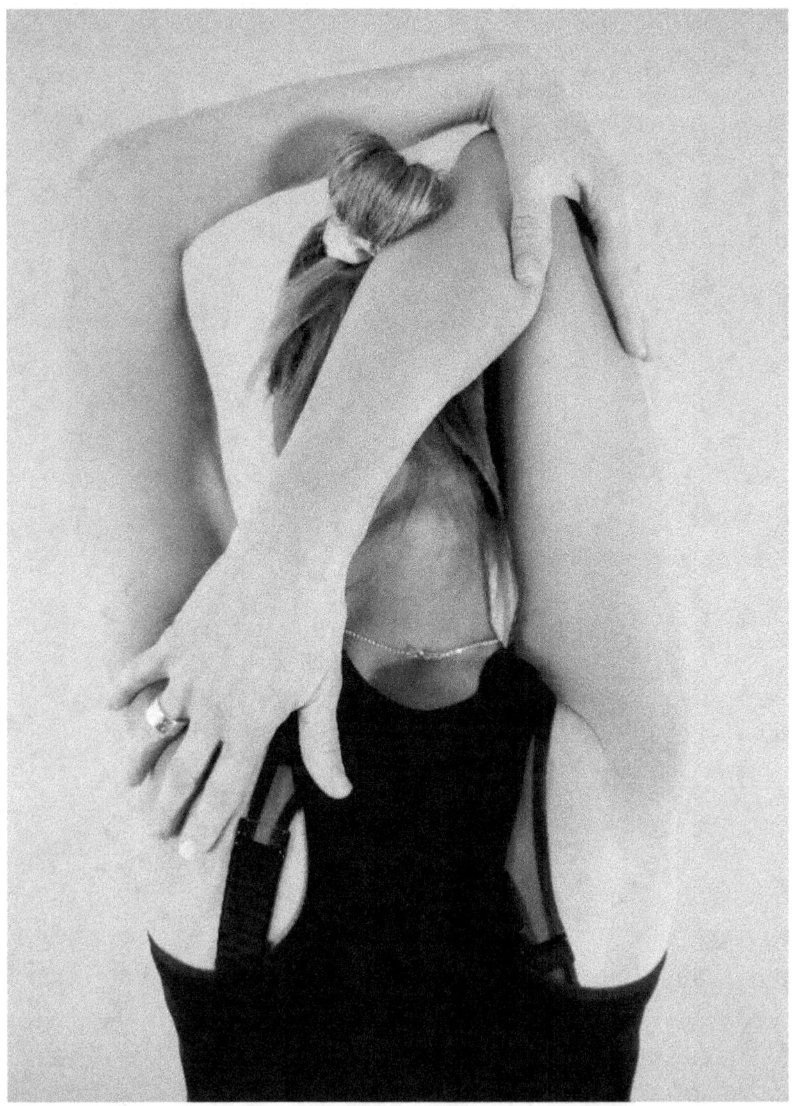

    Párese con los pies separados a la altura de los hombros, mantenga una postura recta y coloque las manos detrás de usted mientras las dobla 90 grados. Presione suavemente los codos uno contra otro hasta que sienta cómo se estiran los músculos a ambos lados del pecho. Mantenga la posición de 10 a 20 segundos y luego cambie de lado. Repítalo cinco veces. Este estiramiento ayuda a aliviar el dolor en la parte superior de la espalda y los hombros causado por encorvarse, además de ayudar a mejorar la postura al mejorar la circulación y la flexibilidad en esas zonas.

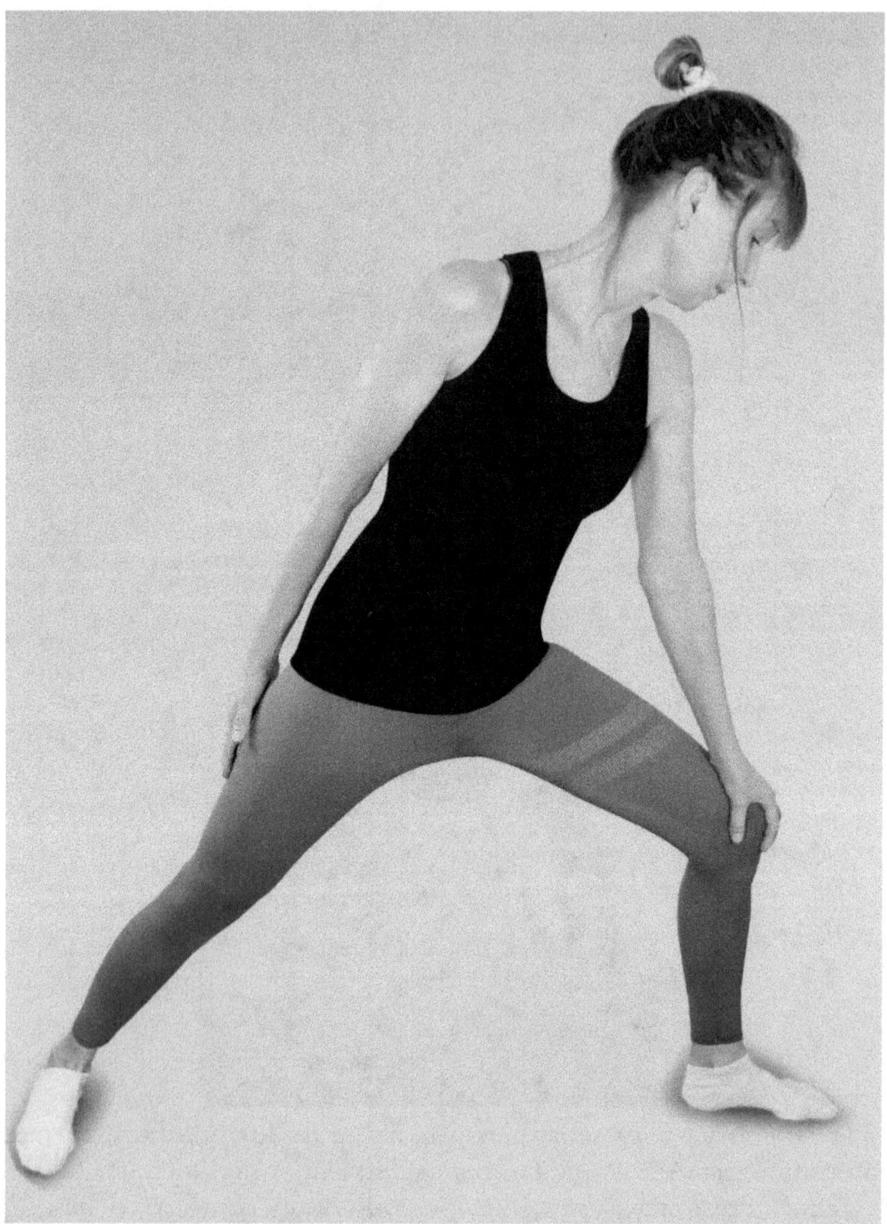

Primero, párese con los pies separados a la anchura de las caderas y las manos en las caderas. Después inclínese hacia delante hasta que sienta un poco de tensión en los isquiotibiales. Mantenga esta posición durante 30 segundos y repítala dos o tres veces.

Flexión hacia delante en posición sentada

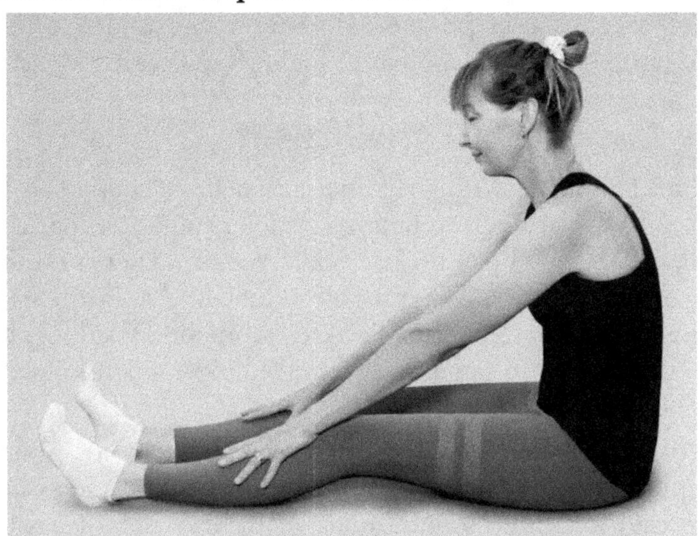

Esta postura puede hacerse sentado en el suelo o en una silla de cualquier forma, ayuda a mejorar la flexibilidad y la circulación de la columna vertebral para reducir el dolor de espalda y la rigidez causada por agacharse para limpiar el suelo. Empiece doblándose hacia delante por la cintura hasta que sienta un estiramiento a lo largo. Mantenga la posición de 10 a 30 segundos y levántese lentamente a la posición inicial.

Estiramiento de piernas cruzadas

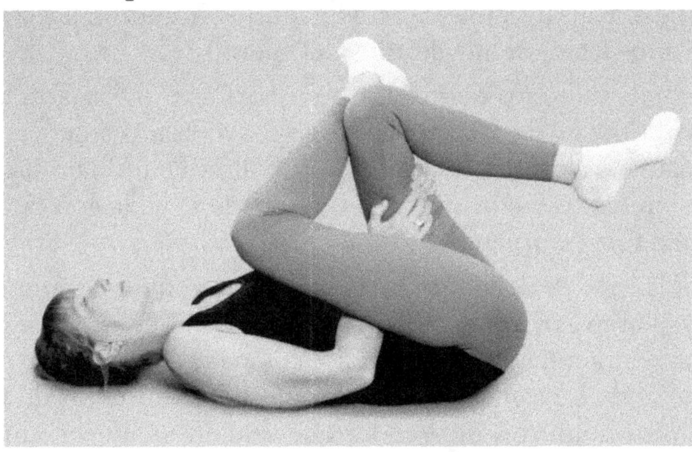

Los flexores de la cadera se unen a la parte delantera de la pelvis y le permiten levantar la rodilla hacia el pecho. Para estirar estos músculos, túmbese boca arriba con una pierna doblada en un ángulo de 90 grados y la otra cruzada sobre la pierna doblada. Levante la pierna estirada del suelo lo más alto posible hasta que sienta un estiramiento en el flexor de la cadera. Mantenga esta posición durante 10 segundos y luego bájela lentamente hasta que vuelva a tocar el suelo. Repita este ejercicio 5 veces.

Tejer/Coser

Tejer es una forma fácil de mantener las manos ocupadas y la mente concentrada. El movimiento repetitivo de tejer puede ayudarle a relajarse y a controlar el estrés. Pero no hace falta ser un experto en fitness para saber que tejer hace que los músculos duelan. La razón es que tejer somete a los músculos y las articulaciones a mucha tensión, sobre todo si es la primera vez que lo hace. Si lleva un tiempo tejiendo, su cuerpo se adaptará y no le dolerán tan fácilmente.

La mayoría de las personas experimentan dolor en los hombros y los brazos después de tejer durante varias horas seguidas. La respuesta a por qué ocurre esto radica en su mecánica. Para tejer, sus dedos tienen que sujetar varias hebras a la vez y manipularlas a través de bucles y alrededor de las agujas. Cada vez que hace esto, está utilizando un conjunto diferente de músculos en sus las manos, lo que puede hacer que se sientan doloridas después.

Si es nueva en esto de tejer y desea evitar las molestias musculares, intente hacer descansos frecuentes de la actividad (como cuando ve la televisión). Además, asegúrese de adoptar una buena postura mientras trabaja con las agujas: siéntese erguida con los hombros hacia atrás y los codos doblados ligeramente alejados del cuerpo.

Cuando teje, estira los dedos y las muñecas mientras agarra las agujas y tira de ellas a través de las puntadas. Esto ayuda a mantener las manos flexibles, para que no se vuelvan rígidas con la edad. También ayuda a mejorar la circulación sanguínea, lo que puede ayudar con la artritis y el síndrome del túnel carpiano.

A medida que trabaje en proyectos que requieran puntadas más complejas, como patrones de encaje o cables, sus músculos se fortalecerán al intentar dar sentido a estos patrones mientras mueve las agujas a través de las puntadas. Esto fortalece los músculos de las manos, los brazos y los hombros, no solo los que se utilizan al tejer, sino también los que se emplean al levantar objetos o llevar bolsas con ambas manos. He aquí algunos estiramientos de manos que le ayudarán a aliviar la tensión en manos, muñecas y brazos:

Estiramientos de los dedos

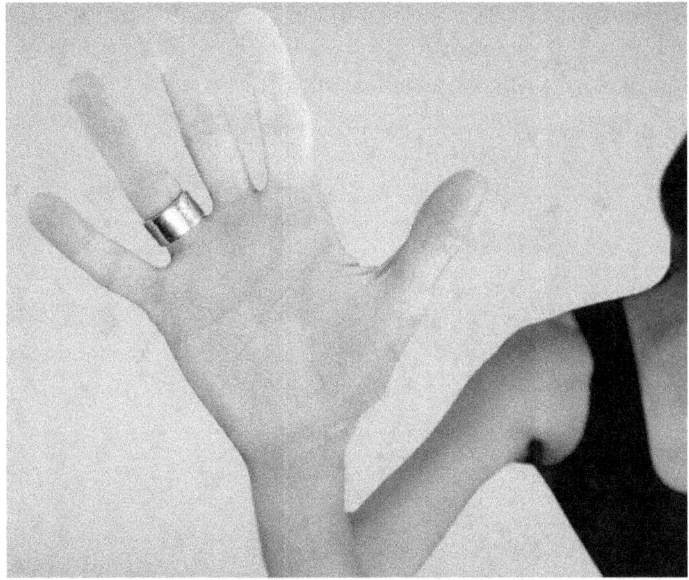

Separe bien los dedos, manténgalos así durante 10 segundos y relájese. Repita la operación 5 veces. Esto le ayudará con el dolor en la zona del pulgar debido a agarrar las agujas o el hilo con demasiada fuerza.

Estiramientos de la palma de la mano

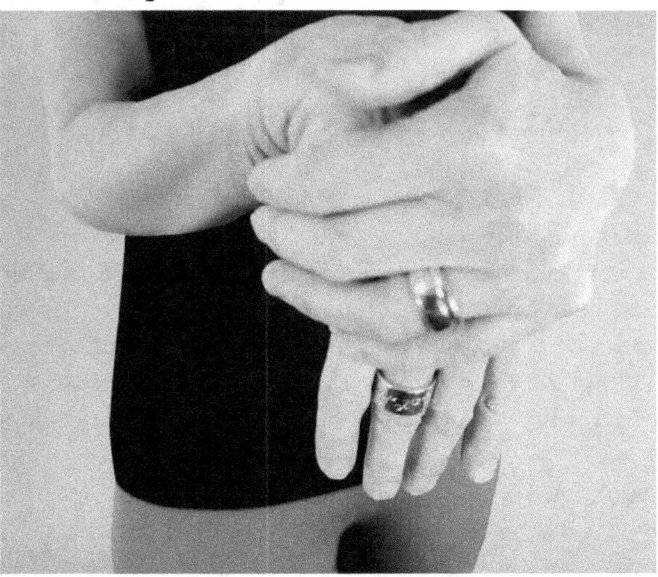

Con un brazo extendido, ponga la palma de la mano mirando hacia abajo; ahora, presione esa palma hacia abajo con los dedos de la otra mano. Mantenga la posición durante 10 segundos y relájese. Repita la operación 5 veces. Esto ayudará a aliviar la tensión que se produce en el lado de la palma de la mano de la articulación del pulgar cuando se agarran las agujas o el hilo con demasiada fuerza.

Tirón de la mano

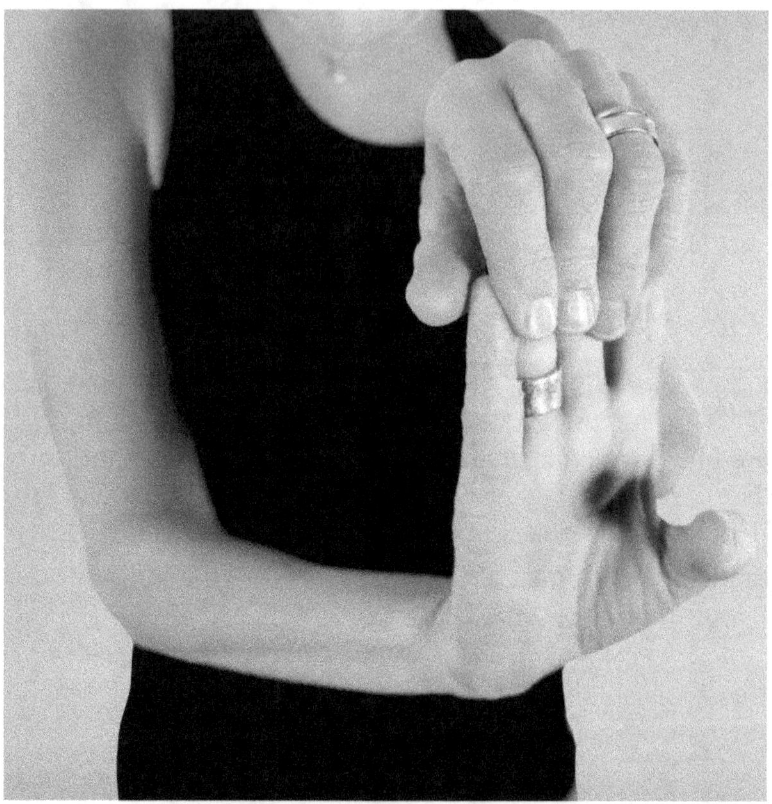

Junte ambas manos y colóquelas con las palmas hacia arriba con los dedos juntos sin doblarlos en la articulación de la base (donde el dedo se encuentra con la palma). Separe suavemente las manos hasta que sienta un estiramiento en los dedos y la palma, ¡pero no empuje tan fuerte que le duela! Mantenga la posición durante 15 segundos, luego relájese durante 30 segundos antes de repetir este estiramiento de nuevo si es necesario.

Estiramiento de manos

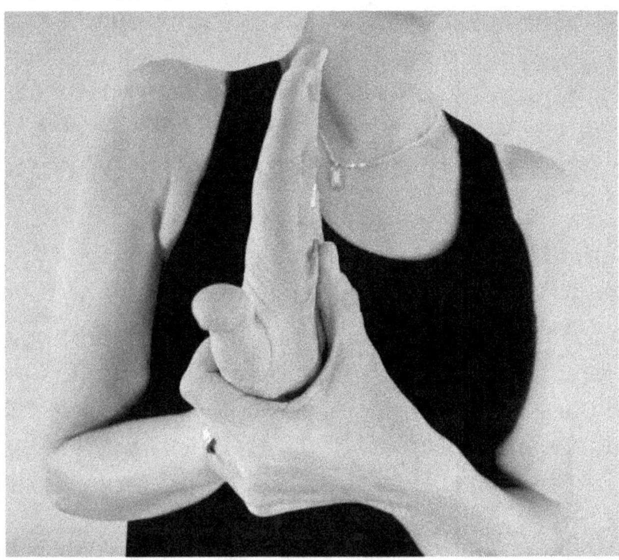

Extienda la mano derecha frente a usted con la palma hacia abajo. Con la mano izquierda, agarre la muñeca derecha y tire de ella hacia usted hasta que sienta un estiramiento en la palma de la mano derecha. Mantenga la posición durante 30 segundos y luego relaje. Repita 3 veces en cada lado.

Estiramiento del antebrazo y la muñeca

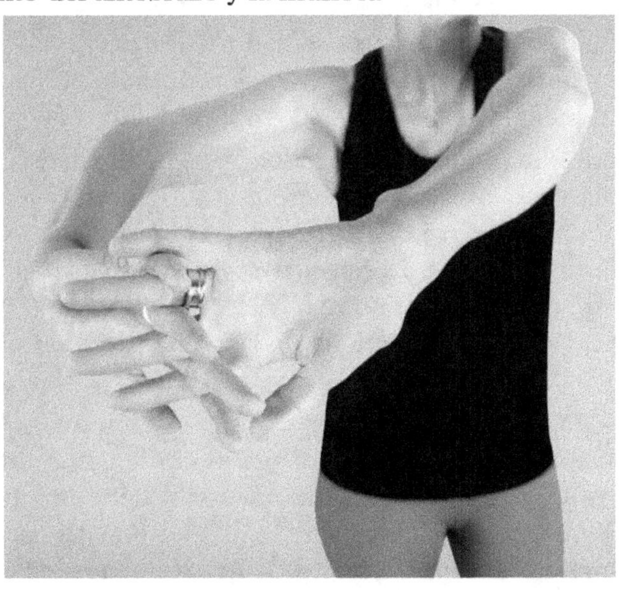

Mantenga ambas manos juntas con las palmas enfrentadas a la altura del pecho. Levante lentamente ambas manos frente a usted y estírelas todo lo que puedan mientras las mantiene juntas. Mantenga la posición durante 30 segundos y luego relaje. Repita 3 veces en cada lado.

Estar sentado demasiado tiempo

Puede que haya oído que estar sentado es el nuevo fumar o que estar demasiado tiempo sentado es malo para la salud. Pero ¿qué le ocurre a su cuerpo cuando está sentado demasiado tiempo?

Los músculos pueden empezar a atrofiarse tras permanecer inactivos solo 15 minutos. Esto significa que empiezan a romperse y a perder su fuerza, lo que puede provocar dolor y lesiones. La zona lumbar es una de las más comunes para este tipo de lesiones, ya que es muy difícil mantener un núcleo fuerte cuando se está sentado todo el día.

Cuando está sentado todo el día, el flujo sanguíneo se ralentiza y los músculos se vuelven menos flexibles porque ya no hay necesidad de que trabajen tan duro. Estar sentado también ejerce presión sobre la vejiga y los intestinos, lo que puede provocar infecciones del tracto urinario (ITU) o estreñimiento si no se trata. Estar sentado demasiado tiempo también aumenta el riesgo de desarrollar coágulos sanguíneos (trombosis venosa profunda) y otros problemas circulatorios porque la sangre se acumula en las piernas en lugar de fluir por ellas.

El estadounidense medio pasa sentado ocho horas al día. El cuerpo humano no está diseñado para estar sentado durante periodos de tiempo tan largos, lo que puede causar una serie de problemas de salud.

Estar sentado durante largos periodos de tiempo puede causar dolor y molestias en la zona lumbar, las caderas y los muslos, así como en el cuello, los hombros y la parte superior de los brazos. Esto se debe a que el cuerpo está diseñado para estar activo, no inmóvil. Incluso si está en forma y goza de buena salud, permanecer sentado durante horas somete a su cuerpo a una tensión que puede no ser capaz de soportar.

Estar sentado también ejerce menos presión sobre sus huesos y articulaciones que estar de pie, por lo que sus huesos no tienen tanto apoyo cuando está sentado en comparación con cuando está de pie con una buena postura. Esto significa que incluso si tiene una buena postura cuando está sentado, puede seguir siendo perjudicial para sus huesos porque hay menos apoyo de la gravedad cuando no está de pie con la espalda recta.

Si es usted una persona que pasa mucho tiempo sentada, puede que se pregunte por qué a menudo siente dolor en la espalda, el trasero y las piernas al final del día. Esto se debe a que, tras largos periodos de tiempo, estar sentado puede provocar fatiga muscular en la zona lumbar y en los isquiotibiales, los músculos que recorren la parte posterior de los muslos.

Cuando permanece sentado durante un largo periodo de tiempo sin moverse, los músculos de la espalda se tensan y se vuelven rígidos. Esta rigidez puede tirar de sus caderas y pelvis, causando dolor o incomodidad. Sus isquiotibiales suelen estar tensos después de sentarse porque se acortan mientras está sentado. Esto hace que tiren de las articulaciones de la rodilla y el tobillo cuando se pone de pie o camina, lo que también puede causar dolor en esas zonas.

Lo primero que debe hacer es levantarse y caminar durante 5 minutos cada hora aproximadamente. Si siente dolor o molestias al estar demasiado tiempo sentado, pruebe algunos de estos ejercicios:

Elevaciones de piernas

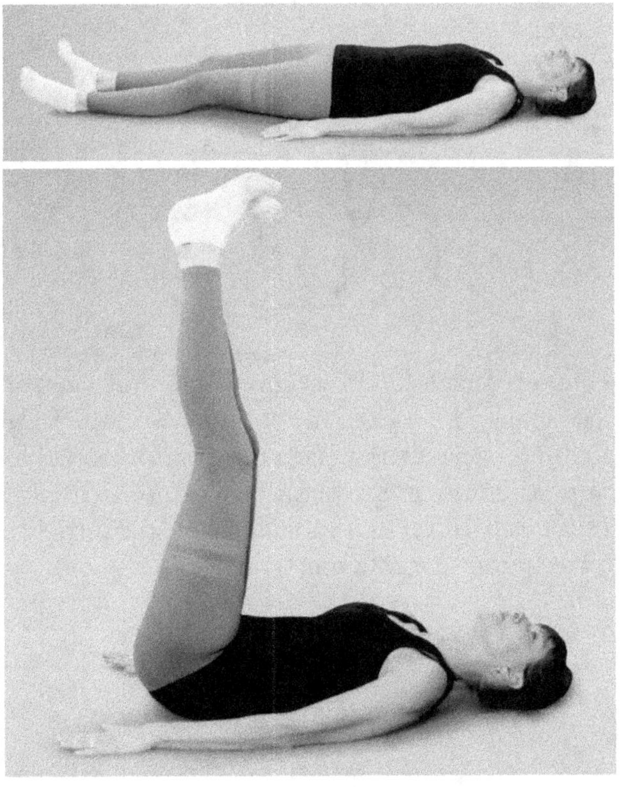

Acuéstese boca arriba y utilice los músculos de las piernas para elevarlas en el aire. Manténgalas ahí durante 3 segundos y vuelva a bajarlas lentamente. Repita 10 veces por pierna. Esto le ayudará a fortalecer los músculos del núcleo y de la espalda.

Círculos con los brazos

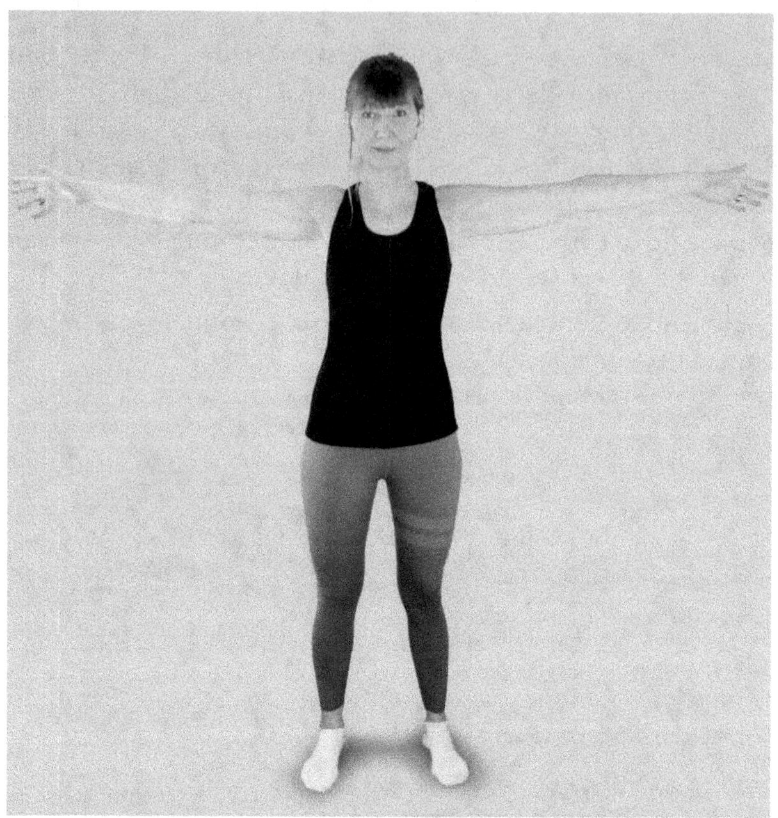

Siéntese recto en una silla y asegúrese de que sus hombros están relajados y hacia abajo a los lados. A continuación, mueva un brazo hacia delante con la palma hacia abajo y haga un círculo con él hasta que vuelva al punto de partida (como si estuviera haciendo un círculo con la palma de la mano). Haga esto 10 veces a cada lado de su cuerpo - ¡repita 5 veces si es necesario hasta que se sienta mejor!

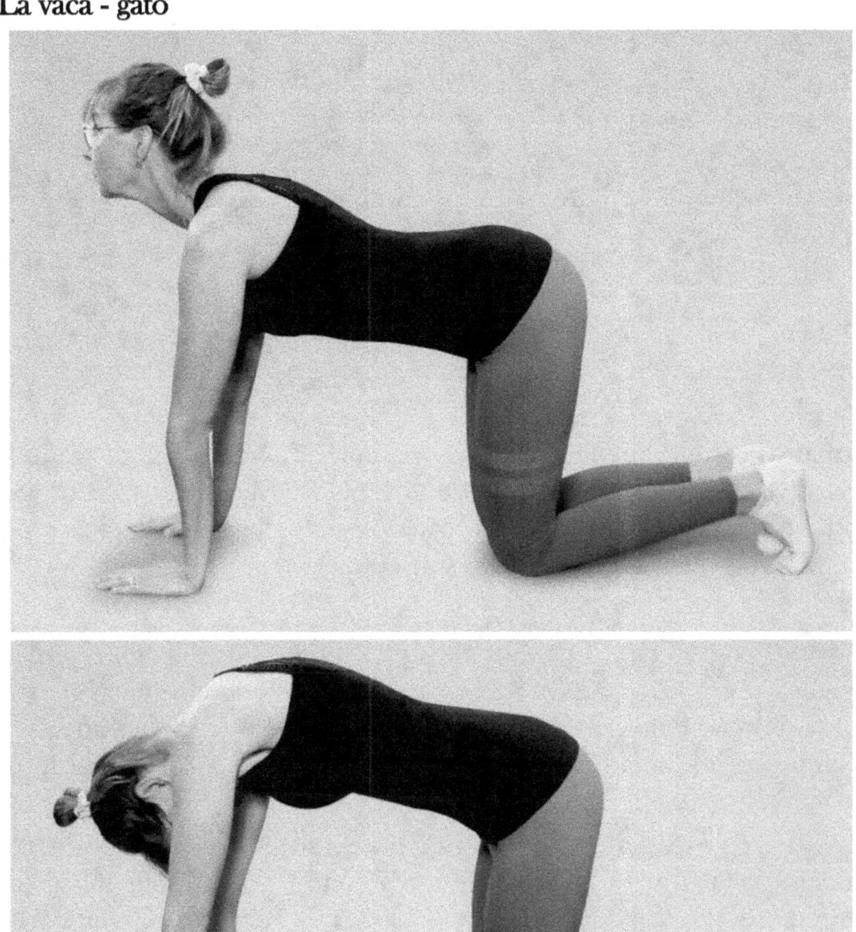

Esta postura de yoga aumenta la movilidad de la columna vertebral a la vez que estira los músculos del abdomen y relaja los hombros tensos y los músculos del cuello por estar todo el día encorvado sobre el ordenador.

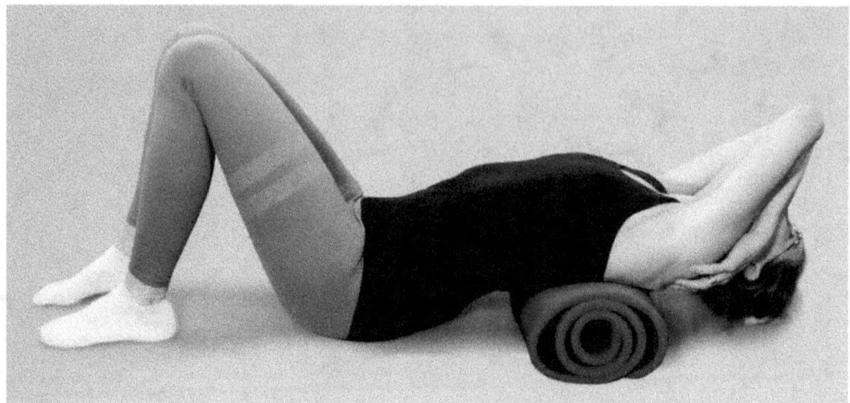

Inhale profundamente por la nariz mientras aprieta los omóplatos como si se abrazaran por detrás de la espalda. Mantenga la contracción durante cinco segundos y, a continuación, suelte lentamente el aire por la boca mientras vuelve a relajar esos músculos.

Caminar

Caminar es una parte importante de la vida diaria para muchas personas. Puede utilizarse para hacer ejercicio o como medio de transporte. Ya sea paseando por el barrio o sacando a pasear al perro, la actividad física es esencial para mantener el cuerpo sano.

Los músculos están formados por haces de fibras musculares que se contraen y relajan para provocar el movimiento. Cuando los músculos se contraen, se acortan y se tensan. Cuando se relajan, se alargan y se aflojan. Esta acción hace que los huesos se muevan unos contra otros, que es lo que hace que sus piernas se muevan cuando camina o corre. Cuanto más camine y corra, más fuertes se volverán sus músculos para mover los huesos y mantenerlos en su sitio, de modo que pueda caminar o correr con seguridad sin caerse.

Cuando se empieza a caminar o a correr con regularidad, los músculos tardan un tiempo en acostumbrarse a ser utilizados de esta manera todos los días. Como resultado, algunas personas experimentan dolor en las piernas después de caminar o correr durante un tiempo porque sus músculos aún no están acostumbrados a trabajar así todos los días.

Las molestias después de caminar o correr pueden deberse a dos motivos: o bien a que los músculos aún no eran lo suficientemente fuertes para soportar la actividad o bien a que se realizaron demasiadas repeticiones de esa actividad concreta en un breve periodo de tiempo (sobreuso).

Caminar es un ejercicio de bajo impacto que utiliza las pantorrillas, los cuádriceps, los isquiotibiales y los glúteos. Cuando camina, sus piernas se doblan en las articulaciones de la rodilla y la cadera, lo que hace que estos músculos se contraigan para que pueda avanzar. A medida que camina más rápido, la intensidad de cada músculo aumenta hasta que empiezan a trabajar lo suficiente como para fatigarlos. Los cuádriceps, situados en la parte delantera del muslo, son los responsables de alejar la parte inferior de la pierna de la línea media durante la caminata.

Los siguientes son algunos de los grupos musculares que los caminantes utilizan al avanzar:

Isquiotibiales: Estos músculos están situados en la parte posterior de la parte superior de las piernas. Flexionan la rodilla y extienden la cadera. Si camina despacio, solo utilizará entre una cuarta parte y la mitad de su fuerza máxima en los isquiotibiales. Sin embargo, si camina más rápido, estará utilizando más de estos músculos.

Cuádriceps: Estos músculos están situados en la parte delantera de la parte superior de sus muslos y rodean la rótula. Para avanzar al caminar, debe flexionar las rodillas y volver a enderezarlas como parte de cada paso.

Glúteo mayor y glúteo medio: Estos dos grandes músculos de los glúteos actúan como estabilizadores cuando camina con buena postura y equilibrio (cuando funcionan correctamente). También ayudan a estabilizar la pelvis cuando se inclina hacia delante o hacia atrás mientras está de pie o camina despacio; cuando camina más deprisa, ayudan a levantar una pierna de su trayectoria después de balancearse sobre ella.

Círculos de tobillo

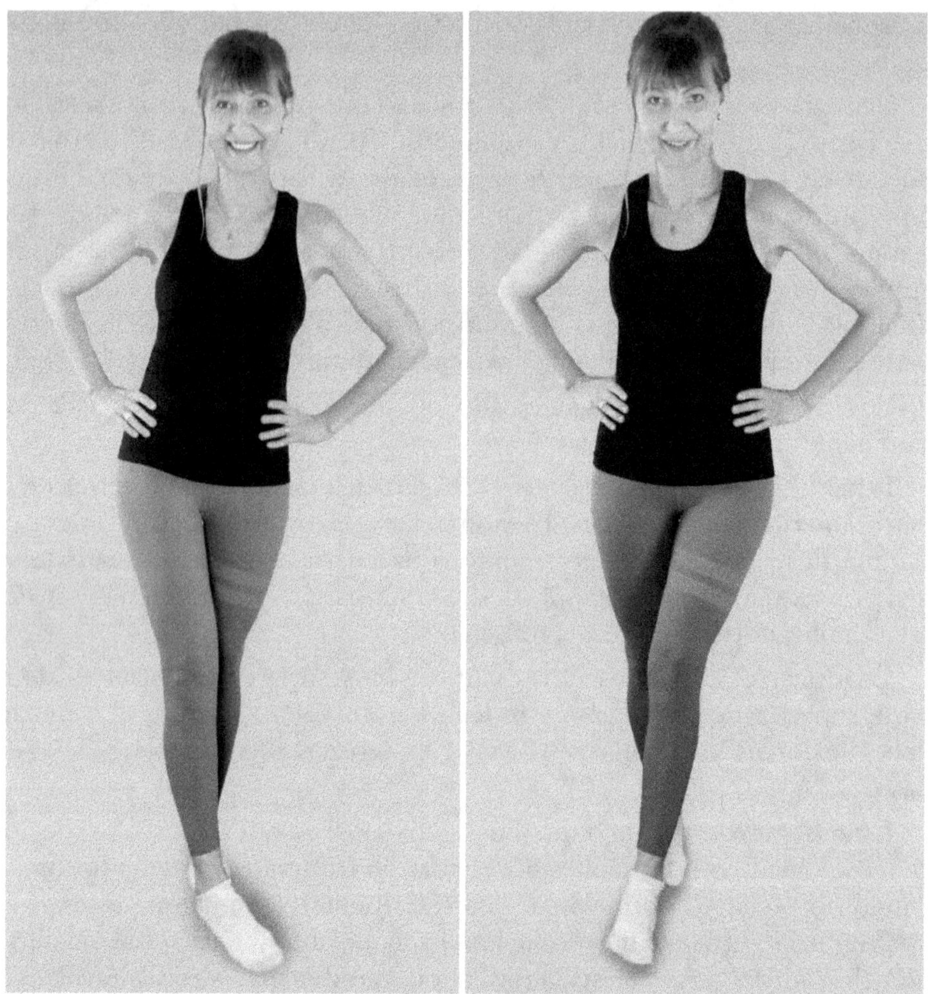

Póngase sobre un pie y haga círculos con el tobillo en ambas direcciones (en el sentido de las agujas del reloj y en sentido contrario). Repita 10 veces y luego cambie de pie.

Estiramiento de isquiotibiales en banco

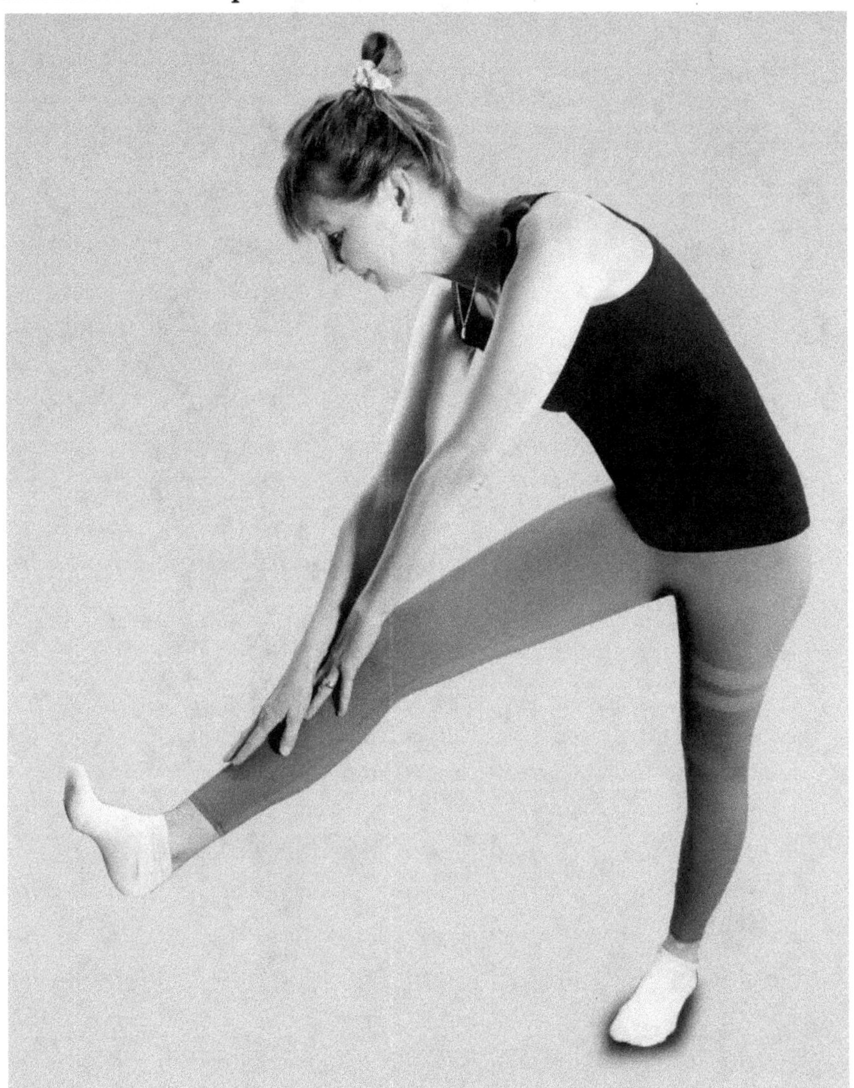

Estirar los isquiotibiales puede ayudarle a aliviar la tirantez en la zona lumbar. Este es un estiramiento fácil de hacer también mientras está sentado, así que aproveche esos momentos en los que está atrapado en un escritorio o descansando entre recados. Puede realizar este estiramiento apoyando un pie en el sofá e inclinándose hacia delante para alcanzar el pie hasta que sienta el estiramiento en los isquiotibiales.

Estiramiento de cuádriceps

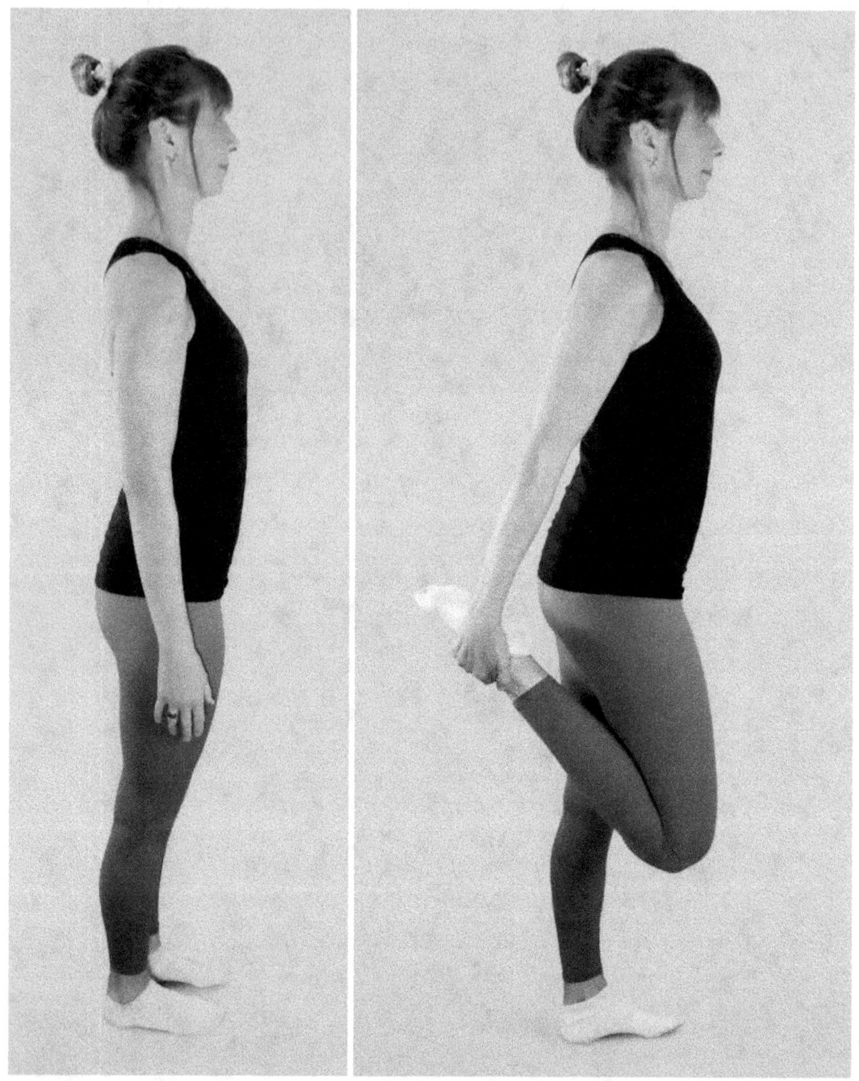

Colóquese de espaldas a una pared a unos 60 cm, con una pierna doblada detrás de usted en un ángulo de 90 grados y el tobillo apoyado en el suelo. Agárrese a algo firme si es necesario, luego inclínese lentamente hacia delante hasta que sienta la tensión delante de la cadera; aguante 15 segundos y repita 10 veces por lado.

Estiramiento de la pantorrilla

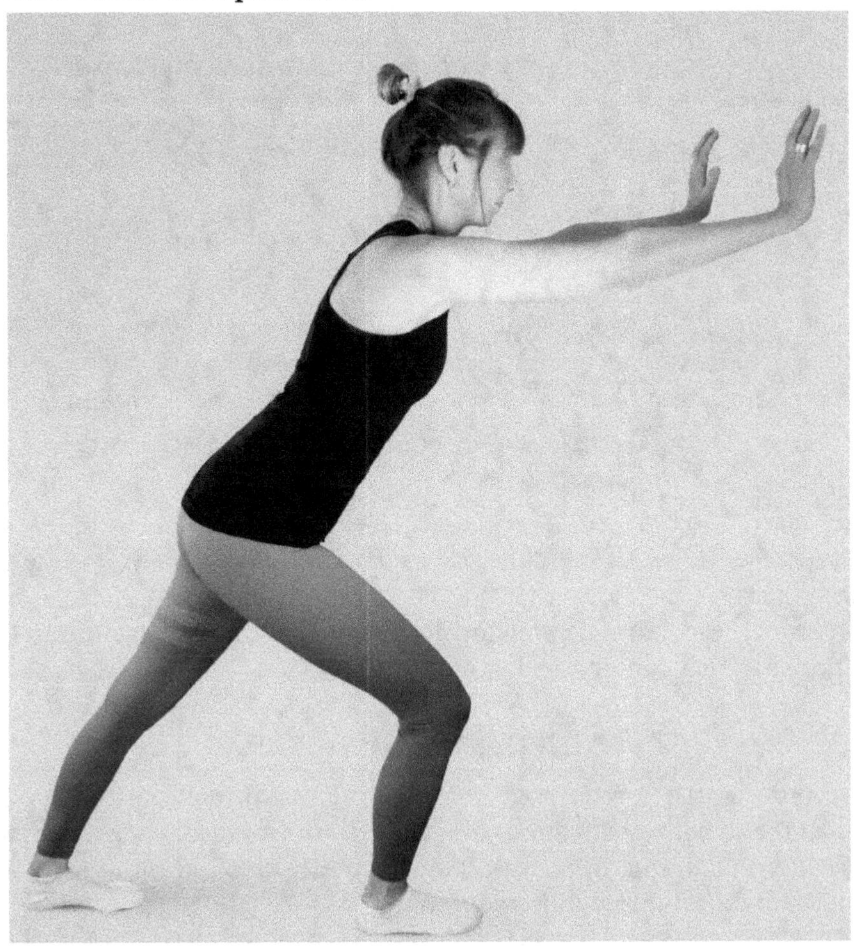

Párese derecho con las rodillas ligeramente flexionadas y apoye ambas manos en una pared o encimera frente a usted; debe sentir este estiramiento en la parte posterior de las piernas donde se juntan con las pantorrillas (no necesariamente donde se unen). Mantenga un pie apoyado en el suelo mientras se inclina hacia delante hasta que sienta la tensión en ese músculo de la pantorrilla; aguante 15 segundos y repita 10 veces por cada lado.

Estiramiento de la rodilla al pecho

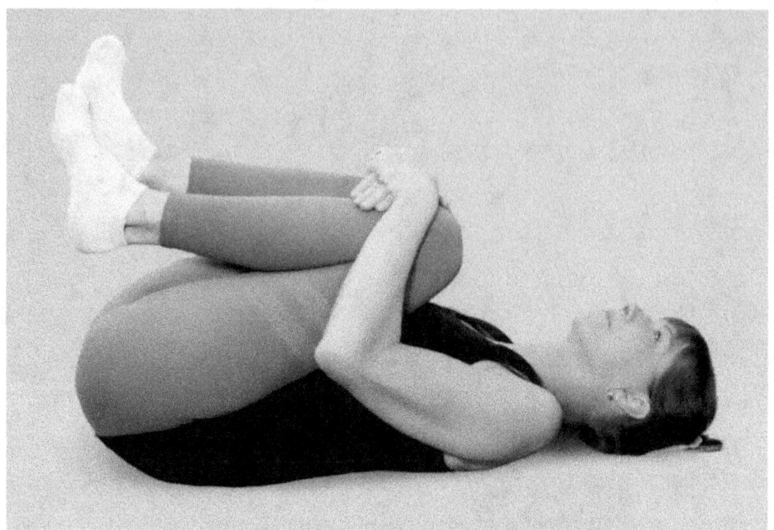

Acuéstese boca arriba con ambas rodillas dobladas y levante una pierna hacia el pecho hasta que sienta un estiramiento en la parte delantera de ese músculo del muslo. Mantenga la posición durante 30 segundos y repita con el otro lado.

Subir las escaleras

Si es como la mayoría de la gente, las escaleras forman parte de su vida cotidiana. Las utiliza para subir y bajar de su dormitorio, cocina, sótano o garaje. Pero ¿con qué frecuencia piensa en el efecto que subir y bajar las escaleras tiene sobre sus músculos?

La respuesta es que es mucho.

Subir escaleras utiliza más grupos musculares que caminar por terreno llano o incluso que subir una pendiente en silla de ruedas. Y si lo hace con frecuencia, puede provocar algunos desequilibrios musculares que pueden causar dolor y molestias.

Cuando sube escaleras, sus piernas están en constante movimiento; soportan el peso de su cuerpo al subir y bajar con cada paso.

Los flexores de la cadera - que tiran de los muslos hacia el abdomen - se contraen con fuerza para ayudar a elevar cada pierna hacia arriba manteniendo el equilibrio y la estabilidad.

Sus cuádriceps - que enderezan la rodilla - se contraen con fuerza para levantar cada pie del escalón antes de colocarlo de nuevo en el escalón inmediatamente superior (o inferior). Esta acción se produce cada vez que da un paso adelante con una pierna mientras mantiene el otro pie firmemente plantado en el mismo escalón o peldaño de la escalera que antes.

Subir las escaleras hace que los músculos duelan, pero no es porque los esté sobrecargando. Al contrario, se debe a que está activando los músculos de las piernas de una forma diferente a la habitual, y necesitan tiempo para adaptarse. Cuando caminamos, solemos utilizar los cuádriceps, pero cuando subimos escaleras, son los glúteos y los isquiotibiales los que hacen más trabajo.

Los músculos de las piernas tienen funciones diferentes. Los cuádriceps, los isquiotibiales y el glúteo mayor trabajan juntos para flexionar y enderezar las rodillas. Pero cuando sube una pendiente - como un tramo de escaleras - esos mismos músculos desempeñan dos papeles adicionales: Ayudan a rotar las caderas hacia dentro y hacia fuera para que cada pierna oscile hacia delante y hacia atrás mientras usted sube o baja. Y ayudan a estabilizar la articulación de la rodilla a medida que se desplaza por toda su amplitud de movimiento. Después de subir las escaleras, siempre es bueno realizar estos estiramientos:

Estiramiento de cuádriceps de pie

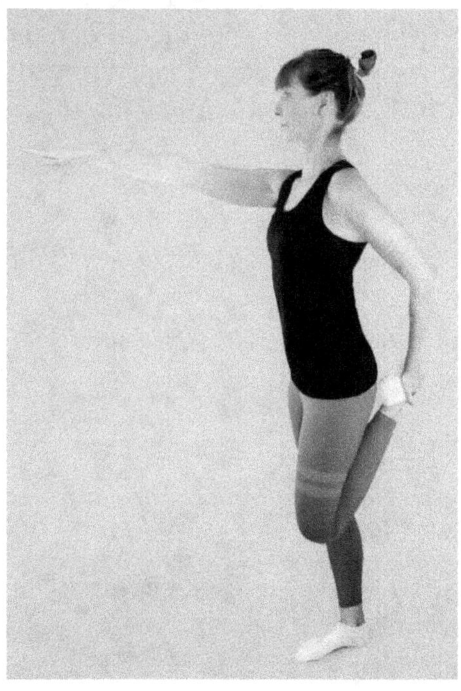

Párese sobre una pierna con la otra doblada detrás de usted, con el pie apoyado en el suelo. Inclínese hacia delante y empuje las caderas hacia atrás hasta que sienta un estiramiento en la parte delantera del muslo. Mantenga la posición durante 15 segundos y luego cambie de pierna.

Estiramiento lateral de la pierna

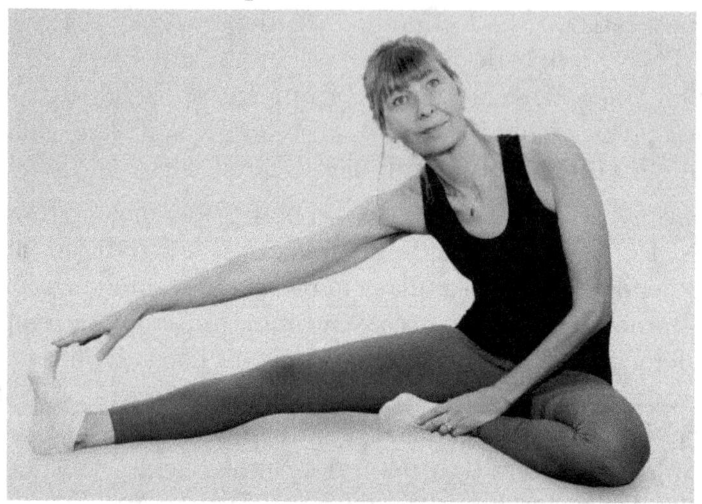

Siéntese en el suelo con una pierna extendida delante de usted y otra doblada por la rodilla de modo que quede cerca de su pecho. Alcance la pierna estirada con la mano correspondiente para apoyarse mientras se inclina lateralmente hasta que sienta un estiramiento en los tendones de los isquiotibiales detrás del muslo. Mantenga la posición durante 20 segundos y luego cambie de pierna.

Estiramiento de cuádriceps

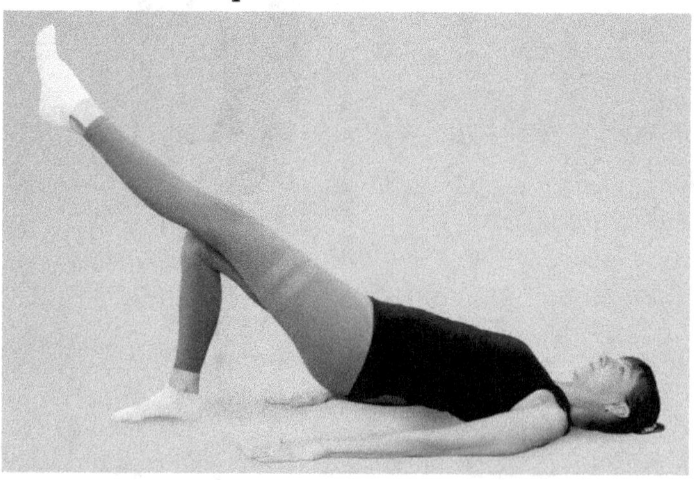

Mientras se encuentra acostado en el suelo, doble una pierna por la rodilla y coloque el pie plano en el suelo mientras extiende la otra pierna detrás de usted con la rodilla estirada tanto como le sea posible sin esforzarse. Eleve las caderas hacia arriba (debe sentirlo en los músculos de los cuádriceps). Mantenga la posición de 20 a 30 segundos antes de bajar lentamente. Repita esta posición de 2 a 3 veces.

Capítulo 6: Enfoque preciso - Las caderas

A todos nos ha pasado alguna vez. Está sentado frente al televisor y siente un dolor sordo en las caderas. Quizá sea por estar sentado demasiado tiempo, o quizá simplemente por pasar horas cada día con los pies apuntando hacia fuera y las rodillas flexionadas, como hacemos muchos de nosotros cuando conducimos, trabajamos en un escritorio o estamos sentados en un avión.

Sea cual sea el motivo, el dolor de cadera es una dolencia común entre los estadounidenses, especialmente entre los mayores de 40 años. Y puede resultar difícil determinar con exactitud la causa de las molestias. A menudo, se debe a músculos tensos que no reciben suficiente atención durante el ejercicio (como los isquiotibiales y los glúteos). Otras veces, está causado por músculos débiles que necesitan más ejercicio del que están recibiendo (como los cuádriceps).

Los músculos flexores de la cadera conectan la parte delantera de la pelvis con el fémur. Le ayudan a inclinarse hacia delante por la cintura y a levantar la rodilla hacia el pecho cuando camina o corre. Si estos músculos se tensan o acortan, pueden tirar de la pelvis, provocando una desalineación en ambas caderas. Esto puede provocar dolor en la zona lumbar o inguinal, así como problemas para caminar y correr correctamente.

Dado que estos movimientos tienen lugar en una zona relativamente pequeña de su cuerpo, los estiramientos son importantes para mantener esta articulación flexible y sana. Además, los estiramientos le ayudarán a aliviar el dolor de espalda al mejorar la circulación y fortalecer los músculos que rodean la columna vertebral. El dolor de cadera puede ser un problema común entre las personas mayores, y es importante saber qué puede estar causándolo.

Según el Instituto Nacional sobre el Envejecimiento (NIA, por sus siglas en inglés), el dolor de cadera es uno de los motivos más frecuentes de visita al médico. Aproximadamente 4 de cada 10 adultos mayores de 65 años han experimentado dolor de cadera en algún momento de su vida.

Las caderas son una articulación esférica compleja que está sometida a una gran tensión. La articulación de la cadera le permite levantar la pierna para caminar, correr, saltar y subir escaleras. También le permite girar el cuerpo de lado a lado e inclinarse hacia delante por la cintura.

El dolor de cadera es una afección común que puede afectar a personas de todas las edades. Puede estar causado por varios problemas diferentes, como artritis, distensiones musculares, desgarros, caídas, lesiones deportivas y otros. El dolor de cadera puede provocar una discapacidad que limite su capacidad para realizar actividades de la vida diaria (AVD), como caminar o subir escaleras. El dolor de cadera puede hacerle sentir que necesita sentarse o tumbarse todo el tiempo. También puede experimentar un dolor sordo en las caderas al ponerse de pie después de estar sentado mucho tiempo.

Si es usted una persona mayor con dolor de cadera, existen varias causas posibles por las que puede padecerlo. La artrosis o artritis por desgaste es la causa más común de dolor de cadera en las personas mayores. Este tipo de artritis se produce cuando el cartílago que amortigua sus articulaciones se rompe con el tiempo, provocando que se inflamen y duelan. Suele afectar a ambas caderas a la vez, pero también puede afectar solo a un lado de su cuerpo a la vez.

Muchas personas que sufren dolor de cadera experimentan cierto nivel de incapacidad por su dolencia, pero hay formas de controlar el dolor y evitar que interfiera en su vida diaria. Si su dolor de cadera es lo bastante intenso como para limitar significativamente su movilidad y su calidad de vida, es importante que acuda a su médico de inmediato para que pueda determinar la causa y recomendarle las opciones de tratamiento adecuadas.

En cualquier caso, los estiramientos pueden ayudar a relajar los músculos tensos de las caderas para que no tiren de otras zonas de su cuerpo, lo que puede provocar dolor. Así que, si pasa todo el día sentado como la mayoría de la gente hoy en día, ¡hágase un favor y añada estos movimientos a su rutina!

Estocada lateral

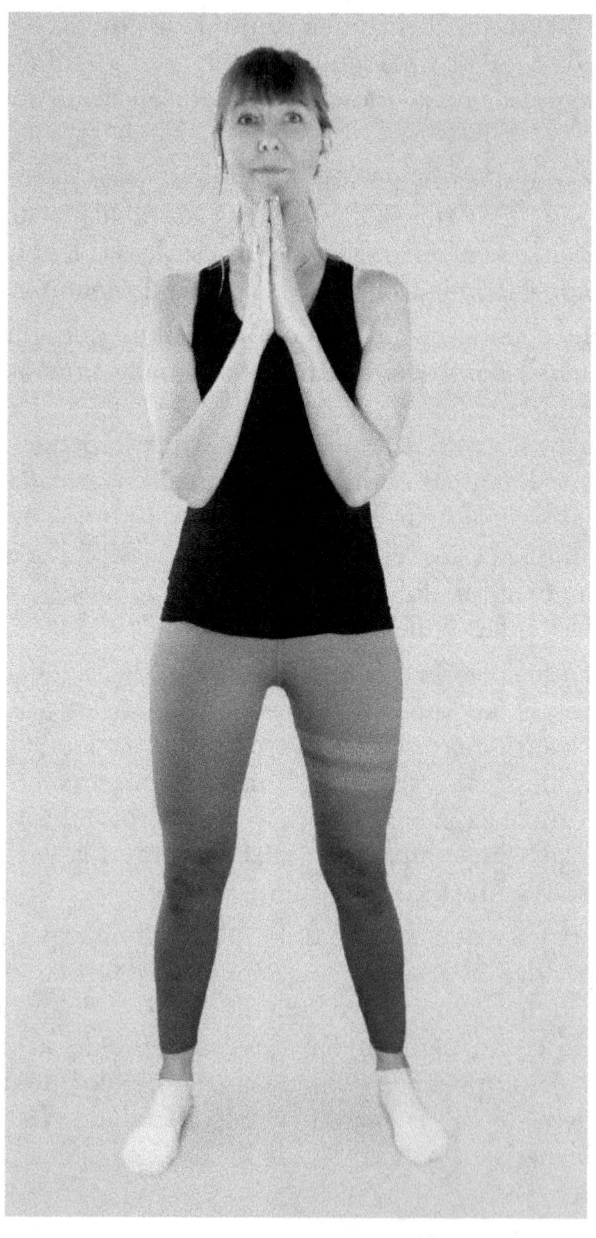

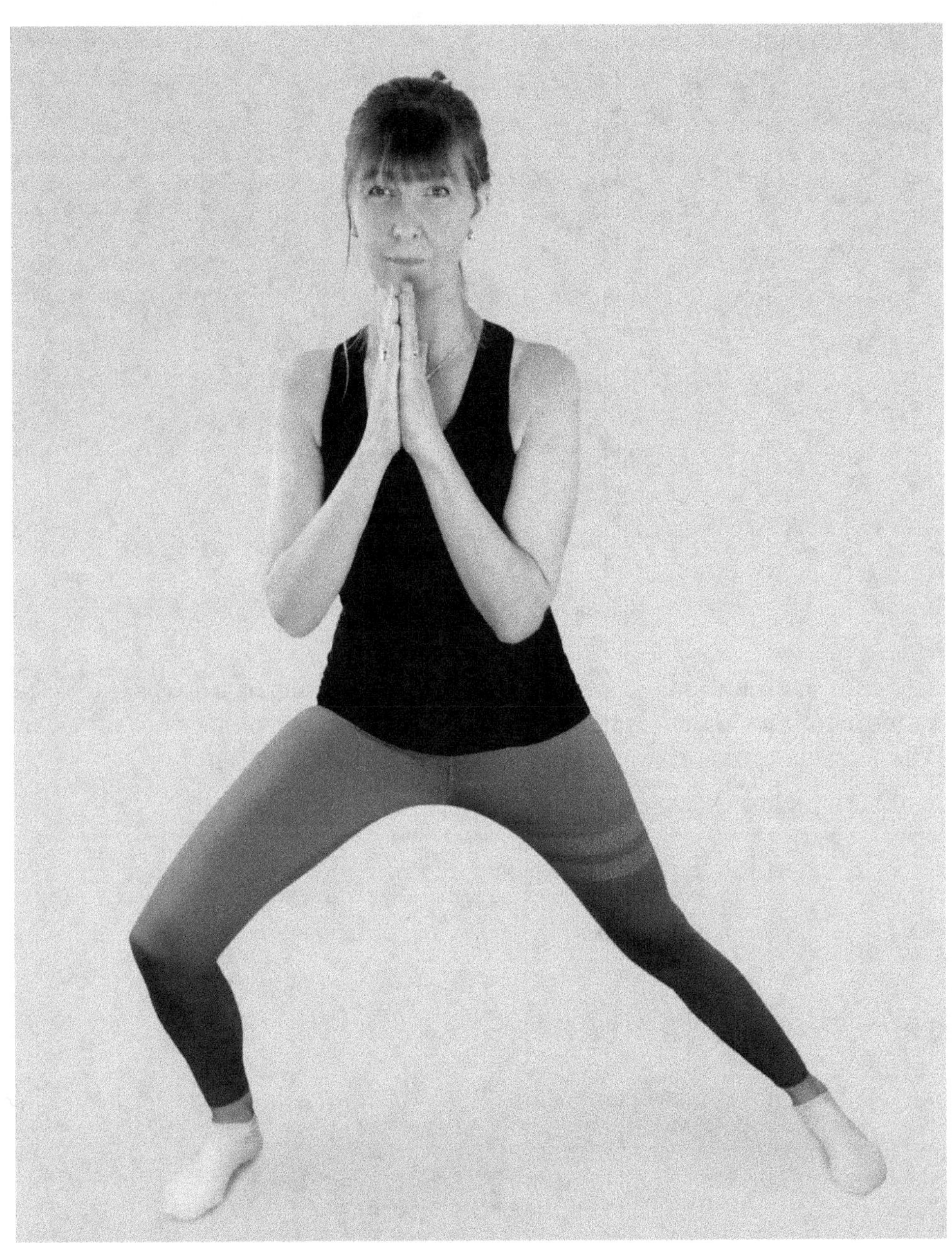

Párese derecho con los pies separados a la altura de los hombros, los dedos de los pies apuntando hacia adelante y las rodillas ligeramente flexionadas. Dé un paso hacia un lado con un pie y baje el cuerpo hasta que ambas rodillas formen ángulos de 90 grados, luego empuje hacia arriba hasta la posición inicial.

Estiramiento en flexión

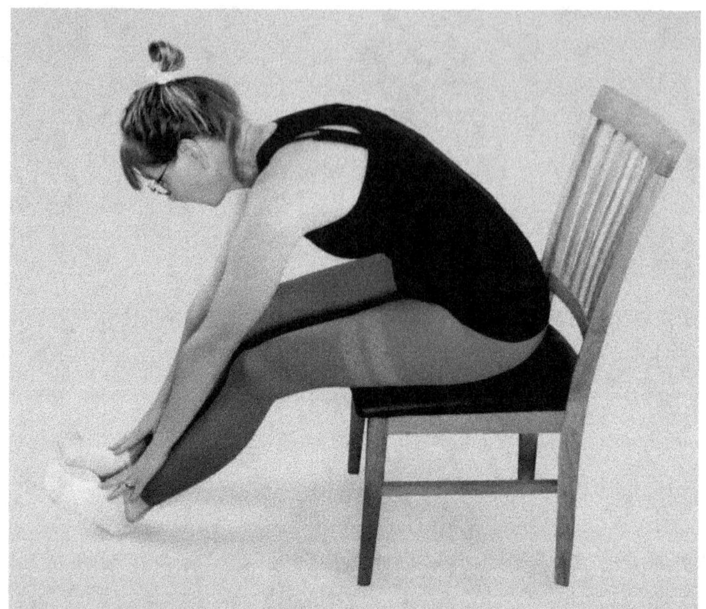

Siéntese en una silla o un sofá e inclínese para alcanzar los pies. Si este estiramiento le parece difícil, intente alcanzar las rodillas en su lugar. Mantenga la posición de 10 a 20 segundos y repita 2 veces.

Estiramiento de zancada

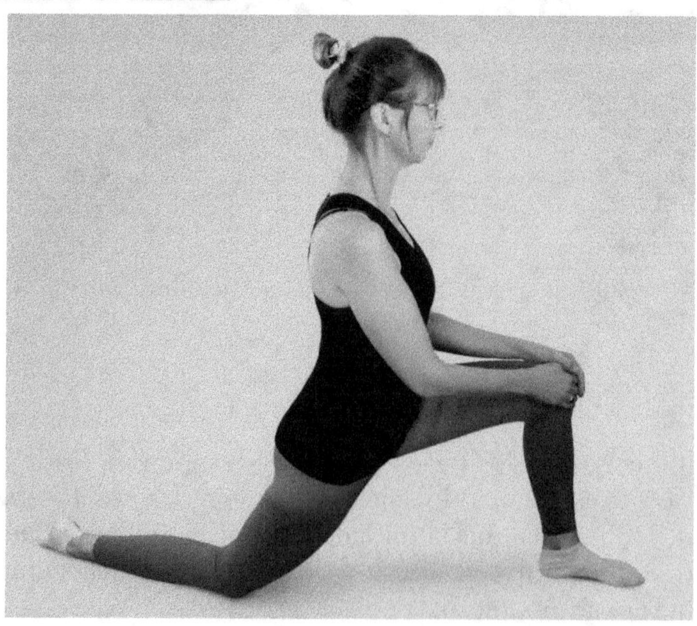

Párese erguido con los pies juntos. Dé un gran paso hacia delante con el pie izquierdo, doblando ambas rodillas hasta que ambas estén en un ángulo de 90 grados. La rodilla izquierda debe estar directamente sobre el tobillo izquierdo y la rodilla derecha directamente sobre el tobillo derecho. Inclínese ligeramente hacia delante, manteniendo la espalda recta, y agárrese las rodillas dobladas por delante mientras la otra pierna está estirada por detrás y tocando el suelo. Mantenga el estiramiento durante 10 segundos, luego cambie de lado y repita.

Estiramiento de los flexores de la cadera

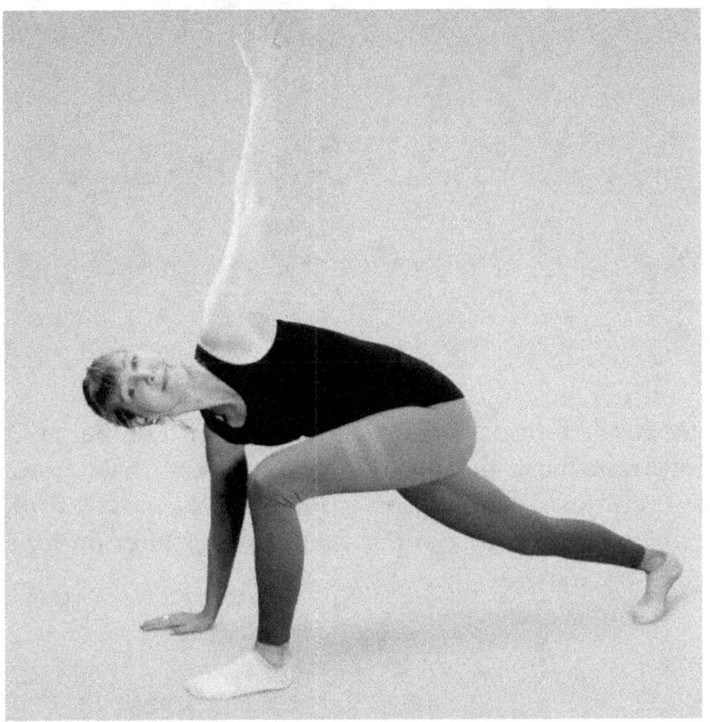

Estando parado, coloque un pie delante de usted y el otro atrás en posición de estocada. Estire la pierna de atrás (pero no deje que toque el suelo) mientras dobla la pierna de delante. Coloque la mano opuesta a la pierna doblada en el suelo para mantener el equilibrio y levante lentamente la otra mano, apuntando al cielo.

Mantenga esta posición durante 15 segundos y, a continuación, vuelva lentamente a la posición erguida sin permitir ningún movimiento de rebote al subir de nuevo a la posición de pie. Realice tres series de 10 repeticiones por lado antes de pasar a otra variante del ejercicio, como la que se indica a continuación.

Flexión de pie hacia delante

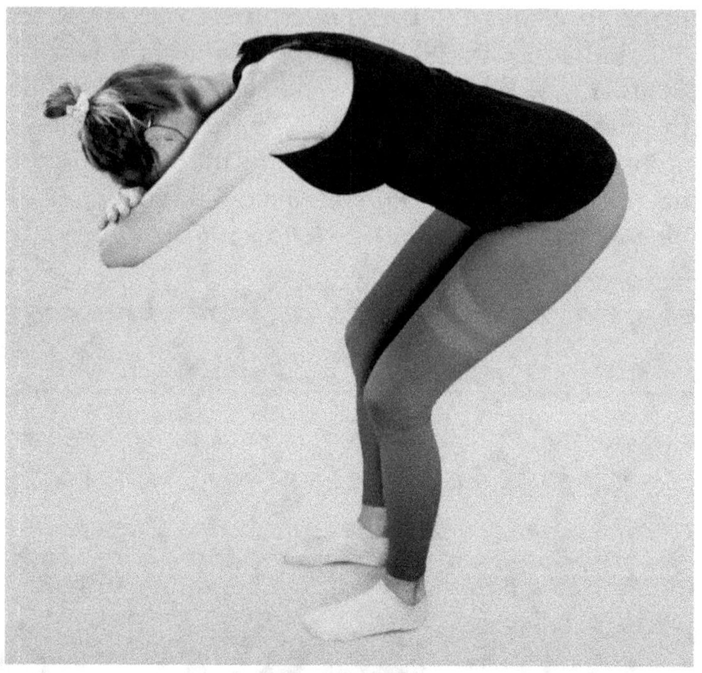

Párese con los pies separados a la altura de los hombros y los dedos ligeramente girados hacia fuera (el dedo gordo debe apuntar hacia dentro). Inclínese hacia delante desde las caderas hasta que sienta un estiramiento en los isquiotibiales. Mantenga la posición durante 15 segundos, luego enderécese y repita una vez más antes de repetir toda la secuencia una vez más.

Capítulo 7: Enfoque preciso - Cuello y hombros

El dolor de cuello es un problema común entre las personas mayores, y puede estar causado por diversos factores. El cuello es una región complicada que consta de varios huesos, ligamentos y articulaciones. Los músculos, nervios y discos que sostienen la cabeza están contenidos en esta zona. El cuello contiene muchos vasos sanguíneos, incluida la médula espinal, que va desde el cerebro hasta la base de la columna vertebral.

Cuando somos jóvenes, nuestros cuellos son lo suficientemente flexibles como para permitirnos girar la cabeza de un lado a otro sin experimentar ningún dolor o molestia en el cuello. Sin embargo, a medida que envejecemos, nuestros cuellos se vuelven más rígidos, lo que hace que pierdan su flexibilidad, lo que puede provocar dolor al girar la cabeza de lado a lado. Además, con la edad, los discos se vuelven menos elásticos, lo que provoca una disminución de la amplitud de movimiento del cuello.

A continuación, se enumeran algunas de las causas más comunes del dolor de cuello en las personas mayores:

Espondilosis cervical: La columna cervical está formada por siete vértebras apiladas una encima de otra. A medida que se envejece, pueden desarrollarse proyecciones óseas (espolones) en estas vértebras, que pueden causar presión sobre los nervios y otras estructuras de la parte posterior del cuello. El dolor de la espondilosis cervical suele aparecer en la parte superior de la espalda, entre los omóplatos.

Artritis: La artritis es una enfermedad articular degenerativa que provoca inflamación y daños en las articulaciones. Mientras que la artrosis, o artritis por "desgaste", suele afectar a los adultos mayores, la artritis reumatoide, que es un trastorno autoinmune, puede afectar a personas de todas las edades, incluidos niños y adultos jóvenes. Ambos tipos de artritis pueden causar rigidez y limitar la movilidad de las articulaciones de todo el cuerpo, incluidas las del cuello.

Latigazo cervical: Cuando se produce un accidente o un movimiento brusco que estira o desgarra los ligamentos y músculos que rodean la articulación, puede causar un latigazo cervical, que a menudo provoca dolores de cabeza y rigidez en la espalda y el cuello. Este tipo de lesión suele producirse cuando alguien se golpea la cabeza contra algo duro, por ejemplo; durante un accidente de coche, pero también puede ocurrir cuando alguien se cae por las escaleras o de una escalera.

Tendinitis: Los tendones son las cuerdas fibrosas que conectan los músculos a los huesos, permitiéndonos mover las articulaciones y las extremidades. La tendinitis se produce cuando los tendones se inflaman por un uso excesivo o una lesión.

Fibromialgia: La fibromialgia es un trastorno crónico caracterizado por dolor y sensibilidad musculares generalizados, fatiga, trastornos del sueño, dificultades cognitivas y depresión. Puede causar dolor en todo el cuerpo, pero se siente con más intensidad en los hombros, la espalda y las caderas.

Escoliosis (curvatura de la columna vertebral): La escoliosis se produce cuando un lado de la columna vertebral desarrolla una curva con forma de "S" o de "C". En los casos graves, la escoliosis puede causar fuertes dolores de cuello y espalda que empeoran a medida que envejece porque cambia el funcionamiento natural de la columna vertebral con la edad.

Degeneración discal: Los discos son pequeños cojines amortiguadores entre las vértebras (los huesos que forman su columna vertebral). Cuando usted es joven, son fuertes y sanos, pero a medida que envejece, pueden desgastarse y empezar a abultarse o incluso romperse, causando dolor a lo largo de su columna vertebral.

Estenosis espinal: La estenosis espinal es un estrechamiento de los espacios de la médula espinal que comprime los nervios de la zona de la espalda y el cuello, provocando dolor intenso, entumecimiento o debilidad en los brazos o las piernas, así como dificultad para caminar o darse la vuelta en la cama debido a la debilidad de los músculos de la cadera (ciática).

Si tiene dolor de cuello, los estiramientos pueden ser una parte importante de su tratamiento. Los estiramientos aumentan la flexibilidad de los músculos y tendones que rodean el cuello y la parte superior de la espalda. Esto ayuda a reducir la tensión en esas zonas, que puede provocar dolor. Cuando experimente dolor de cuello, es importante ser proactivo y tomar medidas para evitar que el problema empeore.

He aquí algunos ejercicios fáciles que puede hacer en casa:

Giros de cuello

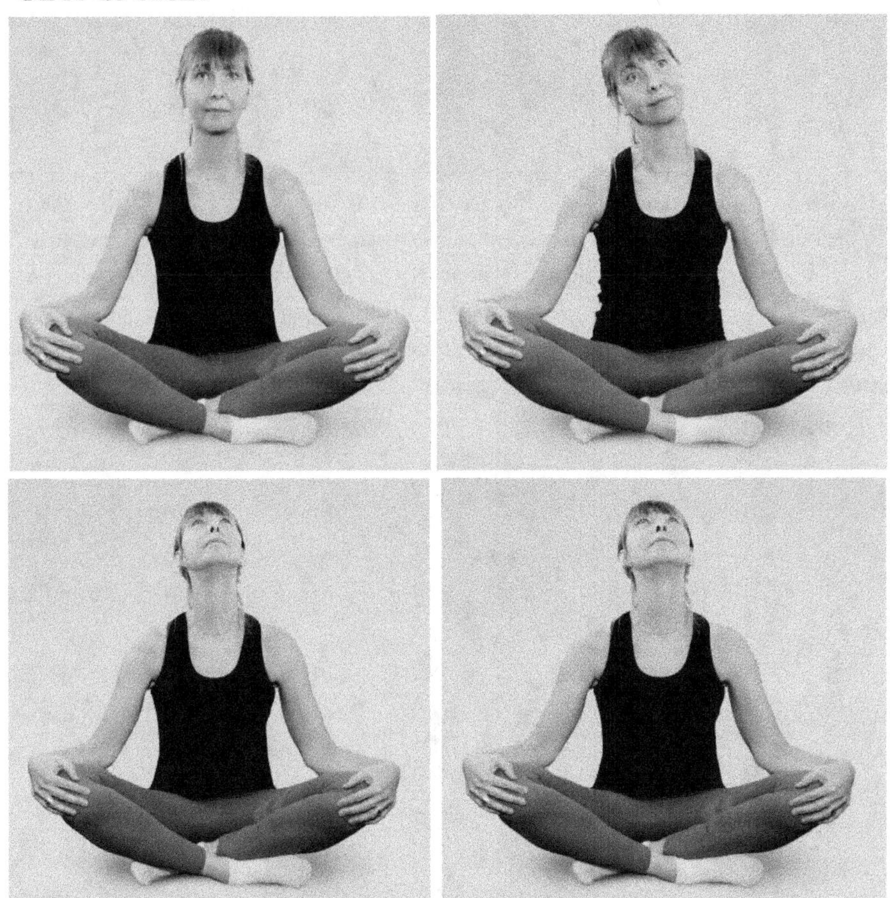

Este sencillo ejercicio ayuda a relajar los músculos del cuello estirándolos. Partiendo de una posición de pie, gire lentamente la cabeza de un lado a otro, sintiendo el estiramiento en el cuello y los hombros.

Repita 10 veces a cada lado.

Estiramiento de la parte superior de la espalda y los hombros

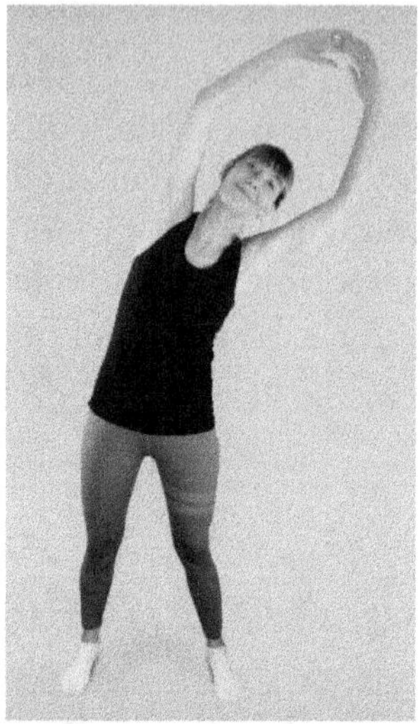

Inclínese lateralmente por la cintura, manteniendo las rodillas rectas y las piernas ligeramente abiertas. Bloquee las manos y extiéndalas lateralmente en la misma dirección que su núcleo, manteniendo los brazos rectos y los omóplatos hacia abajo durante todo el ejercicio. Mantenga esta posición durante 30 segundos antes de volver a la posición vertical y repetirlo tres veces a cada lado.

Apertura de pecho

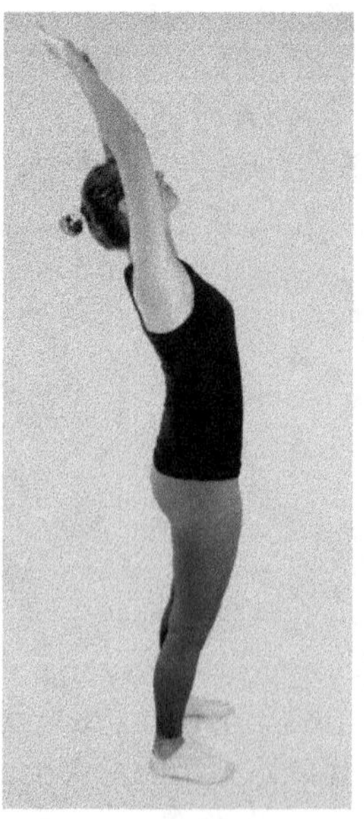

Párese con los pies separados a la anchura de los hombros mientras levanta en cruz ambos brazos por detrás de la cabeza manteniéndolos juntos. Tire suavemente de los brazos hacia atrás como si intentara abrir una puerta detrás de usted hasta que sienta un estiramiento a lo largo de la pared torácica y la zona de los omóplatos, mantenga esta posición durante 30 segundos antes de volver a la posición erguida y repetirla tres veces a cada lado.

Capítulo 8: Enfoque preciso - Rodillas, tobillos y pies

El dolor de rodilla es una dolencia común entre los adultos mayores y afecta aproximadamente al 20 % de las personas de 65 años o más. La articulación de la rodilla es una articulación de bisagra que permite que su pierna se doble y se enderece. También permite que toda su pierna gire mientras camina o corre. La buena noticia es que la mayoría de los casos de dolor de rodilla en personas mayores no son graves.

La artrosis es el tipo más común de artritis, pero no es inevitable con la edad. La artrosis es una enfermedad articular degenerativa que afecta al cartílago de las articulaciones de la rodilla. A medida que el cartílago se deteriora, hace que el hueso roce contra el hueso. Esta fricción puede causar inflamación e hinchazón alrededor de la rodilla, lo que provoca dolor y rigidez. La artrosis es más frecuente a medida que la gente envejece, pero también puede aparecer antes debido a una lesión o a otros factores como la obesidad o el ejercicio excesivo.

Artritis es un término utilizado para más de 100 tipos de afecciones articulares que provocan inflamación, dolor y rigidez en las articulaciones, incluida la osteoartritis. Es posible que oiga referirse a estas afecciones como enfermedades articulares degenerativas porque implican el deterioro del cartílago de las articulaciones. La artritis reumatoide es otra afección que causa artritis en las rodillas. Es una enfermedad autoinmune en la que el sistema inmunitario ataca el tejido sano, incluido el cartílago, provocando inflamación y dolor en las articulaciones.

La condromalacia (también conocida como rodilla de corredor) se produce cuando hay daños en el cartílago articular situado debajo de la rótula debido al uso excesivo o a una lesión, lo que provoca fricción entre éste y el fémur durante el movimiento. Esto provoca dolor e hinchazón alrededor del punto de unión del tendón rotuliano en el hueso tibial (parte superior de la espinilla). Los ejercicios de estiramiento pueden ayudar a relajar sus músculos, articulaciones y tendones. También alivian la tensión de sus rodillas al aumentar la flexibilidad y movilidad de sus caderas y piernas.

Los estiramientos adecuados para usted dependerán de su edad y de su historial de salud. Es importante que hable con un médico antes de empezar cualquier rutina de ejercicios, sobre todo si padece alguna enfermedad crónica como artritis o diabetes que afecte a sus articulaciones. Hay varios estiramientos fáciles que pueden ayudarle a aliviar el dolor de rodilla. Éstos son solo algunos:

Postura de oración

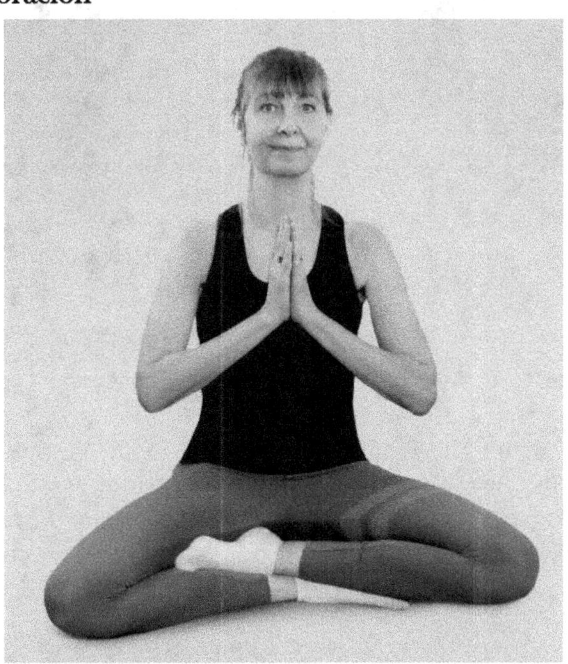

Se trata de un estiramiento eficaz para los cuádriceps y los flexores de la cadera. Para hacerlo, arrodíllese sobre una esterilla con las manos colocadas a ambos lados de los pies. Flexione la cintura, llevando el pecho hacia las rodillas mientras mantiene la espalda recta. Mantenga esta posición de 30 segundos a un minuto.

Estiramiento de los flexores de la rodilla

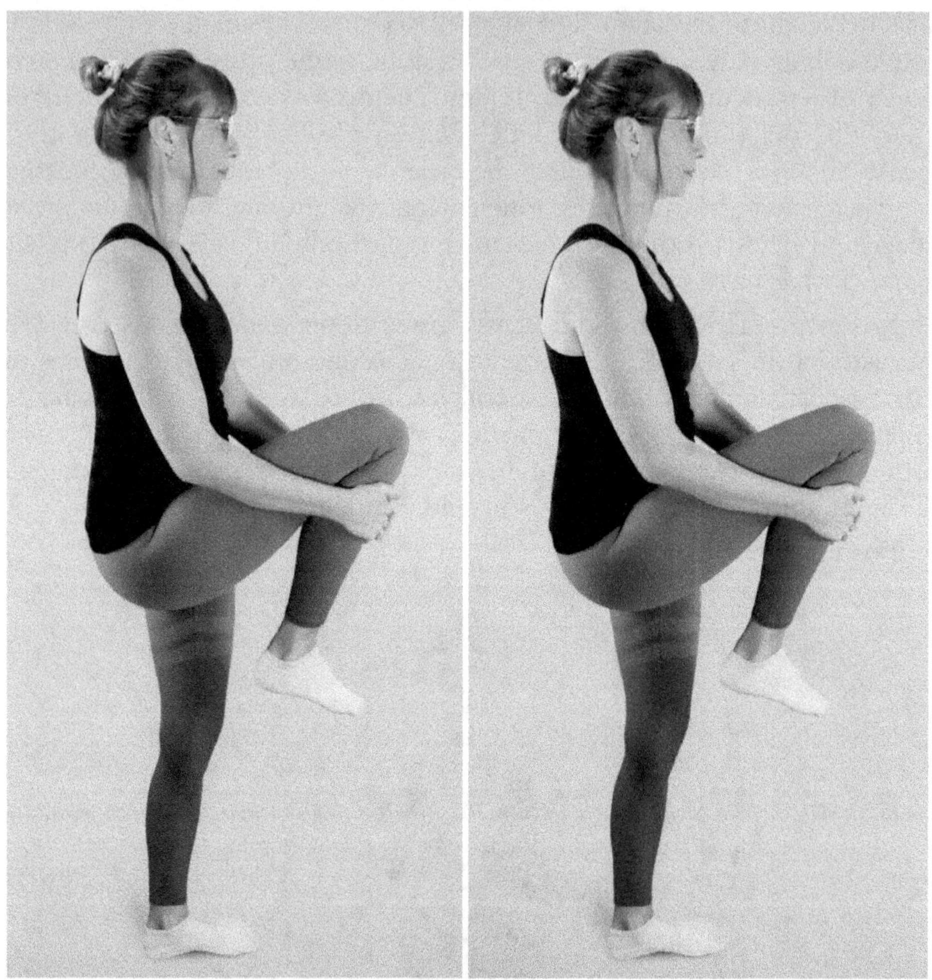

Se trata de inclinarse hacia delante y agarrarse la rodilla con la mano. A continuación, tire de la rodilla hacia delante, hacia el glúteo, lentamente hasta que sienta un estiramiento en la parte delantera del muslo, que es donde se encuentran los músculos del cuádriceps. Mantenga esta posición durante 20 segundos y hágalo tres veces a cada lado del cuerpo.

Estiramiento de los isquiotibiales

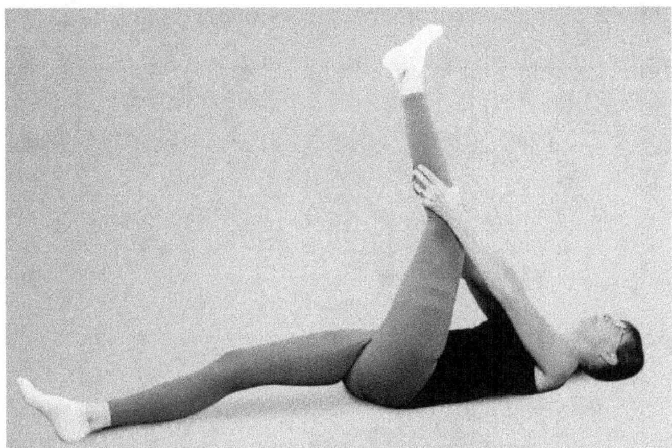

Acuéstese boca arriba con ambas piernas estiradas frente a usted en el suelo. Doble una pierna en un ángulo de 90 grados con el pie apoyado en el suelo y lleve las manos por detrás de esa rodilla para agarrarla por debajo (no por detrás). Tire suavemente hacia el pecho hasta que sienta un suave estiramiento en el grupo muscular de los isquiotibiales (el grupo muscular grande de la parte posterior de cada muslo). Mantenga la posición entre 15 y 20 segundos y repita con la otra pierna.

Círculos con las rodillas

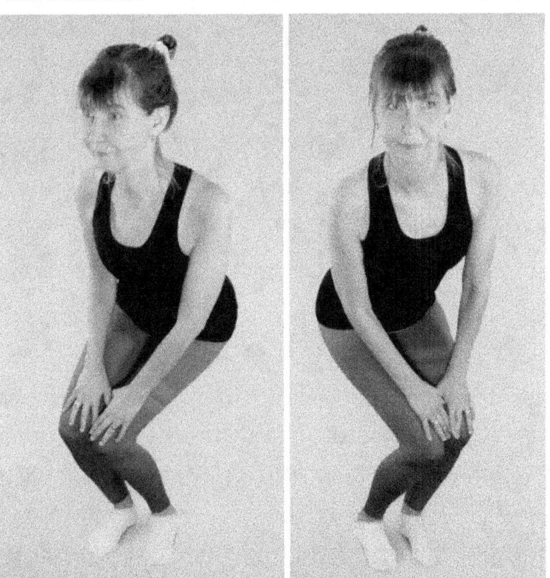

Se trata de mantenerse erguido con los dos pies firmemente plantados en el suelo. Flexione lentamente las rodillas y coloque cada mano en la rodilla correspondiente (debe sentir un estiramiento en la parte delantera del muslo). Haga círculos con las rodillas de 5 a 10 veces.

Estiramiento de cuádriceps asistido por la pared

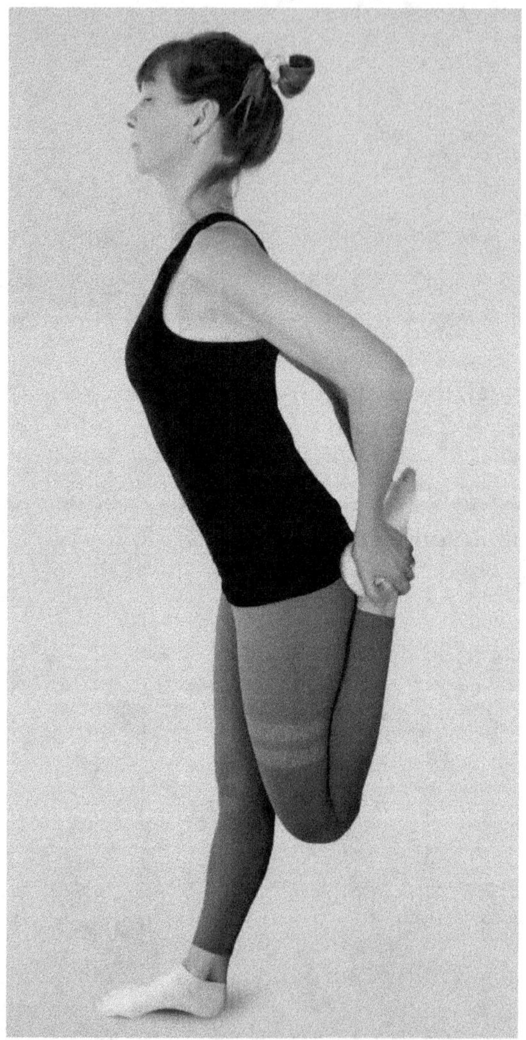

Este estiramiento es una forma fácil de abrir las caderas y los isquiotibiales a la vez que ayuda a aliviar el dolor de rodilla. Haga este estiramiento después de correr o en cualquier momento en que sienta tensión en los cuádriceps.

Párese con la espalda contra una pared y coloque el pie derecho en el suelo a un par de centímetros de la pared. Doble la pierna izquierda por la rodilla de modo que quede paralela al suelo, y coloque ambas manos en la parte superior del muslo izquierdo, justo por encima de donde se une con la pelvis. Asegúrese de que ambas rodillas apuntan hacia delante; no permita que se doblen hacia dentro.

Inclínese ligeramente hacia delante sobre la cadera derecha hasta que sienta un estiramiento confortable en la cadera izquierda y el músculo cuádriceps (muslo derecho). Mantenga la posición durante 15 segundos, luego cambie de lado y repita tres series con cada pierna.

Zancada arrodillada

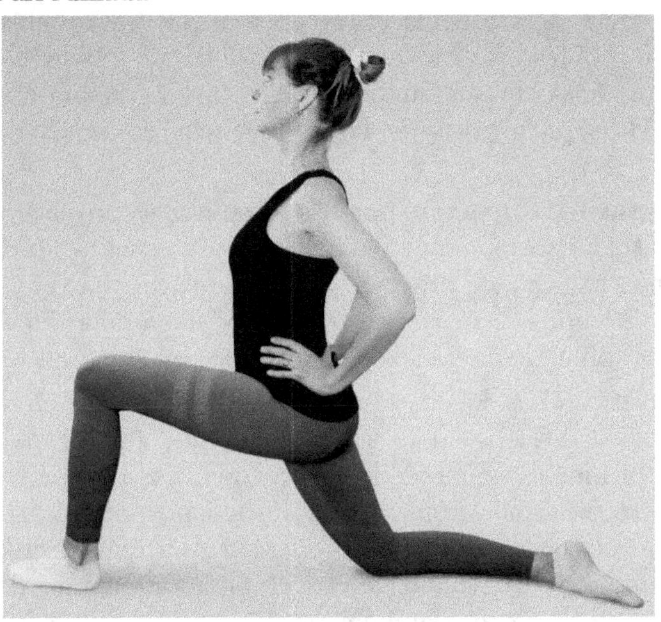

Este es un gran estiramiento para sus rodillas. Empiece en posición de rodillas con los pies juntos y las manos en el suelo. Adelante un pie, manteniendo las caderas cuadradas con la parte delantera de la esterilla, y baje hasta que sienta un estiramiento en la parte delantera de ese muslo. Mantenga la rodilla de atrás en el suelo, o puede colocarla sobre una almohada o esterilla si necesita apoyo adicional. Si tiene dolor en la rótula, no la apoye directamente en el suelo. Mantenga la posición durante 20 segundos a cada lado.

Por otra parte, el dolor de tobillo puede deberse a muchas causas, como el uso excesivo (como correr largas distancias), una lesión (como torcerse el tobillo) o una afección médica. Aunque es importante consultar a un médico si tiene alguna duda sobre la causa de su dolor, puede ayudar a aliviar el dolor de tobillo realizando estiramientos sencillos varias veces al día.

La causa más común del dolor de tobillo es una lesión en los ligamentos del tobillo. Los ligamentos son bandas de tejido que conectan hueso con hueso y ayudan a estabilizar la articulación. Una lesión en los ligamentos del tobillo puede producirse al torcerse o rodar el tobillo o al bajar demasiado rápido de un bordillo. Este tipo de lesión suele causar hinchazón, hematomas y dolor.

Una segunda causa común de dolor de tobillo es la artritis, que es la inflamación de una o más articulaciones del cuerpo. La artritis también puede afectar a otras articulaciones además de los tobillos, como las muñecas, las rodillas y las caderas. Si tiene dolor de tobillo, es importante identificar la causa de sus síntomas para poder recibir el tratamiento adecuado. He aquí algunas de las causas más comunes del dolor de tobillo:

Uso excesivo: Las lesiones por uso excesivo se producen cuando se ejerce demasiada tensión sobre una articulación o tejido sin darle tiempo a recuperarse. Esto puede provocar inflamación, hinchazón y otros daños en la zona. Algunos ejemplos comunes son la rodilla del corredor, el dolor en las espinillas y la fascitis plantar (dolor en el talón).

Traumatismos: Las lesiones traumáticas suelen ser el resultado de caídas o golpes directos en la articulación, que provocan hematomas, hemorragias e hinchazón alrededor de la zona. Es importante no intentar caminar sobre un tobillo lesionado de inmediato porque hacerlo podría empeorar las cosas al someter a la articulación a más tensión de la que puede soportar. Si es posible, eleve el pie por encima del nivel del corazón durante aproximadamente una hora después de producirse la lesión, hasta que la hemorragia se detenga por completo.

Esguinces y distensiones: Un esguince de tobillo se produce cuando se estiran en exceso o se desgarran los ligamentos que sostienen la articulación del tobillo. Un ligamento distendido se desgarra parcialmente, pero no por completo. Una distensión de tobillo se produce cuando los músculos, tendones u otros tejidos blandos que rodean la articulación de su tobillo resultan dañados por un uso excesivo o una lesión.

Bursitis y tendinitis: Las lesiones por uso excesivo pueden causar la inflamación de las bursas - pequeños sacos llenos de líquido que amortiguan los huesos, tendones y músculos que rodean las articulaciones - dando lugar a la bursitis. La tendinitis es la inflamación de los tendones, que son cordones fibrosos que conectan el músculo al hueso. Estas afecciones también pueden estar causadas por el estrés repetitivo sobre una zona de su cuerpo a lo largo del tiempo, como estar de pie sobre superficies duras todo el día, caminar por terrenos irregulares o hacer senderismo al aire libre con amigos.

Diabetes mellitus: La diabetes mellitus es una afección en la que los niveles de glucosa en sangre son demasiado altos debido a un problema con la producción o el uso de insulina por parte de las células de todo el cuerpo. El tipo más común de diabetes mellitus entre los adultos mayores es la diabetes mellitus de tipo 2 (DMT2), que representa más del 90 por ciento de todos los casos de diabetes en este grupo de edad. La DMT2 puede afectar a su circulación y causar daños en los nervios que provocan un flujo sanguíneo deficiente en los pies, incluidos los tobillos, lo que puede dar lugar a problemas como la neuropatía periférica.

He aquí algunos estiramientos que puede realizar para aliviar el dolor de tobillo y aumentar la movilidad.

Descenso del talón

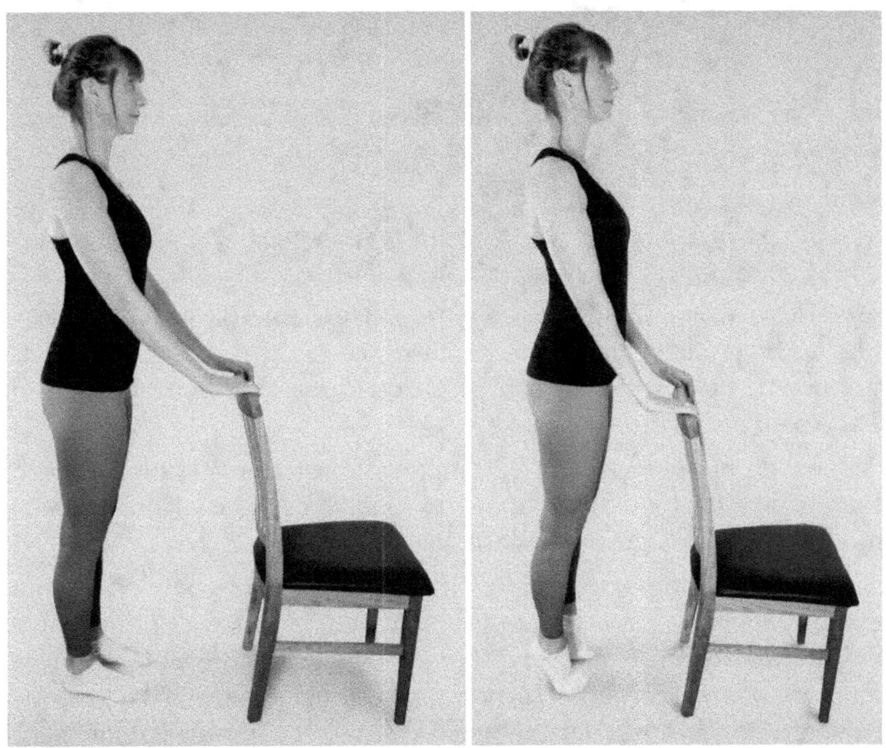

Mantenga las piernas estiradas y sujétese a una silla para mantener el equilibrio. Deje caer el talón hacia el suelo doblando la rodilla todo lo que pueda sin que le duela. Mantenga la posición durante 10 segundos y repita con la pierna opuesta hacia delante tres veces a cada lado.

Estiramiento supino del tobillo

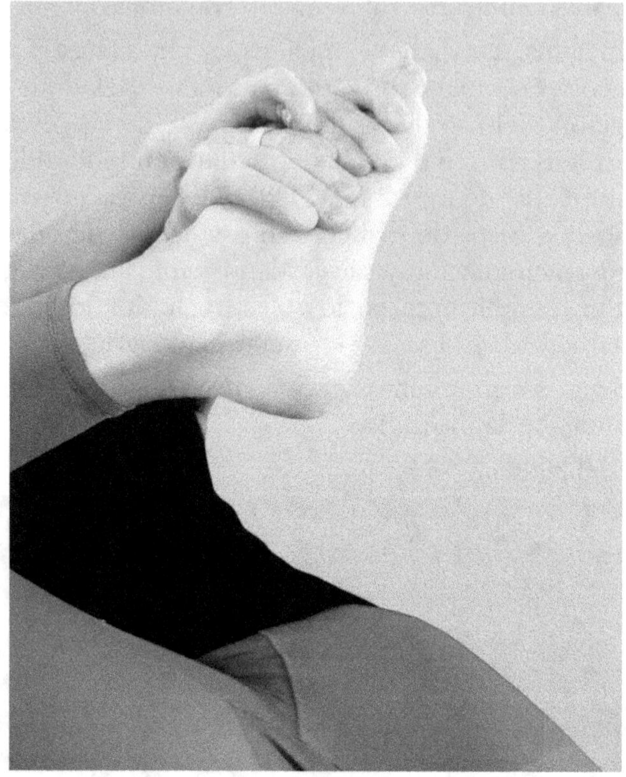

Acuéstese en el suelo boca arriba con una pierna estirada y la otra doblada a 90 grados. Tire del pie doblado con el suyo hasta que sienta un estiramiento, luego mantenga la posición durante 20 segundos. Repita tres veces en cada lado.

Y, por último, pero no por ello menos importante, el dolor de pies. El dolor de pies en los adultos mayores puede deberse a muchas causas, como la artritis y los problemas articulares.

Las articulaciones del pie están formadas por pequeños huesos llamados falanges. Estos huesos se mantienen unidos por ligamentos, unas fuertes bandas de tejido que conectan los huesos en una articulación. Los ligamentos ayudan a sostener su pie a la vez que le permiten moverse hacia delante y hacia atrás, así como de lado a lado.

Cuando camina o corre, sus pies sufren una enorme presión por el peso de su cuerpo. Si tiene ligamentos débiles en los pies, pueden desgarrarse más fácilmente bajo esta presión. El resultado es una dolorosa lesión conocida como fascitis plantar.

Una causa frecuente de dolor de pies en las personas mayores es la artritis. La artritis puede afectar a las articulaciones de sus pies, causando dolor e inflamación, según el Instituto Nacional sobre el Envejecimiento. El tipo más común de artritis que afecta a los pies es la osteoartritis, que se produce cuando el cartílago se desgasta con el tiempo. Sin esta capa protectora entre los huesos, la presión aumenta y los huesos rozan entre sí, provocando dolor y rigidez.

Otros tipos de artritis que pueden afectar a los pies son la artritis reumatoide (una enfermedad autoinmune) y la gota (una forma de artritis inflamatoria). Otras causas de dolor de pies en personas mayores incluyen:

Juanetes: Se trata de una protuberancia dolorosa en la articulación del dedo gordo que se produce cuando éste se sale de su posición al rozar con otros dedos.

Fascitis plantar: Esta afección provoca dolor en el talón y rigidez al empujar con los dedos de los pies después de despertarse o tras permanecer sentado mucho tiempo. La fascitis plantar suele empezar como una molestia leve en las primeras fases, pero puede volverse lo bastante grave como para limitar las actividades diarias si no se trata adecuadamente.

Espolones óseos: Los espolones óseos son pequeñas protuberancias que se forman a lo largo de los bordes de los huesos, donde el hueso se encuentra con el hueso. Se producen cuando el cartílago se desgasta de las superficies óseas con el paso del tiempo, creando una superficie irregular que provoca fricción y presión en los nervios y tendones cercanos. Los espolones óseos pueden formarse en cualquier parte del cuerpo, incluidos los pies, pero son más frecuentes en ciertas articulaciones que en otras. También pueden desarrollarse tras una lesión en una articulación o tendón si tiene una predisposición genética a padecerlos o si sufre diabetes.

Los estiramientos son una de las formas más eficaces de aliviar el dolor de pies. Los siguientes estiramientos se dirigen a zonas específicas de sus pies y piernas para ayudar a relajar los músculos tensos y mejorar la flexibilidad.

Masajee sus pies con un rodillo o un rodillo de espuma

Empiece masajeando cada pie con un rodillo o un rodillo de espuma durante dos minutos, después pase el rodillo por cada sección del pie durante 30 segundos. Masajee los dedos de los pies, los talones y los arcos utilizando una pelota de tenis, de golf u otro objeto duro: Aplique presión en cada sección de su pie doblando el tobillo mientras rueda sobre él con una mano utilizando una pelota de tenis, de golf u otro objeto duro.

Estiramiento de los dedos

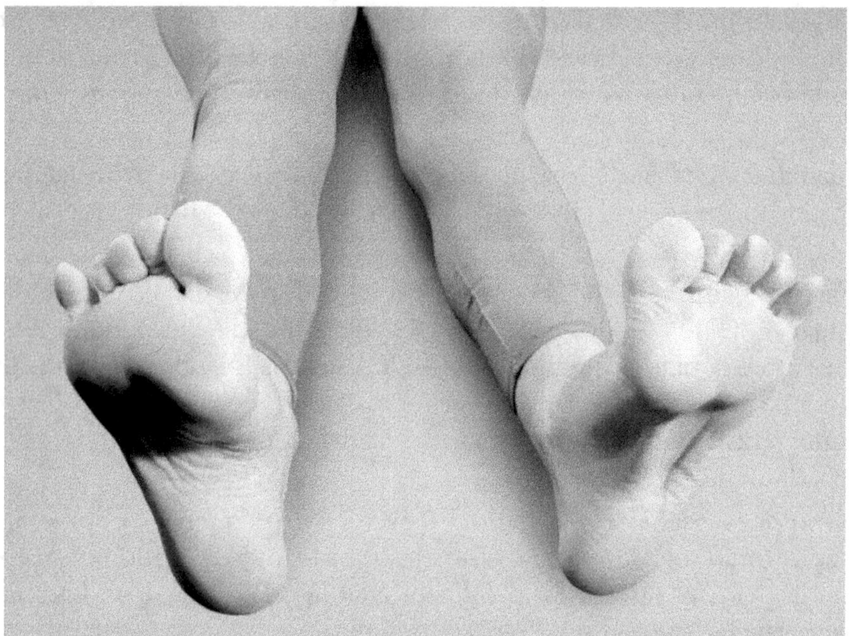

Siéntese manteniendo el cuerpo y las piernas rectos. Estire los dedos de los pies lo más separados posible entre sí. Mantenga la posición durante 15 segundos antes de descansar. Repita el ejercicio de 2 a 3 veces.

Estiramiento de la pantorrilla

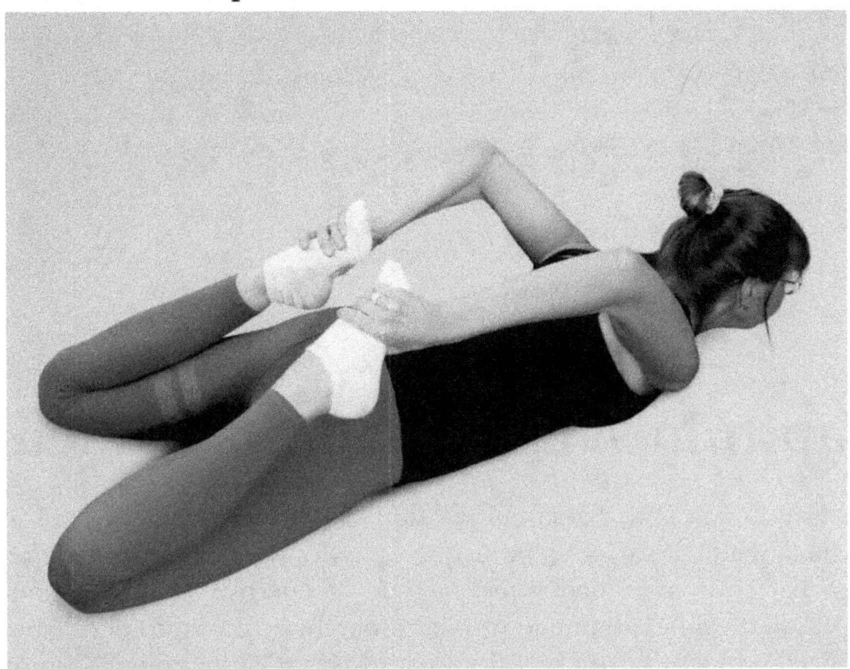

El músculo de la pantorrilla recorre la parte posterior de la pantorrilla desde la parte superior del tobillo hasta justo debajo de la rodilla. Si la tensión en este músculo está contribuyendo al dolor de pies, pruebe este estiramiento. Acuéstese boca abajo. Agarre los pies con cada mano correspondiente y tire de ellos hacia las nalgas para sentir un tirón en las pantorrillas y el pie.

Vuelva a bajar lentamente hasta la posición inicial cuando se sienta cómodo haciéndolo sin perder el equilibrio ni sentir molestias en las articulaciones de las piernas o la cadera; repita este ejercicio.

Capítulo 9: Estirar adecuadamente

En este capítulo, hablaremos de la importancia de estirarse adecuadamente. Esto se debe a que cuando no estira adecuadamente, acaba haciendo más daño que bien a su cuerpo. Si está intentando mejorar la flexibilidad, puede resultar tentador estirar todo el cuerpo a la vez. Pero si quiere sacar el máximo partido de sus estiramientos, lo mejor es dirigirlos a las zonas que más lo necesitan.

La mejor manera de enfocar el entrenamiento de la flexibilidad es utilizando una variedad de movimientos de estiramiento diferentes. Pero cuando se trata de estirar, es fácil hacer los estiramientos equivocados o incluso hacerse daño por estirar demasiado. Entonces, ¿cómo saber qué estiramientos son los adecuados para usted? Empiece por averiguar dónde necesita más flexibilidad. A continuación, elija estiramientos que se dirijan a esas zonas, dice la fisioterapeuta Erin Hausenblas, DPT, que trabaja en el Centro Médico Wexner de la Universidad Estatal de Ohio en Columbus, Ohio.

Si no está seguro de qué estiramientos son los mejores para usted, consulte a un preparador físico profesional que pueda evaluar su nivel de forma física y recomendarle estiramientos seguros pero eficaces para sus objetivos. Es un error muy común creer que los estiramientos son solo cuestión de flexibilidad.

Si ha estado sentado en el sofá todo el día y ha perdido su "ritmo de sentadillas", o si acaba de volver a una rutina de fitness tras un largo descanso, es importante empezar con una forma de estiramiento adecuada.

Por supuesto, algunas personas son naturalmente más flexibles que otras, pero aun así puede mejorar su flexibilidad con la práctica. No se desanime si su flexibilidad es escasa: ¡hay esperanza! Mejorar su forma de estiramiento es un proceso que puede llevar tiempo, y nadie puede convertirse en un experto de la noche a la mañana. Pero aquí tiene algunos consejos para empezar:

Estire con regularidad

Diariamente o varias veces por semana es lo mejor. La frecuencia con la que debe estirar viene determinada por su nivel de forma física, sus objetivos y su historial de lesiones. Algunas personas descubren que necesitan estirar más a menudo que otras, dependiendo de su programa de entrenamiento, nivel de actividad y estilo de vida.

Si acaba de empezar con una rutina de estiramientos, probablemente debería hacerlo al menos una vez al día. Esto le ayudará a prevenir agujetas y a aumentar la circulación en su cuerpo. A medida que pase el tiempo, descubrirá que solo necesita estirarse cada dos días más o menos para mantener sus ganancias de flexibilidad.

Si es nuevo en el mundo del fitness o no ha hecho muchos estiramientos antes, empiece haciendo alguna actividad aeróbica ligera como caminar o montar en bicicleta durante 10 minutos cada día. Estírese 20 minutos después de cada sesión aeróbica durante dos semanas antes de pasar a entrenamientos más intensos como correr o levantar pesas. Si ya tiene una rutina de ejercicios establecida, pero no está acostumbrado a estirarse con regularidad, añada 20 minutos de estiramientos después de cada entrenamiento durante dos semanas antes de pasar a entrenamientos más intensos.

Los estiramientos deben realizarse con regularidad antes y después de la actividad física, así como durante las pausas del trabajo diario como la jardinería y la limpieza. También debería estirarse si se siente rígido o dolorido por estar sentado durante mucho tiempo. No necesita ningún equipo ni entrenamiento para hacer estiramientos, solo su cuerpo y algo de espacio en el suelo. Estirarse antes del ejercicio calentará sus músculos, haciéndolos más flexibles. Después del ejercicio, los estiramientos ayudan a aliviar el dolor muscular.

Estírese por la mañana antes de empezar el día y de nuevo por la noche antes de acostarse. Esto también ayuda a reducir el estrés a lo largo del día porque es más fácil estar tranquilo cuando los músculos están sueltos que cuando están tensos.

NO rebote

Estírese suave y lentamente, sin rebotar ni forzar ninguna parte de su cuerpo más allá de su rango natural de movimiento. A la hora de estirar, la clave está en mantener cada estiramiento durante al menos 15 segundos antes de pasar a otro. Esto dará a sus músculos tiempo suficiente para relajarse y alargarse antes de intentar estirarlos más.

Sin embargo, si rebota durante un estiramiento, estará impidiendo que sus músculos se relajen y se alarguen porque están siendo estimulados constantemente por el movimiento. Por ello, rebotar durante un estiramiento podría provocar desgarros y distensiones musculares en lugar de ayudar a la flexibilidad.

Rebotar mientras se estira puede ser perjudicial para su cuerpo y hacer que se sienta dolorido después del ejercicio, ¡más de lo que se sentiría normalmente si no hubiera rebotado en absoluto! Provoca microdesgarros en sus músculos. Cuando nos estiramos, nuestros cuerpos se tensan de forma natural en respuesta a la amenaza de ser estirados más allá de sus límites actuales. Se trata de un mecanismo natural de autoprotección que nos permite evitar lesiones al impedir que vayamos demasiado lejos y demasiado rápido cuando hacemos ejercicio o practicamos algún deporte.

Sin embargo, cuando rebotamos mientras estiramos, forzamos a nuestros músculos a relajarse, lo que facilita que se desgarren cuando se han estirado más allá de sus límites normales una y otra vez. Esto provoca un dolor temporal asociado a las agujetas y a la inflamación, pero también daños a largo plazo si ocurre suficientes veces a lo largo del tiempo, ¡porque nuestro cuerpo no se cura tan rápido como cuando éramos más jóvenes y activos!

Mantenga cada estiramiento de 10 a 30 segundos

Después de aguantar un estiramiento, relájese durante un minuto o más antes de repetirlo. De ese modo, sus músculos tendrán tiempo de relajarse entre estiramientos, para que no se resientan cuando los mantenga más tiempo. Esto anima a sus músculos a relajarse y alargarse, lo que puede ayudar a mejorar su flexibilidad. Si siente que le cuesta respirar o que se esfuerza demasiado para mantener el cuerpo en posición, baje el ritmo hasta que pueda aguantar el estiramiento sin ninguna molestia.

Estire ambos lados del cuerpo por igual. Sostenga cada lado durante la misma cantidad de segundos para ambos lados de su cuerpo. Esto asegura que está consiguiendo un estiramiento equilibrado en todo su cuerpo en lugar de solo un lado a la vez. Sin embargo, si siente un dolor constante al estirarse, pare inmediatamente y consulte a su médico o fisioterapeuta antes de continuar con cualquier programa de ejercicios.

Evite el sobreestiramiento

El sobreestiramiento puede causar lesiones como desgarros musculares o tendinitis si está intentando volverse demasiado flexible demasiado rápido y si está forzando más allá de lo que es seguro para su tipo de cuerpo y su nivel de forma física actual. Puede que haya oído que, si estira lo suficiente, puede evitar las lesiones. Pero la realidad es que el estiramiento le hace más susceptible a las lesiones.

Si sus músculos se estiran más allá de su capacidad, se debilitan y son incapaces de contraerse correctamente. El resultado es debilidad muscular, mala postura y dolor en las articulaciones. Si desea estirarse antes de hacer ejercicio, asegúrese de que no sea demasiado tiempo antes de que comience su entrenamiento, idealmente, no más de 15 minutos antes. Estirarse demasiado cerca del ejercicio puede debilitar aún más sus músculos y hacerlos menos receptivos durante su entrenamiento.

Si solo va a estirar los músculos, limítese a sesiones cortas de estiramientos estáticos (en los que se mantiene un músculo en una posición alargada durante al menos 30 segundos). Los estiramientos estáticos son mejores que los estiramientos balísticos (o dinámicos) si no va a realizar una sesión de ejercicio después porque no requieren ningún impulso de la parte del cuerpo que se está estirando. Esto significa que son más seguros que los estiramientos balísticos y que es menos probable que causen daños o lesiones si se realizan incorrectamente.

Respire profundamente mientras se estira

Concéntrese en respirar lentamente por la nariz mientras exhala por la boca. Esto le ayudará a relajar los músculos, para que sean más flexibles cuando los esté estirando. Respirar mientras se estira tiene muchos beneficios, como ayudar a relajar la mente y el cuerpo y mejorar la circulación hacia los músculos que se están estirando. Respirar correctamente durante los estiramientos también puede ayudarle a evitar lesiones durante el ejercicio, ya que le permite centrarse en la tarea que está realizando en lugar de en su respiración.

Cuando respire correctamente durante el estiramiento, podrá concentrarse más en lo que está intentando conseguir con su cuerpo en lugar de luchar con la cantidad de aire que está tomando o reteniendo mientras se estira. Por ejemplo, si está intentando mantener una postura adecuada mientras estira los músculos de la espalda, respirar correctamente le permitirá mantenerse concentrado en mantener esta postura en lugar de preocuparse por si está aguantando la respiración demasiado tiempo o no lo suficiente para obtener unos resultados óptimos.

Hay varias maneras diferentes que la gente elige para respirar mientras realiza estiramientos, pero hay dos técnicas principales que la mayoría de la gente utiliza: la respiración abdominal y la respiración torácica.

La respiración abdominal es una forma estupenda de mantenerse tranquilo y relajado. También es útil para realizar estiramientos, ya que le ayuda a profundizar más en un estiramiento. Lo más importante es respirar profundamente desde el abdomen y no solo desde la parte superior del pecho. Para ello, imagine que alguien le presiona la parte superior del pecho con las manos y usted intenta apartarlas. Esto le ayudará a respirar más profundamente desde los músculos abdominales y no solo desde el pecho.

En cada inspiración, relájese todo lo que pueda y permítase expandirse al máximo. En cada espiración, contraiga los músculos abdominales de forma que tiren hacia dentro, hacia la columna vertebral (piense en succionar hacia dentro, hacia la columna vertebral). Puede practicar esta técnica en cualquier lugar y en cualquier momento, ¡incluso cuando esté paseando o esperando algo!

La respiración torácica también es una parte esencial de cualquier sesión de estiramientos. También es una forma estupenda de relajar los músculos y las articulaciones tensas, así como de calmar la mente y ayudarle a concentrarse en la tarea que tiene entre manos: ¡el estiramiento! La idea que subyace a la respiración torácica es llenar los pulmones de aire desde abajo hacia arriba en lugar de hacerlo desde arriba hacia abajo.

Respire profundamente por la nariz, llenando el diafragma. Su estómago debería expandirse primero, seguido de su pecho y luego su cuello. Sus hombros no deberían elevarse mucho más de lo normal cuando respira normalmente.

Una vez que haya inhalado todo el aire por la nariz, exhale lentamente a través de los labios fruncidos o soplando suavemente el aire a través de los labios fruncidos. Debe sentir que expulsa todo el aire de los pulmones al exhalar completamente, incluido todo el aire que contienen (en lugar de soplar solo una parte). Repita este proceso hasta que se sienta cómodo con él, después continúe con cualquier estiramiento o ejercicio que estuviera haciendo antes de añadir este paso a la mezcla.

Nunca contenga la respiración mientras estira

Si no respira durante un estiramiento, está aumentando el riesgo de lesiones. Contener la respiración mientras se estira puede provocar lo que se conoce como maniobra de Valsalva. Esto es cuando usted se obliga a exhalar con fuerza contra una garganta cerrada (como si intentara apagar una vela). Es similar a lo que ocurre cuando tiene que hacer fuerza para expulsar una evacuación intestinal.

La maniobra de Valsalva puede provocar un aumento de la presión sanguínea y un aumento de la presión abdominal que ejerce presión sobre su columna vertebral. Cuando esto ocurre, su columna vertebral no tiene más remedio que flexionarse (doblarse), lo que podría provocar una distensión muscular o, peor aún, una hernia discal (cuando parte del disco vertebral se rompe a través de su cubierta exterior).

Estirarse sin respirar también es peligroso porque provoca un aumento del flujo sanguíneo que se aleja de los músculos y se dirige a los brazos, el cuello y la cara, zonas que no están preparadas para soportar el flujo sanguíneo adicional que se produce al contener la respiración. ¿El resultado? Enrojecimiento o incluso hematomas en estas zonas después del estiramiento.

Estirar un músculo lesionado suele ser una mala idea

Puede prolongar el proceso de sanación e incluso causar una lesión adicional. En su lugar, debe dejar descansar la zona lesionada para permitir que se cure. La razón más común por la que la gente estira un músculo lesionado es porque creen que les ayudará a sentirse mejor de inmediato. La verdad es que estirar puede empeorar una lesión al aumentar su riesgo de desgarrar o forzar aún más el músculo.

Cuando estira un músculo, hace que su cuerpo libere endorfinas, que son hormonas que producen una sensación de euforia y bienestar. Por desgracia, este subidón de endorfinas puede hacerle sentir mejor temporalmente, pero también enmascara cualquier dolor de una lesión y hace más difícil que su cerebro sepa si algo va mal en su cuerpo. Es como tomar analgésicos para un dolor de cabeza: pueden hacerle sentir mejor temporalmente, pero no curarán lo que esté causando el dolor en primer lugar.

Cuando se estira, su cuerpo empieza a reparar el daño causado por la lesión. Cuando realiza un estiramiento estático, que es el que hace la mayoría de la gente, está restringiendo el flujo sanguíneo a la zona lesionada. Esto provoca dolor e inflamación a medida que su cuerpo intenta deshacerse de toda esa sangre sobrante.

Además, cuando estira un músculo con una lesión, puede causar más daño si su tejido ya está débil y dañado. No solo está sometiendo a sus músculos a una tensión innecesaria, ¡también está sometiendo a sus huesos a una tensión innecesaria!

Si tiene dolor de rodilla que no desaparece con el reposo, es hora de ver a un médico. El dolor forma parte del sistema de alerta natural del cuerpo. Es algo que nuestro cuerpo utiliza para decirnos que algo no va bien. Si algo duele, necesita atención.

El médico le preguntará sobre su historial médico y sus síntomas. También le hará un examen físico y puede pedir radiografías u otras pruebas si es necesario. El médico puede determinar si hay algún problema en los huesos, músculos, tendones o ligamentos que rodean la zona que le duele continuamente.

Si está buscando formas de hacer que sus estiramientos sean más agradables, considere la posibilidad de practicar el rodillo de espuma. Esta sencilla técnica se centra en los músculos que ha estado trabajando a la vez que proporciona alivio del dolor y la tirantez.

El rodillo de espuma es una forma de autoliberación miofascial que consiste en rodar sobre un cilindro de espuma con el peso del cuerpo. La técnica puede emplearse en cualquier grupo muscular, aunque los rodillos de espuma suelen estar diseñados específicamente para distintas partes del cuerpo, como los isquiotibiales, los cuádriceps y las pantorrillas.

El rodillo de espuma es una forma excelente de mejorar su rutina de estiramientos. También ayuda a aliviar las molestias musculares y a aumentar la flexibilidad de los músculos sobre los que se aplica el rodillo. Muchas personas que estiran con regularidad también hacen el rodillo de espuma para obtener beneficios adicionales. Esto se debe a que el rodillo de espuma ayuda a romper la tensión en los músculos, lo que puede mejorar la flexibilidad y reducir el riesgo de lesiones.

El rodillo de espuma suele utilizarse antes o después del entrenamiento, pero también puede hacerse en cualquier momento del día. La mejor manera de utilizar los rodillos de espuma es encontrar una posición que le resulte cómoda y, a continuación, rodar hacia arriba y hacia abajo los grupos musculares con movimientos lentos y controlados hasta que sienta dolor. Si esto no ocurre al cabo de unos 10 segundos, pase a otro punto de su cuerpo.

Estos rodillos mejoran la circulación al aumentar el flujo sanguíneo a las fibras musculares y los tejidos circundantes, lo que ayuda a eliminar las toxinas y los productos de desecho de las células. El aumento de la circulación también ayuda a llevar oxígeno y nutrientes a los músculos para su reparación después del ejercicio.

Las esterillas de yoga también son necesarias para una mejor experiencia de estiramiento. Evitan los resbalones y protegen su cuerpo del suelo duro o del suelo del estudio. Las esterillas de yoga vienen en una gran variedad de formas, tamaños, grosores y texturas. Los tipos más comunes de esterillas de yoga están hechas de PVC o caucho y se denominan esterillas "pegajosas" porque tienden a permanecer en el suelo. También hay esterillas no pegajosas hechas de caucho natural o yute que ofrecen más tracción que las esterillas pegajosas, pero que pueden no permanecer en su sitio tan bien en suelos enmoquetados.

La mejor esterilla de yoga para usted depende de sus preferencias y necesidades personales. Tenga en cuenta su nivel de flexibilidad y si prefiere una esterilla más gruesa o fina, cuánto dinero quiere gastarse y qué características son importantes para usted a la hora de elegir la esterilla adecuada para usted.

Las esterillas de yoga proporcionan una amortiguación muy necesaria para sus rodillas, codos, caderas, espalda y otras articulaciones. Si practica en el suelo, la esterilla protegerá su cuerpo de la madera dura o el hormigón que haya debajo y evitará lesiones como magulladuras o torceduras en las articulaciones. El acolchado también ayuda a absorber el sudor durante los entrenamientos vigorosos como el Bikram yoga, facilitando el mantenimiento de la forma adecuada durante toda la sesión.

También evitan los resbalones. Mucha gente piensa que el yoga es todo sobre el equilibrio - pero incluso si usted es bastante bueno en pie sobre una pierna sin caerse, resbalar durante las poses puede ser embarazoso y francamente peligroso para su cuerpo. Una buena esterilla de yoga proporciona tracción, para que no se resbale y caiga mientras intenta estiramientos complicados.

Otro gran accesorio para incluir en su rutina de estiramientos son las pesas para tobillos. Estas pesas proporcionan una forma sencilla y eficaz de aumentar la fuerza y mejorar el equilibrio. También pueden utilizarse para una amplia gama de ejercicios, desde sentadillas hasta estocadas y elevaciones de pantorrillas. La resistencia añadida ayuda a desarrollar los músculos de los tobillos y la parte inferior de las piernas, haciéndolos más fuertes y capaces de soportar el peso del cuerpo.

Las pesas para tobillos son ideales para tonificar la parte inferior del cuerpo porque se dirigen a grupos musculares específicos de los tobillos, las pantorrillas, las rodillas y los muslos. Además de aumentar la fuerza y mejorar la coordinación, también mejoran la flexibilidad al estirar los músculos que sostienen las articulaciones durante el ejercicio.

El uso de pesas en los tobillos durante los estiramientos puede ayudar a reducir las lesiones causadas por el sobreesfuerzo de ciertos grupos musculares mientras se infrautilizan otros. Cuando fortalezca los grupos musculares más débiles mediante estiramientos con pesas para tobillos, reducirá el riesgo de lesiones causadas por los desequilibrios entre grupos musculares opuestos que suelen producirse cuando un grupo es más fuerte que otro.

Incluso pueden ayudarle a mejorar su fuerza y acondicionamiento generales. Al ejercitarse con pesas en los tobillos, podrá mejorar su fuerza y acondicionamiento general más rápidamente que si realizara los mismos estiramientos sin ellas. Esto se debe a que el peso añadido aumenta la intensidad de cada estiramiento, obligando a sus músculos a trabajar más para realizarlo correctamente.

La mayoría de las pesas para tobillos están fabricadas con materiales plásticos o de caucho que son lo bastante duraderos para un uso repetido, pero lo bastante ligeros para resultar cómodos cuando se llevan alrededor de los tobillos. Algunos modelos presentan diseños reflectantes, para que pueda verlas incluso de noche y no tropiece con ellas.

Los accesorios pueden facilitarle los estiramientos y hacerlos más divertidos (¡sobre todo si son de colores!). Suelen venir con instrucciones paso a paso que le guían en cada movimiento, lo que hace que sean más fáciles de aprender que los estiramientos tradicionales. Y como suelen estar fabricados con materiales ligeros como el plástico o la gomaespuma, no le resultarán voluminosos en las manos ni en los pies, como podría sentirse con una toalla cuando se la enrolla para estirar los isquiotibiales.

Son portátiles, ¡así que puede llevarlas con usted dondequiera que vaya! Eso significa que no importa dónde tenga lugar su clase de yoga (en la sala de conferencias de una oficina, en el suelo de su salón o incluso al aire libre).

Capítulo 10: Mejorar su juego

Una vez que le coja el truco a estirarse con constancia, se convertirá en algo natural. He aquí algunas rutinas que le ayudarán a convertirse en un profesional:

Rutina de estiramientos antes del entrenamiento

Posición en cuclillas

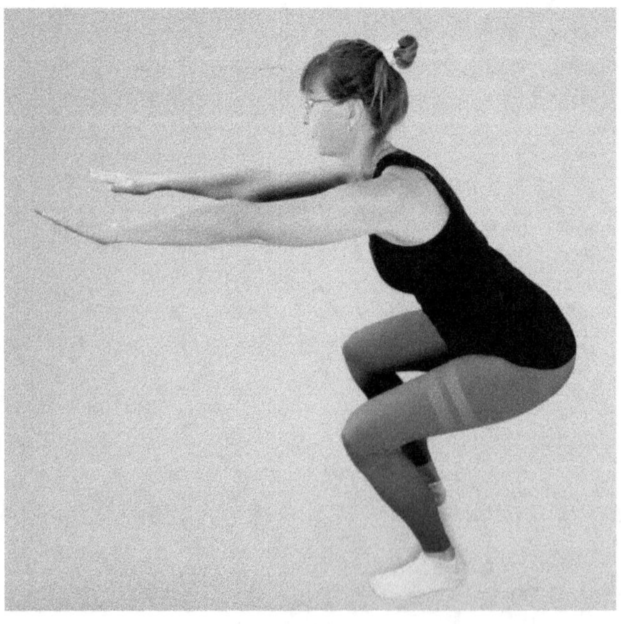

Ponerse en cuclillas es una forma estupenda de calentar el cuerpo y prepararlo para el ejercicio. También puede utilizarse como estiramiento o calentamiento previo al entrenamiento.

Realice sentadillas como parte de su rutina de calentamiento antes de cualquier actividad física, incluidas la carrera, el ciclismo y el entrenamiento de fuerza. Para empezar, coloque los pies separados a la anchura de los hombros con los dedos de los pies apuntando ligeramente hacia fuera. Mantenga la cabeza erguida y la espalda recta durante el proceso de agacharse. Baje doblando las caderas hasta que sus muslos estén paralelos al suelo (o más abajo si puede). A continuación, vuelva a ponerse de pie.

Las sentadillas trabajan varios grupos musculares importantes, incluidos los cuádriceps, los glúteos y los isquiotibiales, todos ellos grupos musculares importantes que deben calentarse antes de hacer ejercicio para que puedan rendir al máximo durante los entrenamientos.

Contracción de los omóplatos

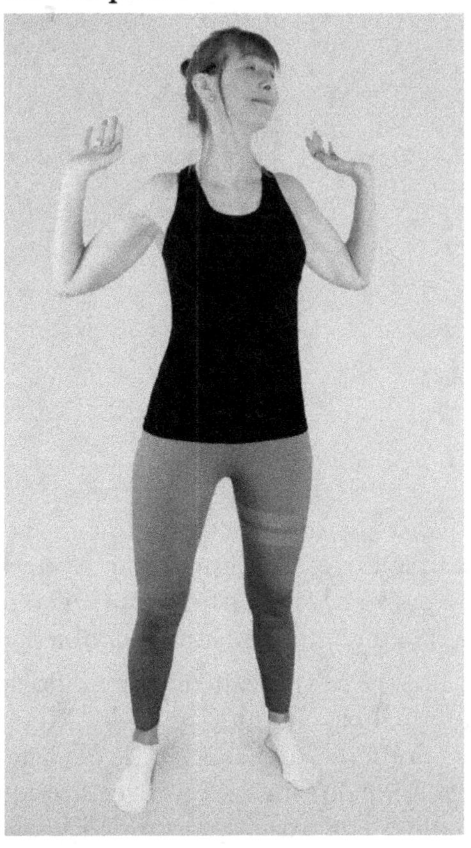

La contracción de los omóplatos es un gran estiramiento para los hombros. Puede realizarse antes o después de su entrenamiento. El objetivo es conseguir que sus hombros se abran y se relajen para que pueda moverse con más libertad durante su entrenamiento.

Párese con los pies separados a la distancia de las caderas o siéntese en una silla y las manos a los lados. Respire profundamente por la nariz. Al exhalar, deje caer los hombros hacia abajo, lejos de las orejas y hacia el suelo. Al mismo tiempo, levántese sobre las puntas de los pies y tire hacia dentro para activar los glúteos. Mantenga esta posición mientras sigue respirando profundamente en el bajo vientre durante tres o cuatro respiraciones (o más si es necesario). Cuando termine, vuelva lentamente a la posición inicial.

Círculos con los brazos

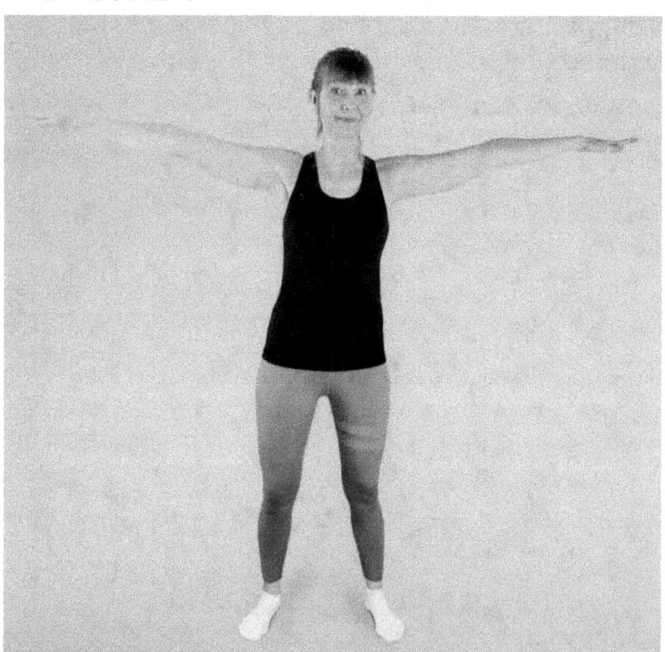

Uno de los estiramientos más comunes antes del entrenamiento son los círculos con los brazos. Este sencillo movimiento puede ayudarle a preparar su cuerpo para un entrenamiento y también a prevenir lesiones.

Los círculos de brazos se realizan manteniendo los brazos estirados frente a usted, con las palmas mirando al suelo. Muévalos lentamente en un pequeño círculo, primero en el sentido de las agujas del reloj y luego en sentido contrario. Repítalo cinco o seis veces en total para calentar los hombros y los músculos de la parte superior de la espalda.

Hacer este estiramiento como parte de su rutina previa al entrenamiento ayuda a relajar los músculos tensos que pueden causar dolor durante el ejercicio. También aumenta el flujo sanguíneo a esos músculos, lo que les ayuda a rendir mejor durante la actividad.

Zancada caminando

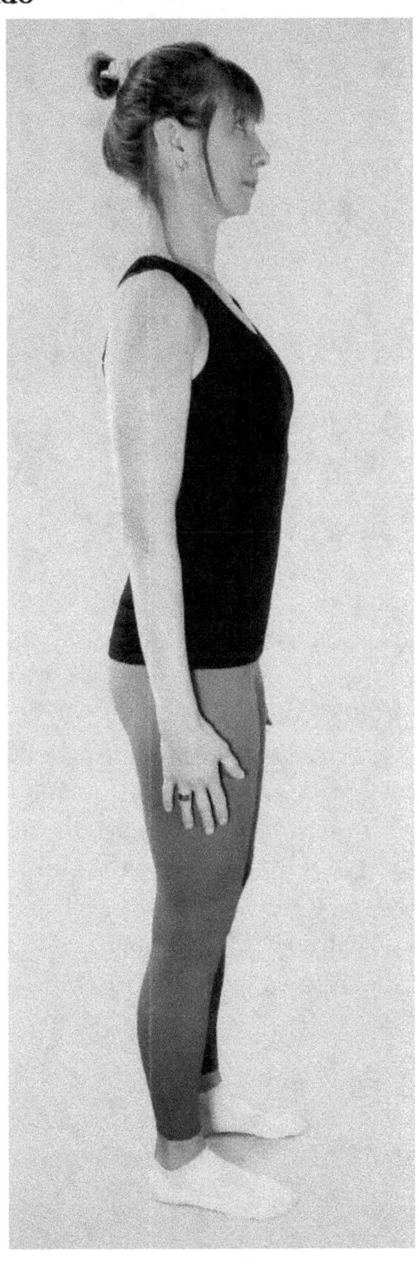

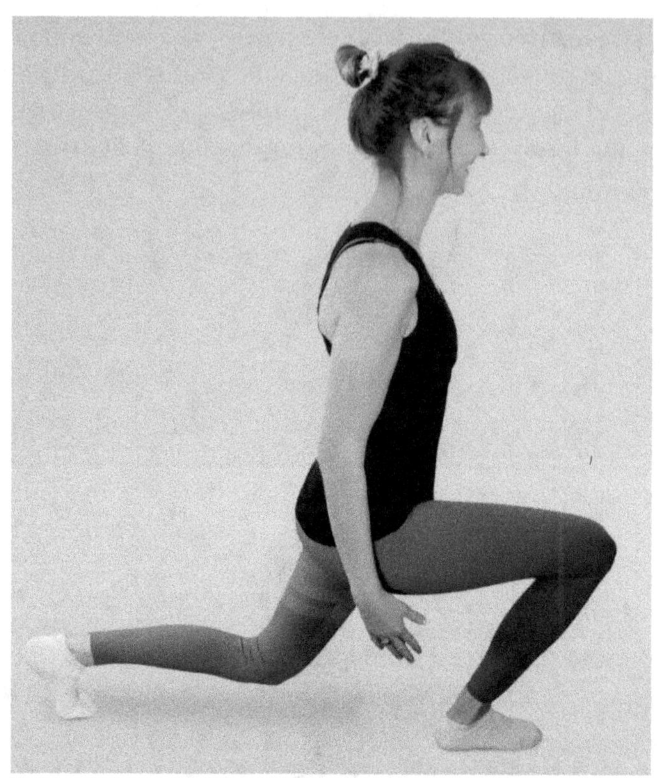

La zancada caminando es un gran estiramiento previo al entrenamiento porque ayuda a calentar los músculos de la parte baja de la espalda y las articulaciones. También estira los isquiotibiales y los glúteos (nalgas), que son importantes para una forma correcta de correr.

Párese con los pies separados a la anchura de las caderas y mantenga las manos juntas. Dé un paso adelante con un pie, doble ambas rodillas hasta que la rodilla trasera casi toque el suelo, luego vuelva a dar un paso adelante con ese mismo pie y repita en el otro lado. Baje en cada zancada hasta que sienta un buen estiramiento en las piernas.

Consejos: Puede realizar las zancadas caminando, sujetando mancuernas o barras delante de usted; ¡pruebe a sujetar las pesas a la altura del pecho si desea una versión más desafiante de este estiramiento!

Rutina de estiramientos post-entrenamiento

Estiramiento de brazos y muñecas

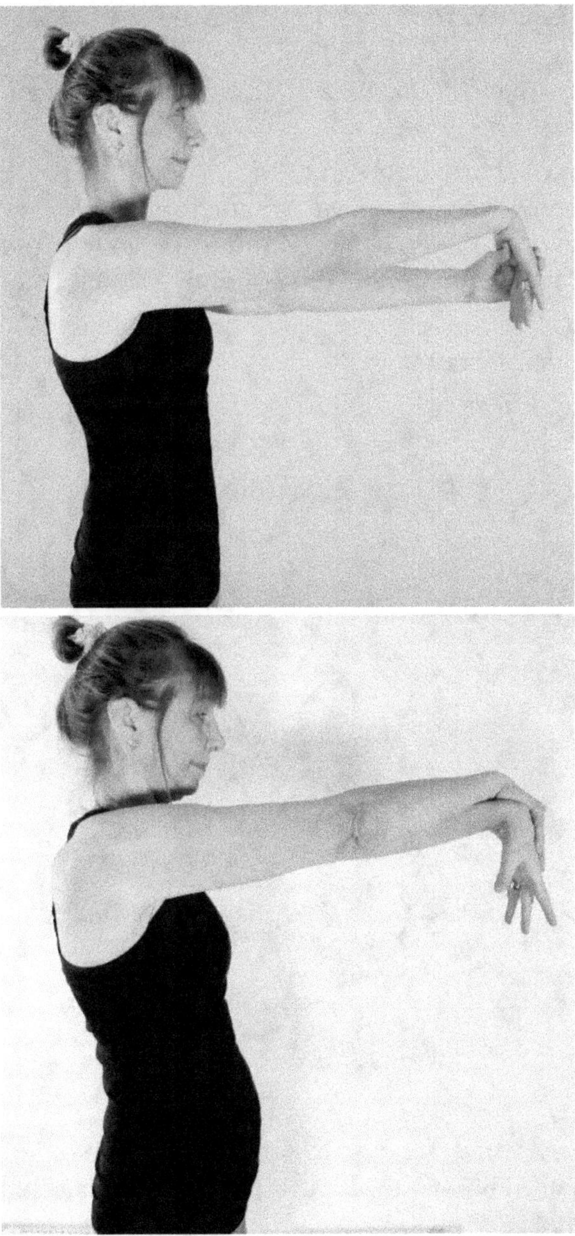

Es un gran estiramiento para los brazos y las muñecas. También es muy fácil de hacer. Comience parándose con las piernas separadas a la altura de los hombros y estire los brazos frente a usted. Haga lo que le resulte más cómodo y doble las manos solo lo que su cuerpo le permita. Mantenga esta posición durante 30 segundos.

Este ejercicio estira todos los músculos de los brazos y las muñecas, que pueden quedar tensos después de realizar cualquier tipo de ejercicio que implique las manos o los brazos, como el levantamiento de pesas o el yoga.

Es importante recordar que no todos los estiramientos son iguales. Un buen estiramiento debe ser suave y gradual, no doloroso ni forzado. Si siente algún dolor o molestia, pare inmediatamente y pida consejo a su médico o fisioterapeuta antes de continuar con cualquiera de estos estiramientos.

Torsión espinal sentado

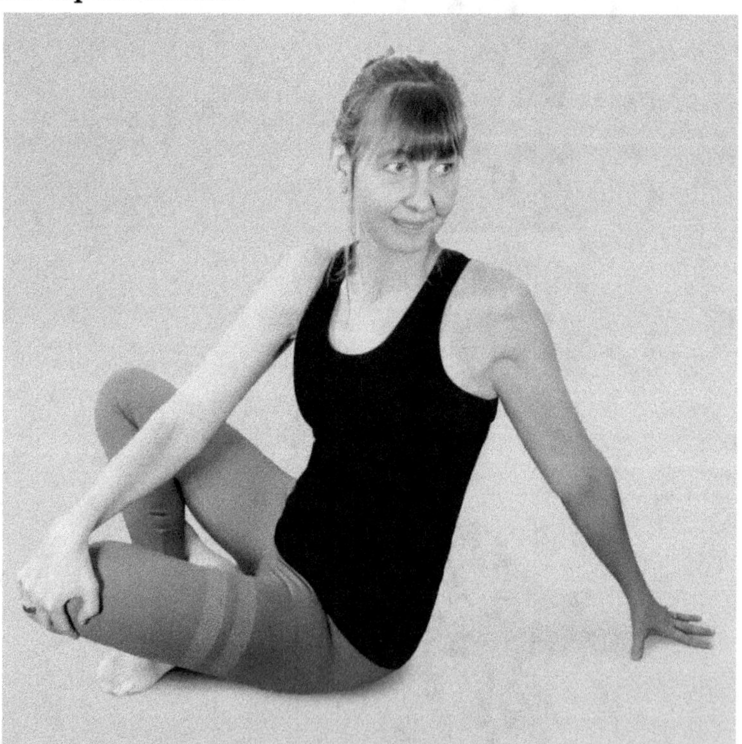

La torsión vertebral sentado es una postura estupenda para hacer después de un entrenamiento. Le ayudará a estirar la espalda, las caderas y los hombros a la vez que calma la mente. Esta postura es muy similar a la postura del héroe del yoga, pero con una diferencia importante: La posición de las manos.

Para realizar este estiramiento, siéntese en el suelo con las piernas cruzadas y extienda un brazo hacia atrás con ambas manos en el suelo. Gire hacia un lado y luego hacia el otro. Repítalo de 3 a 5 veces a cada lado.

Estiramiento de cuádriceps de pie

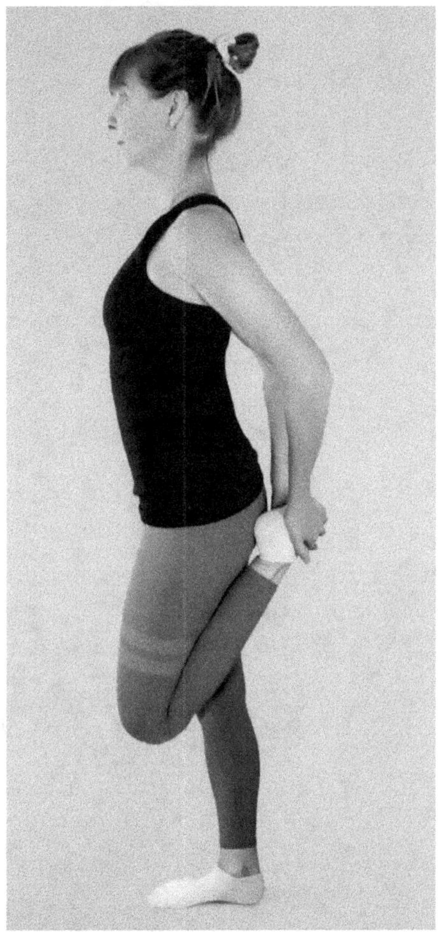

El estiramiento de cuádriceps de pie es una forma estupenda de aumentar la flexibilidad de sus cuádriceps, isquiotibiales y glúteos. Este estiramiento es más eficaz cuando se realiza después de un entrenamiento u otra actividad que provoque tirantez en las piernas.

El estiramiento de cuádriceps de pie es una forma estupenda de estirar la parte delantera de los muslos y las caderas. Este estiramiento puede ayudarle a aliviar la tirantez en la parte delantera de la pierna después de realizar ejercicios como sentadillas y zancadas.

Párese con un pie y sujete el otro con la mano correspondiente. Tire del pie con la mano hasta que llegue a la nalga. Flexione la rodilla delantera hasta que sienta un estiramiento en la parte delantera de ese muslo y mantenga la posición durante 20 segundos. Cambie de lado y repita en el otro.

Mariposa

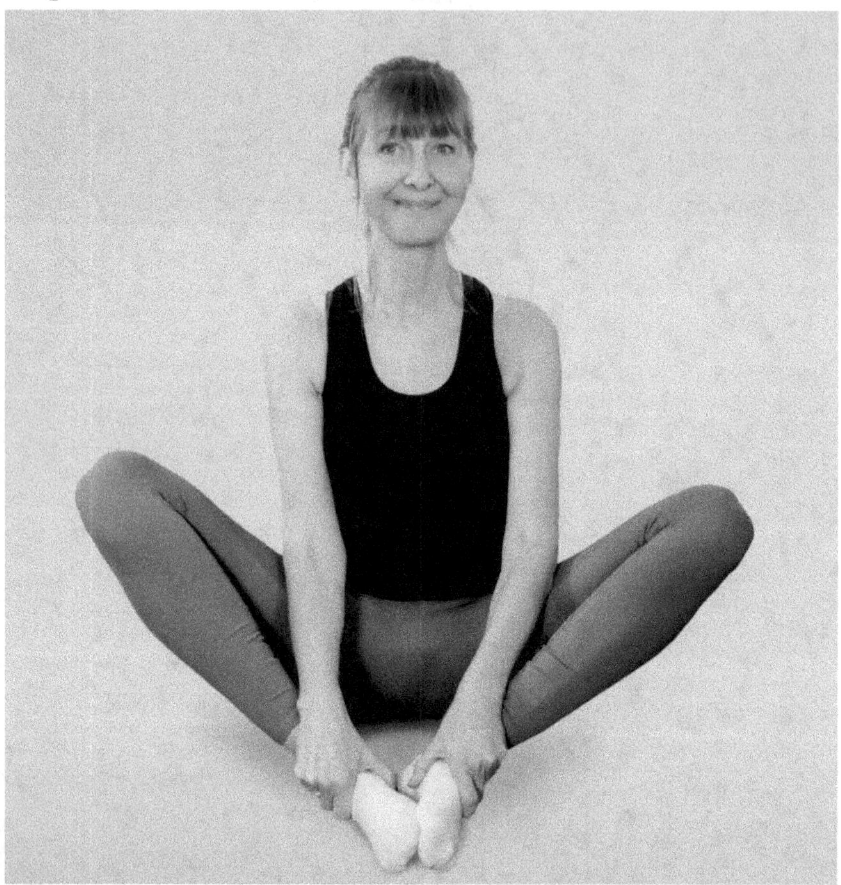

El estiramiento de mariposa ayuda a relajar los flexores de la cadera y la zona inguinal, que suelen estar tensos después de correr o de otras actividades que implican movimientos repetitivos de la cadera.

Colóquese boca arriba con las rodillas flexionadas y los pies apoyados en el suelo. Suba una rodilla de modo que quede recta y apuntando hacia el techo, pero sin bloquearla en la articulación de la rodilla. Asegúrese de mantener esta rodilla sobre el tobillo para no hiperextender la articulación de la rodilla.

Extienda las dos manos a lo largo del cuerpo y agárrese a la parte superior de la rodilla doblada (como si tirara de ella hacia sí). Puede utilizar una toalla o una correa si le resulta difícil agarrarse a la pierna sin perder el equilibrio durante este ejercicio.

Manteniendo los hombros apoyados en el suelo, tire suavemente de la rodilla al tiempo que empuja contra ella con el pie apoyado en el suelo hasta que sienta la tensión en los músculos de la ingle. Mantenga esta posición de 3 a 5 segundos antes de soltar y repetir en el lado opuesto.

Postura de la cobra

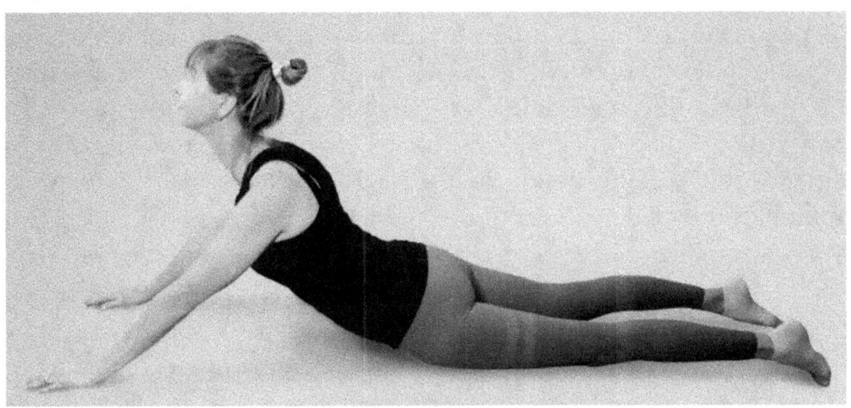

La postura de la cobra es estupenda para estirar y relajar todo el cuerpo. Es una postura fácil de hacer, pero también es muy eficaz para abrir el pecho, los hombros y la parte superior de la espalda. Puede hacerse después de un entrenamiento o en cualquier momento en que necesite desconectar del día.

Para adoptar la postura de la cobra, acuéstese boca abajo con las piernas juntas y los brazos a los lados. Levante lentamente la parte superior del cuerpo del suelo, moviéndose a un ritmo cómodo que no le cause dolor ni tensión en la parte baja de la espalda. Puede apoyarse en los antebrazos si es necesario. Mantenga la posición durante varias respiraciones profundas antes de bajar de nuevo lenta y suavemente.

Postura del niño

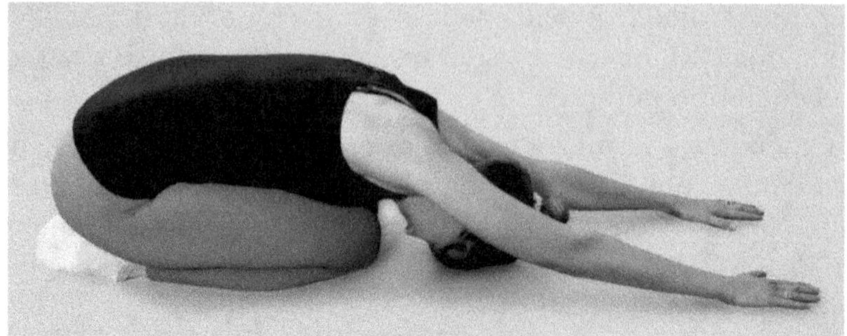

La postura del niño es un estiramiento suave que cualquiera puede realizar, independientemente de su edad, forma física o flexibilidad. Puede ayudar a aliviar el dolor lumbar y la fatiga a la vez que mejora la postura y la circulación. Esta postura es especialmente beneficiosa para los corredores, ya que ayuda a liberar los flexores de la cadera y los isquiotibiales tensos.

Rutina de estiramientos matutinos

Estiramiento de rodillas al pecho

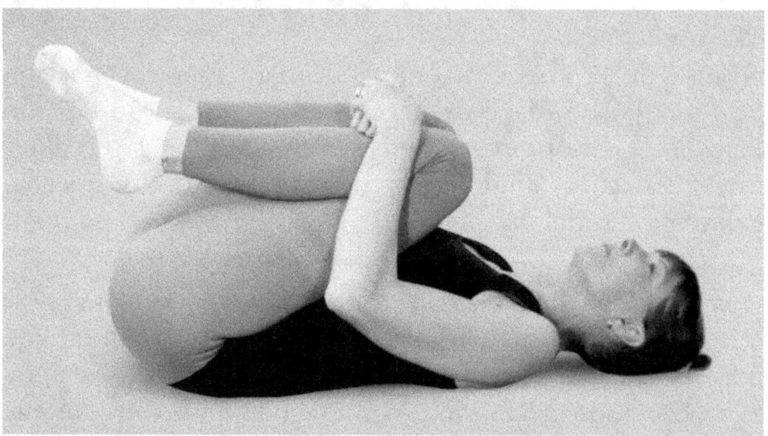

El estiramiento de rodillas hacia el pecho es una forma estupenda de estirar los flexores de la cadera después de despertarse. Para realizar este estiramiento, túmbese boca arriba y lleve una o ambas rodillas hacia el pecho. Debe sentir el estiramiento en la parte delantera de la cadera. Mantenga la posición de 15 a 30 segundos y luego cambie de pierna. Puede repetir este estiramiento dos o tres veces en cada lado.

El estiramiento de rodillas al pecho se dirige al músculo iliopsoas, que va desde la parte superior de la pelvis hasta el hueso del muslo (fémur).

El iliopsoas le ayuda a levantar las piernas cuando camina o corre, y le ayuda a sentarse erguido desde una posición reclinada. Este músculo puede volverse tenso después de estar sentado durante largos periodos de tiempo sin moverse mucho, como cuando duerme.

Puente de glúteos

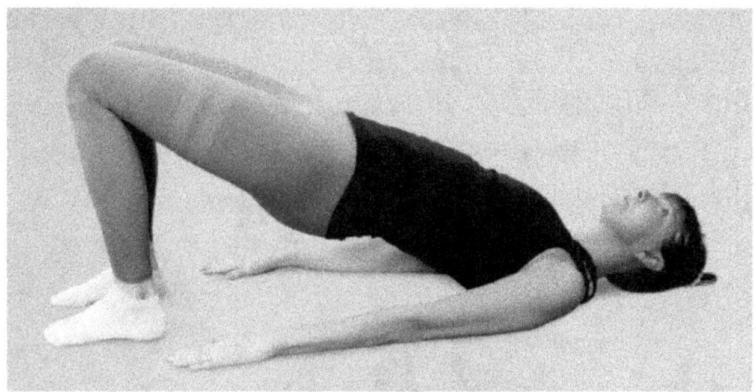

Este ejercicio estira sus glúteos y los prepara para cualquier exigencia que se les plantee durante el día. También ayuda a aumentar el flujo sanguíneo a sus músculos para que puedan recuperarse tras una larga noche de descanso.

Para realizar este ejercicio, acuéstese boca arriba con las manos detrás de la cabeza, las rodillas dobladas a 90 grados y los pies apoyados en el suelo (también puede utilizar una colchoneta de ejercicios). Ahora empuje a través de los talones y levante la nalga del suelo hasta que esté completamente extendida. Mantenga esta posición hasta 30 segundos antes de volver a bajar lentamente.

Estiramiento de oblicuos sentado

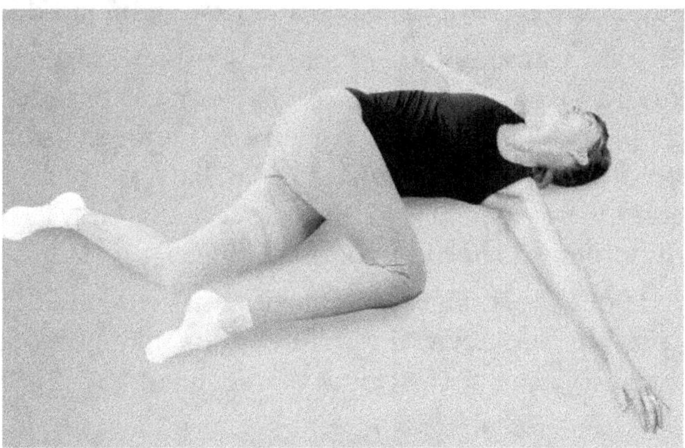

Este estiramiento es ideal para la mañana y le ayudará a mejorar la flexibilidad de sus caderas, hombros y torso. Esto le dará más movilidad a lo largo del día, lo que le permitirá rendir mejor en sus actividades cotidianas. El estiramiento de oblicuos sentado también ayuda a mejorar el flujo sanguíneo y a aumentar la flexibilidad de la columna vertebral y las caderas.

Empiece por recostarse. Inclínese hacia delante por la cintura hasta que sienta la tensión en los oblicuos (los músculos situados a ambos lados del abdomen). Lentamente inclínese más hacia delante hasta que sienta un estiramiento profundo a lo largo del tronco. Mantenga esta posición durante 20 segundos antes de soltar y repetir en el lado opuesto.

Estiramiento de mariposa en decúbito supino

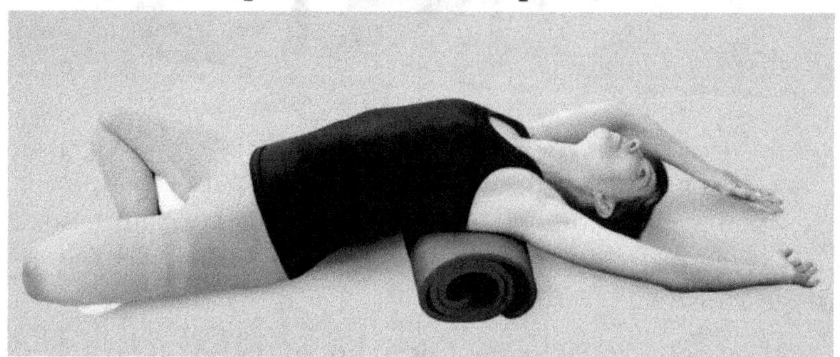

El estiramiento mariposa es un gran ejercicio para utilizar al principio del día. Ayuda a abrir las caderas y la ingle, lo que puede ayudar a mejorar su movilidad en estas zonas. Esto también le ayudará a hacer fluir la sangre para rendir mejor durante su entrenamiento. El estiramiento de mariposa es una forma estupenda de aumentar la flexibilidad en las caderas, los muslos y la ingle. También es un buen calentamiento antes de cualquier tipo de ejercicio, ya sea yoga o levantamiento de pesas.

Para hacer este estiramiento, empiece acostándose en el suelo con ambos pies apoyados en el suelo y las manos descansando detrás de la cabeza con las palmas hacia arriba. Asegúrese de que está tumbado sobre una superficie plana mientras coloca una toalla o un rollo debajo de la espalda. Intente que la espalda no alcance la toalla enrollada y curve los músculos todo lo que su cuerpo le permita.

Asegúrese de que las rodillas están flexionadas a 90 grados y los pies lo más juntos posible sin dejar de mantenerlos planos sobre el suelo. Mantenga la posición de 5 a 10 segundos y suéltela.

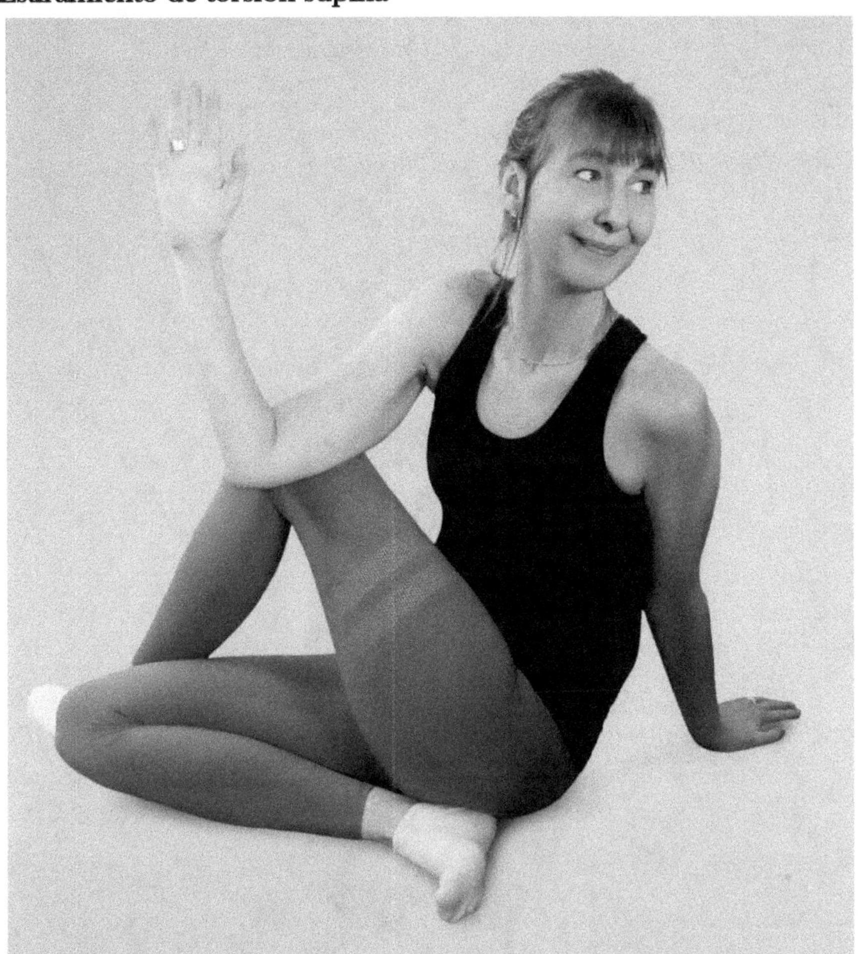

Este ejercicio estira la columna vertebral, los hombros y las caderas. También ayuda a liberar la tensión del pecho, la parte superior de la espalda y los músculos abdominales.

Siéntese en el suelo con las rodillas dobladas y cruzadas entre sí (como se muestra en la imagen). Coloque las manos detrás de la rodilla doblada y gire el cuerpo lentamente. Inhale mientras gira hacia el lado derecho, llevando el codo derecho hacia la rodilla izquierda y rotando por la sección media. Exhale mientras vuelve al centro y repita en el otro lado.

Estiramiento del cuello

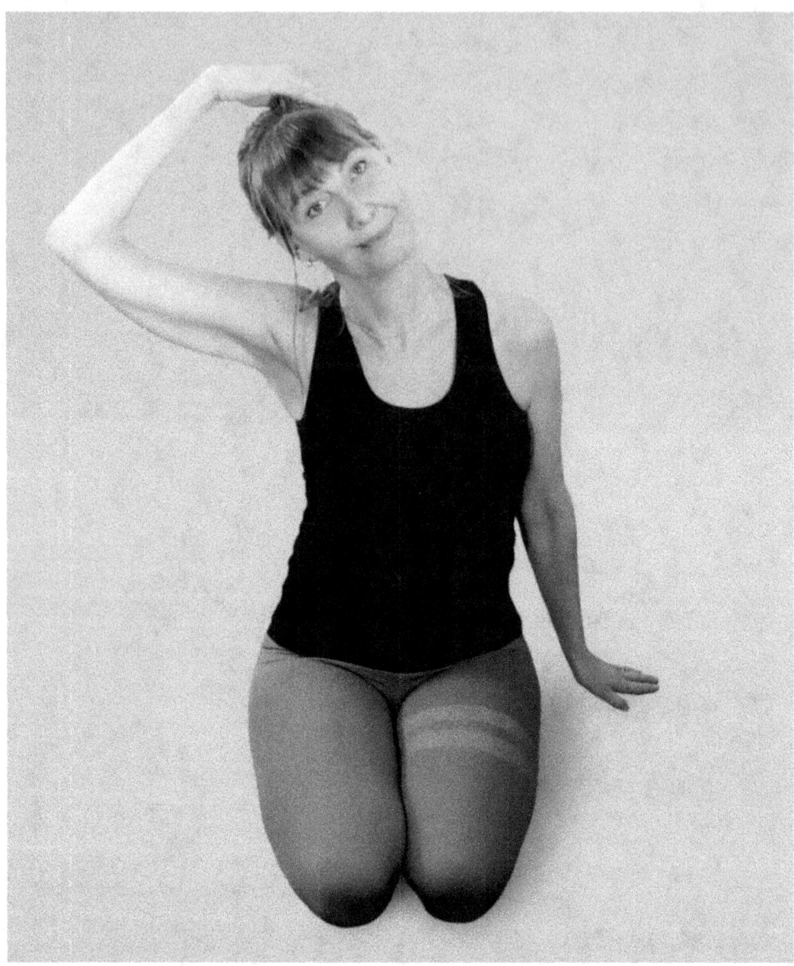

Los estiramientos de cuello son una forma estupenda de calentar los músculos y las articulaciones. También pueden realizarse en cualquier momento del día para aumentar la flexibilidad y la salud de las articulaciones. No puede limitarse a mover la cabeza para conseguir un buen estiramiento. Tiene que estar en la posición correcta.

La mejor forma de hacerlo es poniéndose a cuatro patas o sentado en una silla con la espalda recta. Entonces puede utilizar ambas manos para tirar suavemente de la cabeza hacia un hombro y luego hacia el otro. Debería sentir un estiramiento profundo en el músculo del cuello a cada lado de la cabeza, y también debería sentir cierta tirantez en el centro de la espalda y los hombros, así como a lo largo de los costados del cuerpo.

El gato - vaca

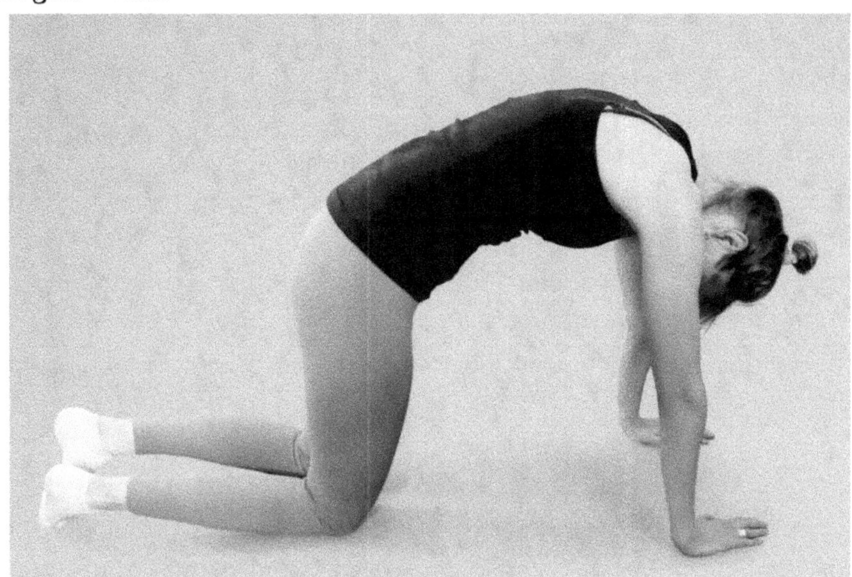

La postura del gato - vaca es una forma estupenda de despertar su cuerpo y le ayuda a relajar las caderas y la columna vertebral, lo que puede ayudarle a prevenir lesiones a lo largo del día. Empiece colocándose a cuatro patas con las manos directamente debajo de los hombros, las rodillas directamente debajo de las caderas y las muñecas directamente debajo de los hombros. Separe bien los dedos y presione el suelo con ellos para conseguir estabilidad.

Al inspirar, levante la cabeza, el pecho y el coxis hacia el techo mientras redondea la espalda como un gato furioso que arquea el lomo preparándose para abalanzarse sobre su presa. Meta ligeramente la barbilla para no forzar el cuello al estirarlo demasiado mientras se arquea hacia atrás.

Mantenga esta postura durante 5 respiraciones, luego exhale mientras vuelve a bajar lentamente a la postura de la vaca al tiempo que presiona hacia delante con ambas manos hasta que queden planas contra el suelo frente a usted. Su columna vertebral debe estar relajada durante ambos movimientos. Mantenga esta posición durante 5 respiraciones más, luego repita a cada lado 2 veces más cada una.

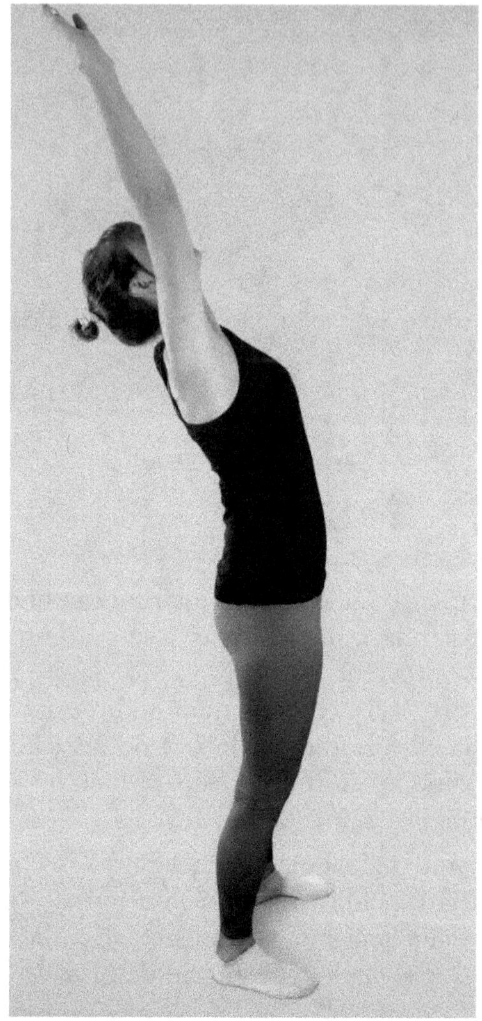

El estiramiento de la postura de la montaña es una forma estupenda de relajar la zona lumbar, las caderas y las piernas por la mañana. También le ayuda a centrarse mentalmente para poder concentrarse en las tareas diarias que tiene por delante.

Párese con los pies separados a la anchura de las caderas, los dedos apuntando hacia delante o ligeramente girados hacia fuera. Junte las manos a la altura del pecho frente al centro del corazón. Exhale mientras se eleva por la coronilla, alargando la columna vertebral y elevándose en una espalda arqueada. Mantenga la posición durante tres respiraciones profundas. Repita una vez más si lo desea.

Rutina de estiramientos nocturnos

Estiramientos de cuello

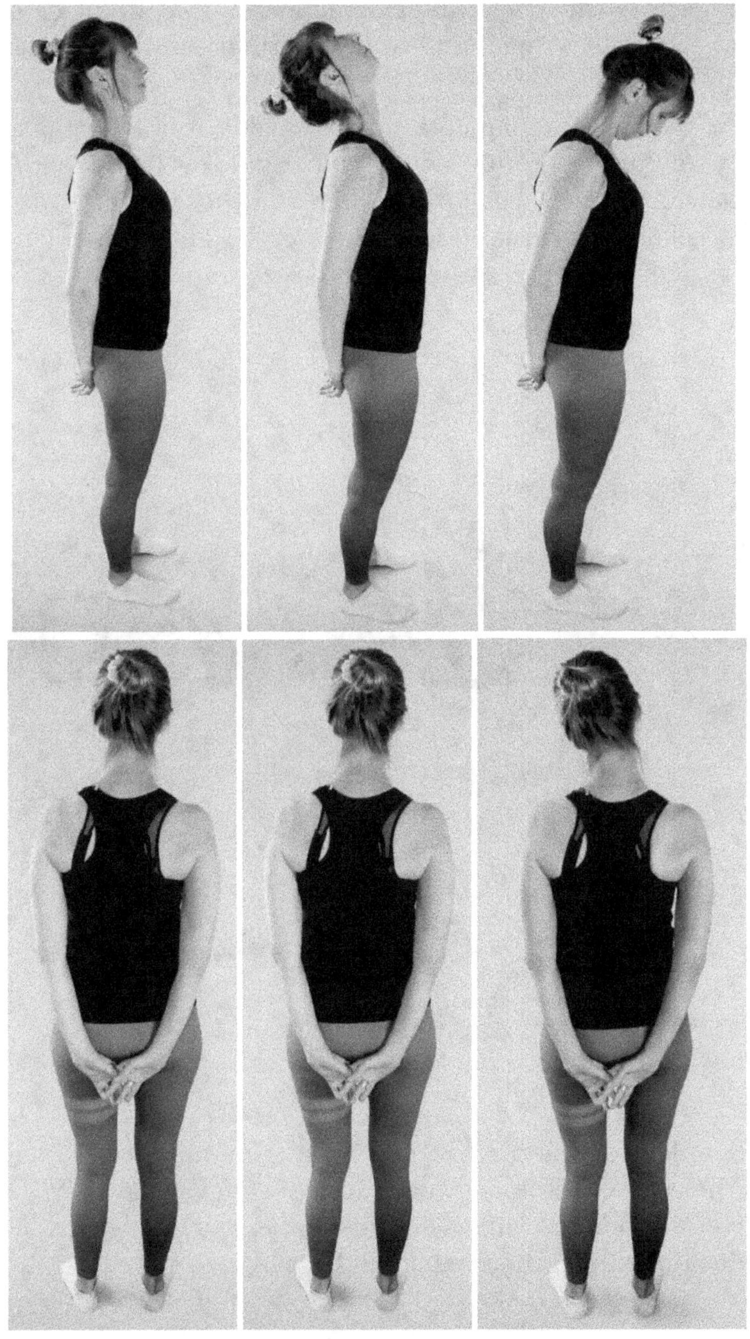

El cuello es una de las partes más sensibles del cuerpo. Es muy fácil tener el cuello rígido por una mala postura y por estar demasiado tiempo sentado en el sofá. Este es un gran estiramiento para principiantes porque no tiene que preocuparse por el equilibrio o la coordinación. Puede hacer este estiramiento mientras ve la televisión o incluso sentado en la cama antes de dormir.

Siéntese recto y cómodamente, con la espalda apoyada en una pared o en el sofá. Asegúrese de que no está encorvado ni redondea la espalda hacia delante. Gire el cuello en diferentes posiciones y estírelo en diferentes ángulos. Ya está. ¡Debería sentir un alivio instantáneo de la tensión alrededor del cuello y los hombros!

Abrazo del oso

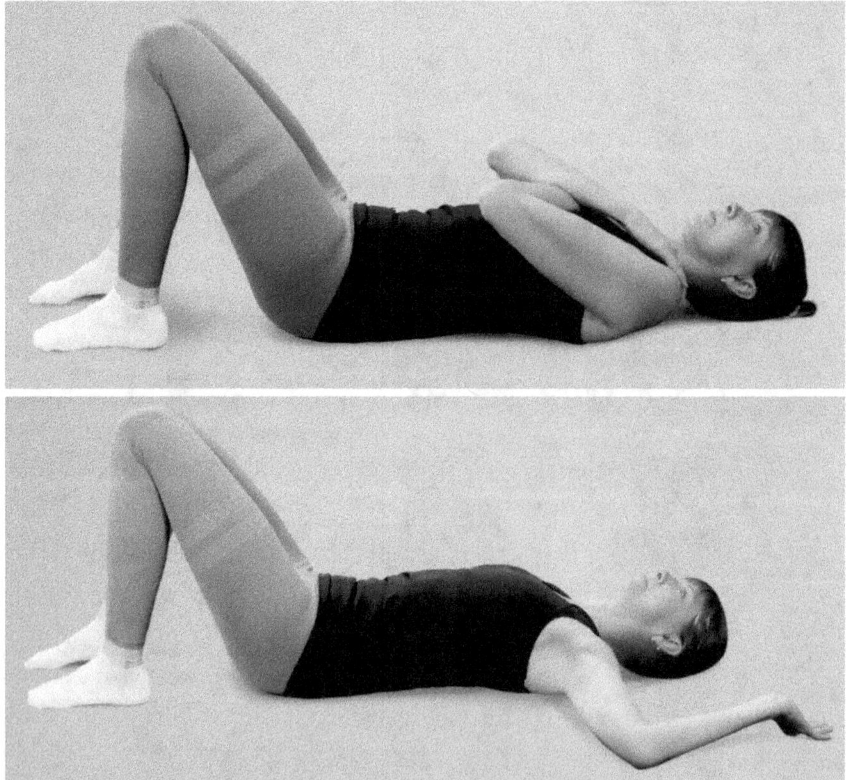

El estiramiento del abrazo del oso es un estiramiento que ayuda con el dolor de hombros. También puede ayudar a mejorar la movilidad de la espalda y los hombros, que son dos zonas que suelen experimentar tirantez debido a estar sentado todo el día.

Empiece tumbándose con los pies separados a la anchura de los hombros, las rodillas flexionadas y los brazos delante de usted. A continuación, haga como si se estuviera dando un fuerte abrazo cruzando los brazos sobre el pecho y llegando a la espalda con la punta de los dedos. Mantenga la posición durante 30 segundos y repítala 2 veces.

Postura del ángulo recostado

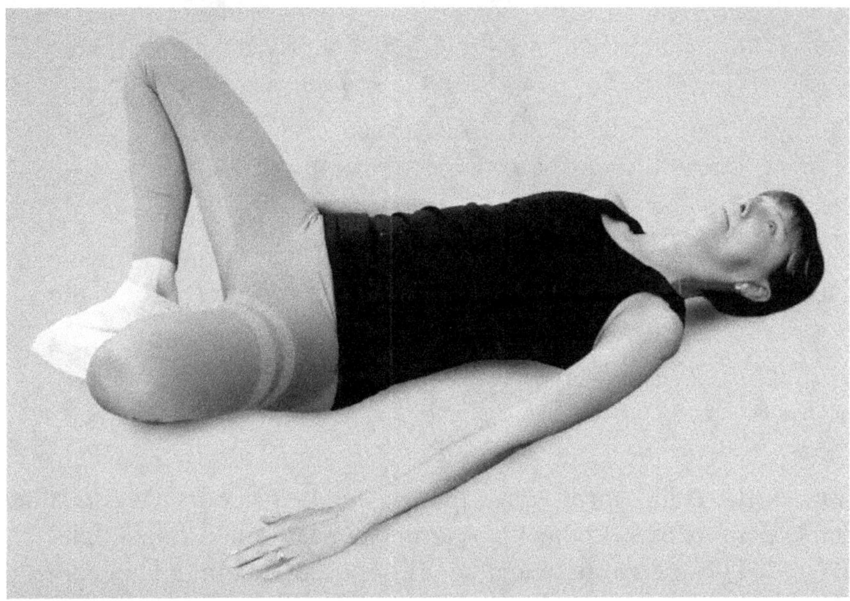

Si tiene problemas para conciliar el sueño, esta postura puede ayudarle a aliviar el estrés y la tensión de su cuerpo. Al exhalar, alargue la columna y apoye la cabeza en un cojín o bloque. Si le duelen los hombros, coloque una manta debajo de los omóplatos para aliviar un poco la presión sobre el cuello. Esta postura también es buena para las personas con hipertensión o insomnio.

Siéntese en el suelo y junte las piernas. Doble las rodillas, apoyando las plantas de los pies en el suelo de forma que queden separadas a la anchura de las caderas. Presione los pies hacia abajo mientras levanta la cintura.

Flexión hacia delante en posición sentada

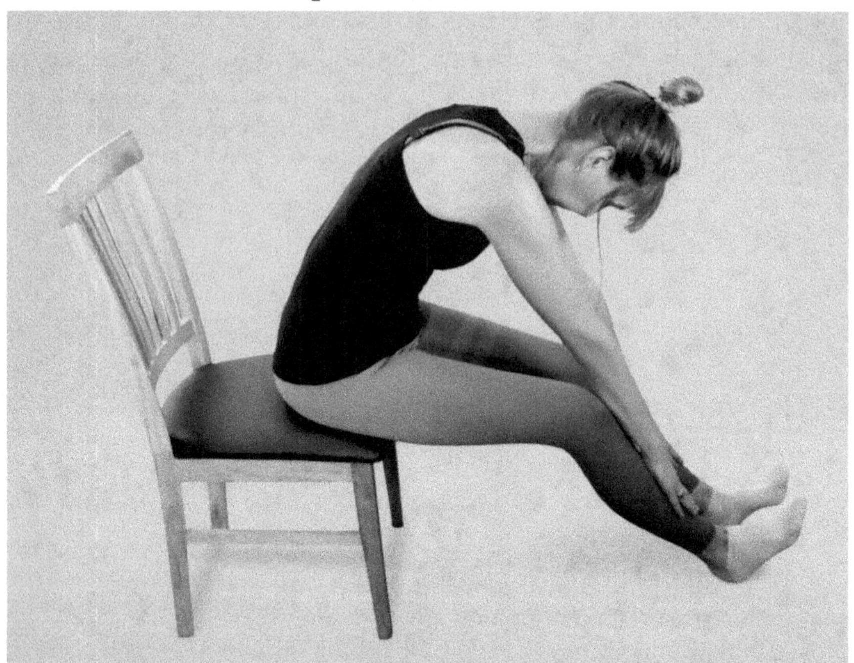

Este es un gran estiramiento para la noche. Puede hacerlo antes de acostarse para ayudar a relajar el cuerpo, pero también puede hacerlo por la mañana al levantarse para ayudar a liberar la tensión del cuerpo.

La flexión hacia delante sentado es uno de los estiramientos más básicos. Es genial para los principiantes porque es una forma suave de llegar a un estiramiento más profundo, pero también es genial para los yoguis avanzados porque se pueden hacer muchas variaciones con esta postura.

Para esta versión de la flexión hacia delante sentada, necesita entrar en la postura desde una posición sentada. Una vez que se sienta cómodo en la postura, inclínese hacia delante mientras estira las piernas. Asegúrese de mantener siempre la vista en la línea del horizonte para que su cuello no se tense durante ninguna de estas posturas.

Postura del niño

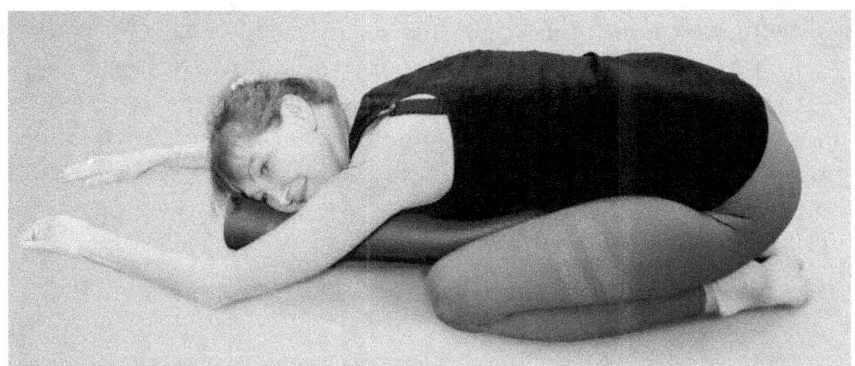

Este estiramiento es perfecto para quienes sufren de insomnio. Estira las caderas, los hombros y el cuello. También le ayuda a relajarse antes de acostarse. La postura del niño es una postura de yoga estupenda para estirar las caderas y la espalda. Puede ayudar a aliviar la tensión en la zona lumbar y los isquiotibiales, mejorar la circulación y reducir el estrés.

Como adulto mayor, hay algunas consideraciones que debe tener en cuenta a la hora de estirarse. Por ejemplo, si padece osteoporosis o artritis, debe hablar con su médico antes de iniciar este tipo de programa. Además, si padece algún tipo de enfermedad cardiovascular, es mejor que hable con su médico antes de intentar cualquier tipo de actividad física.

Si empieza a sentir algún tipo de molestia o dolor al practicar estos estiramientos, puede saltárselos y continuar estirando otra zona del cuerpo. ¡Escuchar a su cuerpo le ayudará a mantenerse seguro y a obtener mejores resultados!

Dieta

Si quiere sacar el máximo partido a su rutina de estiramientos, es importante que sepa qué ejercicios son los mejores para usted y qué alimentos respaldarán esos esfuerzos. Si está intentando mejorar la flexibilidad, debe asegurarse de que su dieta le proporciona los nutrientes y el combustible necesarios para que su cuerpo se recupere de los entrenamientos y rinda al máximo.

Muchas personas piensan que seguir una dieta rica en proteínas les ayudará a ser más flexibles. No es necesariamente así. Aunque la proteína es importante para construir músculo, no necesita un exceso de proteína en su dieta para aumentar la flexibilidad. Si come demasiada proteína, podría hacer que sus músculos se tensaran y fueran menos flexibles.

También debe tener en cuenta qué tipo de alimentos está comiendo. Algunos alimentos son más fáciles de digerir que otros, lo que significa que proporcionan más energía; comerlos antes del ejercicio y los estiramientos puede ayudarle a mantenerse con energía durante más tiempo. Sin embargo, algunos alimentos pueden causar indigestión o gases (o ambos), lo que puede provocar calambres o molestias durante los estiramientos o el ejercicio.

La comida es combustible, y es importante comer bien. Pero si es usted un adulto mayor, debe nutrir su cuerpo con una dieta nutritiva. Comer bien ayuda a mantener su cuerpo fuerte y sano a medida que envejece. También ayuda a prevenir ciertas enfermedades, como las cardiopatías y la diabetes. A medida que el cuerpo envejece, también resulta más difícil perder peso.

Además, la causa más común del aumento de peso en las personas mayores es la pérdida de masa muscular. A medida que envejece, su cuerpo no funciona tan bien para mantenerle activo y quemar calorías. También es posible que le resulte más difícil moverse y que no quiera hacerlo tanto. La segunda causa más común de aumento de peso en las personas mayores es el descenso de la tasa metabólica.

Esto sucede porque su cuerpo simplemente no quema tantas calorías cuando no recibe suficientes nutrientes o sangre rica en oxígeno. Incluso si no aumenta de peso, estos cambios por sí solos pueden hacer que se sienta más cansado y con menos energía.

Un estudio de la Universidad de Copenhague descubrió que a medida que las personas envejecen, la población bacteriana de su intestino cambia significativamente. Este cambio puede provocar una falta de absorción de nutrientes. La causa más común es un aumento de la inflamación en el intestino debido a cosas como el estrés y las dietas crónicas.

También causa otros problemas, entre ellos los digestivos, como la hinchazón y el estreñimiento. Las bacterias de nuestros intestinos nos ayudan a digerir los alimentos produciendo enzimas que descomponen ciertos carbohidratos y grasas en moléculas más pequeñas que son más fáciles de utilizar por nuestro organismo como energía o de almacenar como tejido adiposo. Sin suficientes bacterias buenas, puede que le cueste digerir ciertos alimentos como los lácteos o los cereales con gluten que a la mayoría de la gente no le dan ningún problema.

Debido a la edad, el tracto digestivo no es tan eficiente como antes. Otra razón por la que el tracto digestivo se ve afectado por el envejecimiento es en realidad por otras condiciones de salud que pueden estar presentes, junto con la medicación que se ocupa de esas condiciones:

- La diabetes puede afectar a la capacidad de digerir los alimentos.
- Los medicamentos para la acidez pueden afectar a la absorción de nutrientes.
- Los medicamentos para la hipertensión pueden afectar a la absorción de vitaminas y minerales.
- Algunos tipos de medicamentos para la artritis pueden aumentar su riesgo de desarrollar cálculos biliares o pancreatitis si no consume suficiente fibra en su dieta.

Otras cosas que pueden afectar a su digestión son los cambios hormonales como la menopausia o la andropausia (menopausia masculina), medicamentos como los esteroides, la falta de ejercicio o una mala postura, que pueden contribuir al reflujo ácido y la acidez estomacal.

El revestimiento mucoso del estómago protege contra el ácido estomacal, por ejemplo, y el intestino delgado ayuda a filtrar las bacterias de los alimentos antes de que entren en su torrente sanguíneo.

Pero a medida que envejece, estos y otros mecanismos de protección que ayudan a prevenir daños en su sistema digestivo pueden ser menos eficaces de lo que eran antes, lo cual es una de las razones por las que los adultos mayores suelen sentir más molestias intestinales por alimentos que no les molestaban cuando eran más jóvenes.

He aquí algunas formas en que la edad afecta a la digestión:

1. El revestimiento mucoso de su estómago se vuelve más fino a medida que envejece, por lo que es menos eficaz a la hora de protegerse contra el ácido estomacal. Eso hace que sea más fácil para las bacterias entrar en el torrente sanguíneo a través de un corte o arañazo en el revestimiento de su estómago - que puede conducir a la infección o inflamación en otras partes del cuerpo.

2. Su intestino delgado ya no produce tanta bilis como antes, por lo que los nutrientes no se absorben tan eficazmente de alimentos como las grasas y las proteínas. Eso conduce a una condición llamada síndrome de malabsorción - que puede causar problemas como

diarrea o estreñimiento y pérdida de peso.

Los siguientes consejos le ayudarán a elegir alimentos que protejan su digestión a medida que envejece:

Coma más alimentos de origen vegetal. Los alimentos de origen vegetal son ricos en fibra, vitaminas y minerales, y además contienen menos grasas saturadas que los productos de origen animal. El término "fibra" se refiere al material que compone las plantas. Este material no digerible se encuentra en todos los alimentos vegetales, incluidas las frutas, las verduras y los cereales integrales. La diferencia entre la fibra y otros carbohidratos es que la fibra no puede ser digerida por el organismo. En lugar de ser absorbida por el torrente sanguíneo como otros carbohidratos, la fibra pasa a través de su sistema digestivo sin cambios.

La fibra ayuda a mantener la salud intestinal al mantener los desechos en movimiento a través de su colon sin problemas. Esto puede ayudar a prevenir el estreñimiento y la enfermedad diverticular (una afección dolorosa del intestino). Puede ayudar a reducir los niveles de colesterol en su sangre al ralentizar la absorción de la grasa de los alimentos en los intestinos.

El colesterol de lipoproteínas de baja densidad suele denominarse colesterol "malo" porque le pone en riesgo de sufrir enfermedades cardiacas si se acumula en las paredes de las arterias. La fibra no afecta al colesterol de lipoproteínas de alta densidad, conocido como colesterol "bueno". Si no está seguro de por dónde empezar, pruebe a comer más frutas, verduras y legumbres.

Elija productos lácteos bajos en grasa. Los productos lácteos bajos en grasa como el yogur, la leche y el queso son buenas fuentes de calcio, que ayuda a tener huesos y dientes fuertes en los adultos mayores de 50 años. También contienen vitamina D, que ayuda a absorber el calcio, pero si bebe leche enriquecida o come cereales enriquecidos con regularidad, puede que no necesite tanto calcio dietético de los productos lácteos.

Los productos lácteos bajos en grasa pueden ayudar a prevenir el estreñimiento, según el Centro Nacional de Intercambio de Información sobre Enfermedades Digestivas de los Institutos Nacionales de Salud. El calcio, el magnesio y el fósforo de los productos lácteos ayudan a regular los movimientos intestinales al aumentar la frecuencia y consistencia de las heces. Los productos lácteos bajos en grasa también tienen un alto contenido en potasio, que ayuda a reducir el riesgo de cálculos renales.

Elija carne sin grasa ni sal añadidas (busque cortes de "lomo"). Los cortes magros de carne son ricos en proteínas, pero tienen poca o ninguna grasa saturada o colesterol, dos factores que pueden aumentar su riesgo de enfermedad cardiaca si los consume en exceso durante la mediana edad o años posteriores. Además, limite la carne roja a no más de una vez a la semana si es posible, porque tiene un alto contenido en grasas saturadas y puede aumentar su riesgo de cáncer de colon si la consume con regularidad.

La Asociación Americana del Corazón recomienda consumir menos del 10 % de las calorías procedentes de grasas saturadas y menos de 300 mg al día de colesterol alimentario. La grasa saturada eleva los niveles de colesterol en sangre, lo que aumenta sus probabilidades de desarrollar enfermedades cardiacas.

Dado que la carne es rica en proteínas, hierro y zinc todos ellos nutrientes necesarios para la fuerza, debería formar parte de la dieta de cualquier persona. Pero querrá asegurarse de que no tiene grasa ni sal añadidas, para que no le cause malestar estomacal u otros problemas digestivos. Los cortes magros de la carne de vacuno incluyen el solomillo, el lomo alto y el lomo bajo. Los cortes magros de cerdo incluyen el solomillo y el lomo superior. La pechuga de pollo sin piel y la pechuga de pavo también son buenas opciones para reducir la grasa y las calorías.

Elija cereales integrales en lugar de carbohidratos refinados. Los cereales integrales contienen más nutrientes que los refinados, como el pan blanco y las tortas de arroz, porque no han sido despojados de su valor nutritivo durante el procesado. Los cereales integrales también son más fáciles para el sistema digestivo que los refinados porque contienen más fibra, la parte no digerible de las plantas que ayuda a que los alimentos pasen por sus intestinos sin causar hinchazón o estreñimiento.

Beber agua con frecuencia ayuda a la digestión. Beber agua ayuda a eliminar los productos de desecho de su cuerpo, como toxinas, bacterias y restos de comida. También ayuda a prevenir el estreñimiento manteniendo su colon sano y moviendo los desechos a través de su cuerpo a un ritmo normal. Además de ayudar con la digestión, beber agua también mantiene su piel con un aspecto más joven porque le mantiene hidratado.

El agua es esencial para la supervivencia porque constituye el 60 % del cuerpo humano. Según el Servicio Nacional de Salud, el adulto medio necesita aproximadamente 1 mililitro de agua por cada caloría consumida al día para evitar síntomas de deshidratación como dolores de cabeza, fatiga, debilidad y mareos.

Consistencia

Puede ser difícil mantenerse constante cuando se intenta hacer un cambio en la vida. A veces perdemos la paciencia, nuestra determinación flaquea o simplemente no sabemos qué hacer a continuación. Pero si quiere crear un cambio duradero, la constancia es la clave. Cuando se trata de estiramientos, muchas cosas pueden impedirle hacerlo con regularidad.

Por ejemplo, puede que tenga una agenda muy apretada o que le falte motivación para estirarse. O puede que simplemente esté demasiado cansado y necesite un descanso. Pero si quiere seguir con su rutina de estiramientos, necesita hacer algunos cambios en su vida para que estirarse le resulte más fácil.

Identifique sus motivaciones

¿Qué es lo que le motiva? ¿Es un acontecimiento que ha ocurrido recientemente? ¿Es algo que quiere para usted o para otra persona? Cuando intente averiguar qué le motiva a estirarse, es importante dar un paso atrás y evaluar por qué quiere hacerlo.

Es fácil dejarse llevar por la emoción de algo nuevo, pero es importante asegurarse de que se está estirando y sometiendo a su cuerpo a un cambio positivo por las razones correctas. Una vez que sepa qué es lo que le motiva, escríbalo o memorícelo para que pueda recordarse por qué es importante para usted cuando tenga ganas de dejarlo.

Céntrese en el progreso, no en la perfección

Las personas que consiguen resultados no se centran en hacerlo todo bien de una vez; se centran en mejorar cada día y en celebrar sus pequeñas victorias. El perfeccionismo es una fuerza paralizante. Nos impide actuar o progresar porque tememos no ser capaces de hacerlo a la perfección. Pero el perfeccionismo es una ilusión: nada puede hacerse perfectamente. Intentarlo solo conduce a la frustración y al agotamiento.

Es fácil perder de vista lo que más importa: el panorama general. Cuando nos centramos demasiado en los pequeños detalles (como hacer el estiramiento correctamente) y nos olvidamos del enfoque principal de por qué lo estamos haciendo en primer lugar, es fácil perder la perspectiva y sentirnos desesperanzados respecto a nuestros objetivos.

Como resultado de esta mentalidad, muchas personas dejan por completo de hacer ejercicio, estirarse o mejorar su vida cuando las cosas no salen como quieren. Para evitar esta trampa, intente reservar un tiempo cada día para reflexionar sobre sus progresos, no sobre lo bien que lo ha hecho, sino sobre lo lejos que ha llegado desde ayer, la semana o el mes pasados.

Cree una rutina

Estírese a la misma hora todos los días. De ese modo, se convierte en parte de su rutina normal como desayunar o cepillarse los dientes, en lugar de algo extra que tiene que hacer en un momento inoportuno.

Tener una rutina puede ayudarle a mantener el rumbo hacia sus objetivos, ahorrar tiempo y energía y reducir el estrés. La rutina también facilita la toma de decisiones porque reduce el número de elecciones que tiene que hacer cada día.

Será más probable que siga sus planes si sabe exactamente lo que tiene que hacer a continuación. Una buena rutina le permite planificar cada paso por adelantado, de modo que cuando llegue el momento de estirar el cuerpo, lo único que tenga que hacer sea seguir el programa. Por ejemplo:

Si quiero empezar a estirar a las 6 de la tarde todos los días, programe esa cita con usted mismo a primera hora de la mañana, cuando esté fresco y motivado.

Hágalo divertido

Hay muchas formas de hacer que los estiramientos sean más divertidos, así tendrá más probabilidades de seguir haciéndolos.

Utilice la música como distracción. Pruebe a escuchar música mientras se estira o ponga alguna melodía alegre que le haga moverse. Será menos probable que se dé cuenta de cuánto tiempo está estirando si se está divirtiendo.

Desafíese con nuevos movimientos. Si lleva tiempo haciendo los mismos estiramientos, ¡pruebe algo nuevo y vea qué pasa! Un poco de variedad puede ayudar a mantener las cosas interesantes y a que su cuerpo siga adivinando, ¡así no sabrá lo que viene a continuación!

Apúntese a una clase. Si es usted una persona mayor, hay muchas razones por las que debería considerar apuntarse a una clase local de estiramientos. Considere apuntarse a una clase local ofrecida por su centro comunitario o gimnasio. Si no hay una clase disponible en su zona, busque un programa en línea que ofrezca clases virtuales de estiramientos.

Si le interesa el yoga y quiere probarlo, hay algunas cosas que debe tener en cuenta antes de apuntarse a una clase local de yoga ofrecida por su centro comunitario o gimnasio. Es importante recordar que usted puede ser más frágil que sus compañeros más jóvenes.

Las siguientes son algunas consideraciones que debe tener en cuenta a la hora de elegir una clase:

- El profesor debe tener experiencia en la enseñanza a personas mayores. También deben ser conscientes de las necesidades especiales que usted pueda tener.
- El estudio o el gimnasio deben tener una iluminación y un espacio adecuados para el movimiento.
- No debe haber demasiado ruido de otros participantes ni música alta sonando de fondo que pueda distraer de la lección.
- Siempre es mejor empezar con clases para principiantes, para no sentirse abrumado por una clase avanzada con movimientos rápidos.

Los resultados finales

Acaba de empezar un programa de estiramientos y se pregunta si verá resultados inmediatamente. La respuesta depende de la cantidad de estiramientos que realice y de lo constante que sea con ellos. Los estiramientos son una de las partes más importantes de cualquier programa de ejercicios.

Si nunca se ha estirado antes o no lo ha hecho con regularidad durante mucho tiempo, le llevará algún tiempo ponerse en forma. Dicho esto, si es constante con su rutina de estiramientos, podrá ver los primeros resultados en unas seis semanas o incluso menos.

Los programas de estiramientos pueden ofrecer una amplia gama de beneficios, como la mejora de la flexibilidad, la disminución del dolor muscular y la prevención de lesiones. Sin embargo, es importante recordar que los beneficios de los estiramientos son acumulativos y no se producen de la noche a la mañana.

La mayoría de la gente ve resultados tras unas pocas semanas de estiramientos constantes. Si no observa ninguna mejora después de seis semanas, intente aumentar el tiempo o la frecuencia de los estiramientos. La mejor manera de asegurarse de que sus músculos se mantienen flexibles es estirarse todos los días o al menos tres veces por semana.

Al fin y al cabo, ¡si no lo usa, lo pierde!